中医师承学堂

我的中医之路

——一位当代名医的治学与师承历程

余国俊 著

U0335094

中国中医药出版社

·北京·

图书在版编目（CIP）数据

我的中医之路 / 余国俊著. —北京：中国中医药出版社，2014.2（2022.10重印）
（中医师承学堂）
ISBN 978-7-5132-1548-0

Ⅰ. ①我… Ⅱ. ①余… Ⅲ. ①中医学—临床医学—经验—中国—现代 Ⅳ. ①R249.7

中国版本图书馆CIP数据核字（2013）第144540号

中国中医药出版社出版
北京经济技术开发区科创十三街 31号院二区 8 号楼
邮政编码 100176
传真 010-64405721
三河市同力彩印有限公司印刷
各地新华书店经销
*
开本710×1000 1/16 印张21.75 字数325千字
2014年2月第1版 2022年10月第4次印刷
书号 ISBN 978-7-5132-1548-0
*
定价69.00元
网址 www.cptcm.com

服务热线 010-64405510
购书热线 010-89535836
天猫旗舰店网址 https://zgzyycbs.tmall.com
官方微博 http://e.weibo.com/cptcm

再版说明

作为中国中医药出版社《中医师承学堂》品牌丛书，在早期曾推出“中医新课堂”系列：《小说中医》（张大明著）、《小说中医续集》（张大明著）、《中医师承实录》（余国俊著）、《我的中医之路》（余国俊著）、《我的脉学探索》（金伟著），曾引发了全国中医师承类图书的新风尚，被读者们赞誉为“还原老中医‘手把手’传教实况”。

应广大读者要求，该系列图书由作者们根据读者反馈，进行修订再版。

作为《中医师承学堂》品牌丛书的策划编辑，我们的愿力：

能够将中国当代最优秀临床家的学术体系，如李士懋教授的“平脉辨证体系”、冯世纶教授的“六经八纲方证体系”、熊继柏教授的“四大经典融会贯通体系”等，通过图书传承给每个中医临床者、学习者、研究者。

能够联合全国各地中医临床专家，将“谨守病机”的具体细节、方证药证的使用指征，融合为以“实用有效”为宗旨的“临床家辨证指南”，让天下医者能够共享、互利。

建立中医师承的“试验田”、“创新园”，贯通中医师承“教育、实践、评价、论坛、出版”全程环节，策划、操作、出版“全国中医师承示范项目”系列，让每位读者通过图书，走进临床家亲自执教的“没有围墙的大学”。

《中医师承学堂》是为中医读者奉上的“一盏心灯”。

我们期待着：“一灯燃百千灯，冥者皆明，明明无尽。”

学术合作与投稿邮箱：liuguantao@vip.sina.com(48 小时回复)

刘观涛

我是怎样走上中医之路的

余国俊

我从小喜爱读书，高二、高三时是全班第一名。当年，成绩优异者一般偏重理科，我却喜欢文科，有老师说我“破了天荒”。因我专心学习，有点清高，校方便说我走“白专道路”，我的言行被视为“异端”。如有一位老师课讲得好，我就天真烂漫地建议他写一本书，推广其教学经验。说者无意，听者有心，道貌岸然的老师，竟加油添醋地向上打“小报告”，说我鼓励他“成名成家”。这还了得，校领导在一次大会上铁青着脸，咬牙切齿地骂我“人小鬼大，蛊惑人心”。

最可怕的是，我的毕业鉴定被写上“重知识轻政治”，这是政治淘汰的信号。事实上，我年轻时便立下“经国济世”之志，马克思主义经典作家的书，特别是《毛泽东选集》，是我最爱读的课外书。我只不过不谙世事，不落俗套罢了。我执意参加1964年的高考，且初衷不改，第一表第一志愿填北京大学哲学系，第二表第一志愿填成都大学政治经济学系。我的高考成绩虽然远远超过北京大学录取分数线，却没有一所名牌大学录取我，连成都大学的录取通知书也姗姗来迟。

进校后方知，我险些落榜。原来，成都大学副校长刘洪康教授（著名哲学家、经济学家、语言学家）本已不录取我，但在回校途经杜甫草堂时，又令坐骑掉头，重返录取地点，毅然将我录取到该校政治经济学系。在大学期间，我经常去杜甫草堂，缅怀和感谢诗圣杜甫的“在天之灵”。

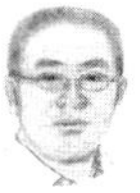

自学之路

我自学中医，纯属偶然。说来话长了，算是一个时代的“机缘巧合”吧。

阴差阳错入医门

“解救”落难名医

1966年秋，学校搞“文革”停了课。我和一些大学生被四川省委“文革接待站”派到大邑县搞调查，调查组设了一个接待站。有一天轮到我值班，有两位年轻的乡村医生前来“告状”，说他们的老师简裕光，因为“炼丹”为人治病，被诬为“封建迷信”；“丹药”被没收，并被取消了行医资格，七个徒弟也受到株连。当听说简氏丹药配合中草药，治好了不少肝硬化、空洞性肺结核、重度子宫脱垂病人时，我很惊奇，又半信半疑。次日，我骑着一辆破旧自行车，赶赴简氏师徒行医的地区——离县城20多里的“元兴公社”，现场仔细询问了10多个病人，证明确有其事。我连夜赶写了一份“调查报告”，次晨当面交给县委领导，并“义正辞严”地要求立即“解放”简氏师徒。县委领导找来县卫生科长，迅速落实了此事。那时，“红卫兵”的话犹如“圣旨”。

但我对简氏“丹药”充满了好奇心，必欲亲眼睹其“芳容”而后快，便“得寸进尺”地要求县里划拨一笔科研经费，扶持简氏师徒继续炼丹。我的“冠冕堂皇”的理由是：“支持新生事物，为人民健康服务。”县委领导爽快同意，并当场拍板，将大邑城关中学物理实验室作为炼丹的科学实验室。

“五色盐精”传奇

简氏师徒炼的丹名叫“五色盐精”，其主要原料除食盐外，还有卤碱、硫黄等。我目睹了炼丹的全过程，担心有毒。等丹药炼成后，我便与简老师等一道，专程远赴位于重庆市黄角椏的“四川省中药研究所”请求检验，结果出来了：无毒。谢天谢地，我的担心是多余的。

我“趁热打铁”，要求县里出资，举办了“大邑县实践病院”，由简老师主持，使用“五色盐精”配合中草药，专门收治疑难顽症。因疗效显著，声誉鹊起，求治者越来越多，而“实践病院”又是免费治疗，县里经费有限，病人越多，越见捉襟见肘，难以为继。

我忧心如焚，便向省卫生厅、成都中医学院、成都军区等单位领导写信，寻求支持。不久，温江专区收编了简氏师徒，成立了“五色盐精研究组”。我仍嫌经费少、规模小、步伐慢，便继续向上写信、寄材料。有一封信打动了成都军区主要领导，他作了“重要批示”后，军区后勤部卫生部、成都中医学院先后派人进行了调查。后来，简氏师徒转成全民所有制职工，并以简老师为台柱，成立了“温江地区中草药研究所”（成都市中草药研究所）。

毅然决定学医

我在好奇心的驱使下，干了一件“轰轰烈烈”的事儿。简氏师徒说，在遇到我之前，他们在当地申诉无门；数次找过调查组其他成员，均告以此事不归他们管。而一找到我，便如“拨云见日”，我不仅管，还“一管到底”，真是“救人要救彻，送佛上西天”。若我与中医无缘，何能如此？简氏师徒还常说：“不为良相，必为良医。”（范仲淹语）这让我想起马克思的高中毕业论文，题目是：青年在选择职业时的考虑。马克思认为，青年应当选择为大多数人谋福利的职业，而摒弃一已的私心杂念。我的心豁然开朗，既然政治经济学专业前途渺茫，就应当学医。因为医学没有阶级性，是为全人类服务的，何止“大多数人”！

然而“文革”风起云涌，人人裹夹其中，我要“跳出三界外”，谈何容易！翻阅《孙子兵法》，三十六计，皆不堪用。忽然心生一计：病！我煞费苦心地“称病”，住进了学校病房；又“正大光明”地从校图书馆借来许多医书，关起门来，夜以继日地阅读，“躲进小楼成一统，管他春夏与秋冬”！我用了一年多的时间，自学了医学院校西医专业的主要教材和中医专业二版全部教材，并开始为同学、老师看病。所谓“看病”，不过是根据病人的症状和舌脉去翻书，对号入座，居然有效。一位校医感叹道：“余国俊读医书读出名了。”

如此“临床实习”

学校门口有一家“联合诊所”，所里有一位老中医医术较高，却是“历史反革命”。我便经常在夜间悄悄去他那儿请教，他还借过几本线装书给我看。而我校离省人民医院只有 5 里路，挂号费很便宜，我便多次冒充“病人”去看病。那时该院中医诊断室是几间简易平房，我站在窗外，或趴在窗口上，仔细观摩医生看病。因就诊者多，医生应接不暇，从未干涉过我这个“偷艺”者。2001 年我晋升“正高”答辩时，考官之一便是当年被我“偷”过艺的医生。我笑谈此事，对方先是一愣，继而开怀大笑。

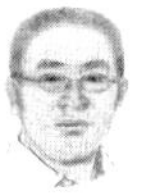

指路明灯张锡纯

锡纯指示门径

自学完中医教材后，我曾浏览（不是阅读）过不少中医书。有一天清晨，我在简老师的书架上发现了一本《医学衷中参西录》第三册，随手翻开，映入眼帘的是“石膏解”，才读完一段，便被吸引住了；洋洋万余言，目不转睛，一口气读完，直如醍醐灌顶，连声感叹：天下竟有如此精彩绝伦的医书！于是不分昼夜地阅读此书，第三册读完，又读第一册、第二册；每本读了三遍，边读边记笔记。那段时间，我完全沉醉在张氏著作里，满脑子《医学衷中参西录》，言必张锡纯，有时梦中也在读张氏之书。我还向同学们吹嘘说：我能穿越时空隧道，“进入”张锡纯的思维。

深得“近代中医第一人”张锡纯的精粹之后，再转而学习其他中医书——包括文辞古奥、义理深邃的中医“四大经典”，便不再有多少拦路虎了。

许多年之后，有不少初学中医者垂询如何学习中医，我答曰：精通一家，熟悉几家，了解多家。

有幸“正式悬壶”

1969~1971 年在军垦农场锻炼期间，我白天参加体力劳动并为农民看病；每遇疑难病证，必先回忆锡纯之书（不敢当场翻书，但病人走后必翻书对照），晚上在昏暗的煤油灯下看书至深夜。《伤寒论》和《金匮要略》就是在军垦农场学习的。

1971年秋，我被分配到乐山专区，恰逢夹江县华头山区一位成都中医学院毕业的中医早就要求调走。我听说后，便向县组织部门“毛遂自荐”，请求改行当中医。当时一位组织干事说：“你的专业是政治经济学，你真会看病？”军代表倒很开通，说：“让他去试试嘛！试用一个月，当不下来再分配其他工作。”就这样，我兴冲冲地赶赴离县城47公里的华头区——当时人称“夹江的甘、阿、凉”，即四川省的甘孜、阿坝、凉山三个自治州，条件比较艰苦。次日，便坐进华头区医院的中医诊断室，开始“正式悬壶”生涯，并广泛运用张锡纯治疗疑难病证的丰厚经验，迅速打开了局面。

如一媪，年近五旬，双下肢静脉曲张，疼痛益剧，跛行来诊。甫坐定，眼泪夺眶而出。自言跑过几家大医院，均不开药。我从未治过此病，然观其症征，显系血瘀，便投“活络效灵丹”，重加祛瘀猛药。服6剂，疼痛大减；守服30余剂，疼痛消失，步履基本复常。用“镇肝息风汤”加减，救治一例中风偏瘫，病人迅速转危为安；用“振中汤”治愈顽固性腰痛；用“燮理汤”加鸦胆子治愈热痢下重；用“滋阴清燥汤”抢救小儿久泻伤脾阴；以及用张锡纯推荐的“加减当归补血汤”治愈崩漏重症……

我“正式悬壶”1个月之后，县里果然派人前来考察，结果是：“意料之外的满意。”他们用最纯朴无华的语言当面表扬我时，法国著名微生物家巴斯德的名言迅速掠过我的脑际：“机会垂青于素有训练者。”（又译：“机会只对素有训练的人才有用处。”）

小荷才露尖尖角

文章频频见刊

我撰写学术文章起步较早——1973年秋，即正式行医2年之时。那时只知道一家中医刊物——《新中医》；连续投稿2篇，均幸中而及时发表。窃喜之余，难以“击鼓再进”。乃因临床有限，而中医学是实践性特强的科学，若无临床功底，只能“纸上谈兵”。何况我是纸上谈兵亦觉难——

读书甚少，藏书也少，而“书到用时方恨少”。忽忆莎士比亚名句：“早结果的树一定早凋”，着实惊出了一身冷汗。苏东坡说写文章要“博观而约取，厚积而薄发”，回味及此，便为自己的轻举妄动、“欺世盗名”而后悔。于是沉潜下来，日诊夜记，广搜博采，择善而从，又得现代经方大师江尔逊先生的熏陶和启迪。五年之后，重新命笔，竟尔“思如泉涌”，写来轻松快捷，发表顺风顺水。数年间，遍及二十余家中医药刊物。那时发表文章，不出审稿费和版面费，全凭质量取胜。记得1981年，我在《中医杂志》发表《张锡纯论治脾胃》之后，深受鼓舞和激励，又接连投稿几篇，均遭退稿。受“敝帚自珍”心态驱使，便写信去询问“为什么”？该刊编辑部回复了一封公函，不特言辞优雅恳切，而且书法一流，大意是说：该刊稿件采用率仅3%~5%；文稿被退，不一定质量不高；该刊建立了一套严格的审稿制度——初审、复审、集体讨论定取舍。我想，这大约是《中医杂志》上从未出现过“文字垃圾”的根本原因吧。

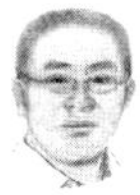

作为一个基层临床医生，我何以要不间断地撰写学术文章？为名利么？唐代诗人戎昱《感春》诗云：“名位未沾身欲老，诗书宁救眼前贫。”那么究竟为了什么呢？孔子说：“学而不思则罔，思而不学则殆。”意即只读书，不思考，就会迷惘；只思考，不读书，就会懈怠。他不提写文章，他是“述而不作”，只讲不写，却有学生随时记录整理。倘若学生也效法孔子“述而不作”，会有流芳千古的《论语》么？所以我在年轻时就“狗尾续貂”，补了一句：“学、思而不作则憾。”这种“憾”，有两层意思：古人称立德、立功、立言为“三不朽”，写文章也是“千秋之伟业”，“不不朽之盛事”，人生无缘此事，或有缘而放弃，无片言只语留世间，岂不遗憾？此其一。其二，读书是走别人的思想路线，写作才是走自己的思想路线；不写作，难以真正独立思考，难以“探骊得珠”。

也曾“一步登天”

1983年秋的一天，四川省中医研究所名老中医陆干甫先生偕同该所领导，突然光临我供职的乡村医院，与我海阔天空地“闲聊”了2个小时。不久，陆老来信，热情洋溢地邀我调到省中医研究所工作，“一展宏图”。我也得悉，此缘于从未谋面的金家浚先生（《四川中医》主编）的鼎力推荐。遂欣然从命，于年底“借调”到省中医研究所文献研究室。在旁人看来，我真是“一步登天”了。

在省中医研究所，仍是看病、读书、写作，可谓轻车熟路，游刃有余。但不久便萌生陶渊明“归去来兮”之意。我乃“乐山乐水”之人，处在热闹喧嚣的大城市，感觉浑身不自在，写作缺乏灵感，而且“早生华发”。该所曾几次要求我办理正式调动手续（包括调动家属），我均婉辞之，但又实在找不出“借口”，十分尴尬。忽闻乐山拟开办“江尔逊高徒班”，要我回去协助，我才转忧为喜。江老亦接连三次赴蓉商讨，我才得以“名正言顺”地离开。

回想一年前，我坐省中医研究所派来的专车赴蓉，我院职工倾巢出动相送。经过眉山（苏东坡故里）时，我脑海里竟然浮现出李白奉诏赴长安时写的诗：“仰天大笑出门去，我辈岂是蓬蒿人！”未免天真有余，成熟不足，犹带俗气。返回时，仍坐那辆车，于晨光熹微之中，悄悄离蓉，无一人送行。我不感寂寞，惟想起蓉城诸位“恩公”对我的“知遇之恩”时，便深深歉疚！

在省中医研究所工作的一年间，我与文献研究室同道黄明安先生合作编著了一本中医工具书——《内难经荟释》，由四川科学技术出版社出版。四川电视台在介绍我省点校古医籍的成绩时，重点推介了此书，颇有溢美之词——如说此书的出版，“标志着《内经》、《难经》的整理研究进入了一个崭新的阶段”云云。

师承之路

我师承现代经方大师江尔逊先生，无人“指派”，未签“合同”，没有“任务”，没有“承诺”，实全是自愿自觉，自然而然，自由自在，自得其乐。

继承整理江老学术经验

我初业医时，江老已是乐山地区家喻户晓的名老中医，他的崇高声誉

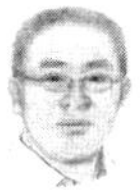

不是新闻媒体宣传出来的，而是在数十年治病救人的临床生涯中逐渐积累和拓展开来的。江老的师承导师是蜀中名医、经方大家陈鼎三。陈老博览群书，穷原竟委，记忆力惊人。据江老说，陈老不仅能全文背诵《伤寒论》和《金匮要略》，还能全文背诵最难背诵的《神农本草经》。陈老学验宏富，以善治伤寒逆证、坏证著称；经常出诊，扶危救颠，故尔无暇著述，惟有《医学探源》一书传世。江老则完整、准确地继承了陈鼎三的学术经验，且发扬光大之。

江老当年“桃李满乐山”，跟随其学习，进修者一批又一批；大家都异口同声地赞美江老医德高尚，学验俱丰，不同凡响，但就是无人动手继承整理其学术经验。当时我在乡村医院工作，有一次回乐山休假，得知江老欲写一篇论文去出席成都市中医学术研讨会，因忙于诊务，无暇动笔，便唤起了我的“写作欲”。江老定的题目是“试论《伤寒论》与温病学说的关系”；江老讲述要点，其主旨是“寒温统一论”，即伤寒统温病。这恰恰是我坚决反对的。但我还是严格遵循江老的思路，硬着头皮写下去——自己批驳自己。后来，这篇论文引起了参会代表热烈的学术争鸣。我的“初试啼声”，江老颇为欣赏，特别欣赏我不仅尊重，而且“誓死捍卫”不同学术见解的“雅量”。

此后我便自愿充任江老的助手，孜孜不倦地学习继承和整理研究其学术经验，并开展广泛的临床验证，公开发表了数十篇学术文章。

继承整理江老的学术经验，其实是一件轻松愉快的事情。为什么呢？江老秉承陈鼎三遗训，每治一病，必是理、法、方、药完备而一以贯之，且特别彰显“方以法立，法出方随”。观其每疏一方，不惟理法彰然，而且以方统药，药在方中，绝不游离于方之外。换言之，每加减一味药，必有理法之依据。从江老的大量治验中可以清楚地看到，他在“方证对应”时避免了“有方无药”的机械性，在“辨证论治”时则避免了“有药无方”的随意性。把这样规范的临床经验整理出来，不是“举手之劳”么？至于理论探讨性的学术文章，撰写也不难。因江老口才颇佳，一谈到中医学术问题，更是口若悬河，且“天机迅发，妙识玄通”，引经据典，准古酌今，频添新意。我据此走笔成章，有何难哉！

协助创办“江尔逊高徒班”

1985 年 1 月，我怀着新的使命感，来到乐山市人民医院。在这里，我协助江老创办了“江尔逊高徒班”。我在高徒班的身份颇特殊——既是“高徒”，参加学习；又是助手，负责高徒班的行政事务，并参与教学。

草拟教学计划

我遵照江老的意旨，经过深思熟虑，草拟了高徒班的教学计划：

高徒班的教学内容是：以仲景学说为主，上溯《内经》、《难经》、《神农本草经》，下及后世诸家具有代表性的名著，博采伤寒学说与温病学说之长，务期融会贯通，并娴熟地运用于临床。教学方法是：临床跟师门诊和会诊，随时随地，点点滴滴地记录导师的临证经验，并独立地进行验证；在验证的基础上去粗取精，含英咀华，分类归纳，系统整理。理论上以自学为主，在自学的基础上集体讨论，重大或疑难问题由导师答疑。针对学员知识结构的薄弱环节进行补课和辅导。学风方面，要求学员读书与临证相结合，理解与背诵不偏废，主动地、生动活泼地、创造性地学习和思考，大胆地提出问题、分析问题和解决问题；坚持“教学相长”与“百家争鸣”的方针，充分发扬学术民主，大力活跃学术空气，鼓励开拓与创新精神。

南齐褚澄《褚氏遗书》说学医者应当“博涉知病”、“多诊识脉”和“屡用达药”；清代王孟英则“不作两脚书橱”。而高徒班的教学计划，可谓“站在前人的肩膀上”矣。其中的一段话——“主动地、生动活泼地、创造性地学习和思考”；“大胆地提出问题、分析问题和解决问题”，其出处是毛泽东关于大学教学改革的“春节指示”（1964 年），当年我听了传达，那段话便深深地嵌进了我的大脑。

主持写作教学

我主持写作教学，从未“虚晃一枪”，或放“空炮”，而是“亲临战场”，“真枪实弹”——当着学员的面，“手把手”地反复修改其继承整理文章，直到实在改不下去了，才鼓励其投稿。功夫不负有心人，几乎全部命中。三年期满，四位学员公开发表继承整理学术文章 50 余篇。须知在进高徒班之前，他们从未发表过文章。而当年的高材生，由于掌握了“渔技”，后来成了中医文章高手。至于讲课，记忆犹新的有两次：

一次是讲写文章要讲求“辩证逻辑”，即马克思主义辩证法，并举现代著名作家王蒙的一篇论文为例：王蒙论文的主题是说作家应当学者化，但却从反面提出问题——不少著名作家不是学者。反说正说，跌宕起伏，层层推进；相反相成，珠联璧合，步步深入。古人说：“文似看山不喜平”，先贤后贤，其揆如一。

另一次讲写文章要繁简得当，提倡“长话短说，无话则不说”，防止空话连篇，言之无物。并举诺贝尔文学奖得主、美国著名作家海明威的作品为例，推崇其写作风格——简洁明快，犹如“电报体”。

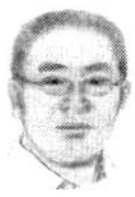

此外，还举行过一次别开生面的“考试”。因学员们初学写作，普遍存在自卑心理，唯恐质量差，寄出去贻笑大方。于是选了一篇名气很大的中医药刊物的“编辑部文章”作为试题，答题要求：“本文不足一千字，但语法、标点明显错误达二十余处，请一一标出，并予以纠正。”

通过这次考试和讲评，学员们眼界大开，自卑感一扫而空。

结束语

宋代大诗人陆游说：“汝果欲学诗，工夫在诗外。”拙意学医何独不然哉！我未能从事大学所学的专业——政治经济学，但该专业的主要课程（特别是《资本论》）使我具备了基本的人文、哲学和科学素养，而这正是开启中医伟大宝库之门的一把金钥匙。我的知识结构和思维方式，使我在“登堂入室”之时，自觉或不自觉地站在一个较为独特的角度，对中医学进行全方位的“俯视”和“审美”，故尔较为客观、清醒，还有欣赏，甚至陶醉。明人洪应明说：“雨余观山色，景象便觉新妍；夜静听钟声，音响尤为清越。”我在崎岖不平的中医山路上攀登不已，却不容易感到疲倦，不容易产生“职业性厌烦”，就是由于沿途景象新妍，音响清越。诚如是，则“回首向来萧瑟处”，就不仅无怨无悔，实话实说——还平添了几分“幸运感”。

目 录

第一卷

师承现代经方大师

——江尔逊先师亲授记

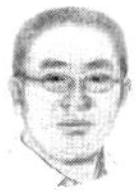

第二卷

尊崇“近代中医第一人”

——张锡纯医学研习记

我对中医学的体悟

——余国俊临证治学录

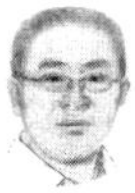

第四卷

医林之“华山论剑”

——我与同道的学术争鸣

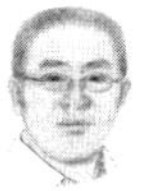

第一卷

师承现代经方大师

——江尔逊先师亲授记

我是如何师承经方大师的

——学习继承、整理研究江尔逊学术经验的体会

全国第一批老中医药专家学术经验继承指导老师江尔逊主任医师，崇尚仲景学说，喜用经方，尤以擅用经方救治疑难重症著称。笔者业已继承整理并公开发表数十篇文章介绍其学术经验，引起了医界同道的关注。爰将十余年来开展此项工作的点滴体会披露如次，以期抛砖引玉。

经过较长时间的静观默察与分析综合，笔者对江老学术经验内涵的总体认识逐渐明晰起来。概而言之，江老的学术经验主要包括临床经验、理论造诣和治学方法三个组成部分。于是笔者便围绕临床验证、理论探赜和治学寻踪三个方面来开展继承和整理研究工作，希冀循名责实，探骊得珠。

临床验证

古人云："事莫贵乎有验，言莫弃乎无征。"而怀疑当代名老中医之学术经验者，或未予验证；或未遵循其思路进行验证，一旦碰壁，便轻率地予以否定。而笔者对江老的临床经验，则是遵循其思路开展验证工作。

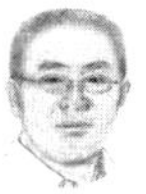

方证验证

方证验证，即运用“方证对应”的方法进行临床验证。众所周知，方证对应，即“有是证用是方”的辨证方法，乃张仲景著作的一大特色。江老最擅斯道。他认为，方证对应的内涵不特指经方，也包括疗效卓著的时方及单验方。故笔者临床验证江老治疗胃脘虚痛、悬饮、眩晕、脐痛、臌胀、慢性咳喘、慢性泄泻等独特经验之际，便一一采用方证对应方法。临证时只要证候相符，便将江老的经验方药信手拈来，竟尔投之辄效。江老的思路是：①抓住主症。如胃脘虚痛，其主症为痛而喜温喜按，得食暂安。若抓不住主症，或抓之而错，则如昏途冥行，去道远矣。②洞悉特征性证候。如悬饮之特征性证候为胸胁掣痛（非胀痛、刺痛、隐痛）。移动体位（如翻身、转侧、深呼吸）则加重。而特征性证候，有时是主症；有时虽不是主症，但能准确地反映病机（如小柴胡汤证“但见一证便是”即有属之者）。③深研病机。通过深研病机，不特可以增强理性认识而知其底蕴，且能一隅三反，触类旁通，从而扩大经验方之运用范围。如江老擅用自拟“靖眩汤”迅速息止眩晕之急性发作。而眩晕之基本病机，原是风火痰虚综合为患。故江老冶祛风清火豁痰补虚方药于一炉以治之，可谓切中肯綮。笔者据此移治一些属于此类病机的高血压、脑动脉供血不足及颈椎病等引起之眩晕，亦收捷效。

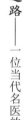

对照验证

对照验证，即通过设立对照组观察疗效。将江老治疗某些病证的独特经验与中医高校统编教材中相应的辨证论治常规进行对比。在方证验证的基础上开展对照验证，更能客观地评价其学术经验的先进性与实用性。经过对照验证，笔者始确信江老治疗眩晕、胃脘虚痛、虚人感冒、慢性咳喘等病证的学术经验委实优于教材上的常规治法。其主要优点是：辨证更为深化和具体，施治更为简化和规范。推广用之，颇有执简驭繁、驾轻就熟之妙。

通过对照验证，还可望筛选出高效验方。众所周知，在理、法、方、药一以贯之的辨证论治链条上，法、方这一环节最难掌握。盖因在辨证无误、治法准确的前提下，可供遣选的方剂绝不止一首。有高效者，有平常者，更有效差者。哪一首堪称高效方呢？初涉医林者虽上下而求索，有时还得走不少弯路，才能逐渐步入“柳暗花明”的境界。如治风寒咳嗽，高校五版教材并出杏苏散与金沸草散二方。江老则综合取舍古代的三首金沸草散，再合桔梗汤、六安煎而自拟“宁嗽汤”（药用荆芥、前胡、旋覆花、白芍、桔梗、法夏、茯苓、陈皮、杏仁、白芥子、甘草）以治之，奏效颇捷。笔者经过对照验证，而确信本方之疗效高于杏苏散及金沸草散。

理论探赜

理论探赜，是继承整理江老学术经验中较高层次的工作，难度较大。古人云：“敢为常语谈何易，百炼工纯始自然。”笔者初步体会，理论探赜成功与否的关键，在于是否准确地运用逻辑与反映特色。

运用逻辑

任何科学都是运用逻辑。笔者的做法是：①在铢积寸累江老临床经验并经过验证的基础上，自觉地运用辩证逻辑，即辩证方法，去粗取精，含英咀华，由此及彼，由表及里，由现象到本质地进行系统分析，务求分门别类地概括出带规律性的认识。②在系统阐述江老“谨守病机，各司其属”，同病异治，异病同治，圆机活法的基础上，选择并剖析最能反映其“方证对应”这一临证思维方法的典型医案，鲜明地展示方证对应的原则性和随证治之的灵活性；并在避免肤浅罗列现象的同时，坚持实事求是，翔实可信，绝不拔高溢美。③凡江老祖述经典，参验先贤而独具只眼，频添新意的理论建树，如六经气化与临床、桂枝汤方证源流、眩晕通治方法、胃脘虚痛中西医合勘等，笔者均一一穷原竟委，阐幽发微，而努力避免陈陈相因，空泛乏味的通病。

反映特色

当代名老中医的学术经验，无不各具鲜明的个人特色，务必紧紧抓住而忠实反映之。那种似曾相识，或竟千人一面的文章，实为继承整理之大忌。这就要求继承整理者尽量具备坚实的专业功底和睿智的学术眼光。笔者差之远矣。然而虽不能至，而心向往之。笔者在数十篇文章中所反映的江老学术经验的主要特色是：扎根临床，循名责实，倚重反思；突出主症，重视复方，方证对应。虽则大体上忠实反映了江老审疾识证的个人风格与遣方用药的独到之处，但亦难免挂一漏万之弊。

治学寻踪

治学寻踪，即溯流讨源地寻觅、研究江老治学的道路和方法，加以科学地概括和总结。此举之积极成果，可以作为青年中医治学之借鉴，“转益多师是汝师”，从而加快其成才的速度，因而具有特殊的意义。

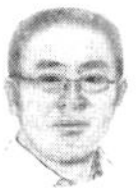

继承整理之初，笔者曾以为，囿于历史条件和中医学术体系的限制，江老治学之道路和方法可能与其他名老中医大同小异，整理不出什么新意。随着继承整理工作步步深入，方知愚见差矣。庄子云：“自其异者视之，肝胆楚越也；自其同者视之，万物皆一也。”江老治学：①严格遵循张仲景的思路。他学医伊始，曾经面壁三年，心无旁骛，唯潜心于仲景之书，熟读默记，渐至全文成诵之后，方参阅历代医家之注释；再上溯《内经》、《难经》，旁及《千金》、《外台》等佳作，力求融会贯通。故其临证，力主以仲景六经统百病，仲景理法统时方；针药并举，常操针以救燃眉之急。而每遇疑难重证，尤必先回味仲景之书。殚精竭虑以求茅塞顿开。江老之能以擅治疑难重证著称者，主要来自仲景思路之指点迷津。所以他大力倡导奉仲景原著为圭臬，倡导读仲景著作与临床实践相结合，理解仲景思路与背诵仲景全书不偏废。②重视中医辨证法。江老在《伤寒杂病论》、《黄帝内经》的临床研究领域造诣精深，因此极其重视中医辨证法。他认为，中医辨证法堪称中国古代哲学百花园里一朵从未凋谢过的奇葩，其理论思辨中蕴含的实践性及对人的价值的极端重视，尤属空谷足音。因而他对一些“数典忘祖”的思潮，能自觉地加以抵制；对一些中医著作、论文中囫囵吞枣地引进现成哲学术语的流俗，从不随声附和，总是独立思考。③彻悟“他山之石，可以攻玉”。他曾在西医病房开展中医业务二十余年，与西医同道朝夕相处，共同身临病榻救治疑难重证。因之既钦佩西医之当行出色，妙手回春；亦目睹其心长力短，左支右绌。反观中医学术，又何不如是哉！可见中、西医学，各有短长，亟宜取长补短，发挥各自的优势。

故他主张中青年中医趁其年富力强之际，有选择地学习、研究西医学之长处，而为我所用；同时又谆谆告诫曰：切莫妄自菲薄，而以西医取代中医！

朱熹诗云："旧学商量加邃密，新知培养转深沉。却愁说到无言处，不信人间有古今。"通过学习继承与整理研究，益信当代名老中医的学术经验，委实是一笔宝贵财富。要趁名老健在之日，抓紧学习继承、整理研究。而有志于斯者，不特可使名老中医之薪尽火传，光彩照人，更有可能站在巨人之肩上！

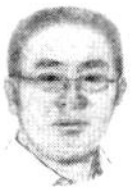

现代经方大师江尔逊

江尔逊（1917—1999），四川夹江人，生前是全国首批 500 名医之一，四川乐山市人民医院主任中医师。其业师为蜀中名医陈鼎三，又曾师事全国名医陈逊斋、承淡安，颇得其传。

江老毕生崇尚仲景学说，擅治疑难重证。喜用经方，不薄时方，针药兼擅，常操针以救燃眉之急，诊疗对象遍及全国各地。

江老于 1985~1988 年创办“江尔逊高徒班”，全面、系统传授其学术经验，并探索用师承式教育培养新一代名医的新路，堪称全国中医师承式教育的先行者。

江老著有《桂枝汤类方证应用研究》，点校陈鼎三遗著《医学探源》，发表学术论文六十余篇。

缘起

此文发表至今二十余年，仍被同道认可为继承整理江老学术经验的代表作。

文中系统总结了江老运用仲景学说治疗疑难重证的经验：①奉仲景原著为圭臬——读书与临证相结合，理解与背诵不偏废；字斟句酌，悟出画龙点睛处；汤证辨证，洞悉精微奏厥功。②上溯《内经》、《难经》，探讨仲景学说的理论渊源。③宗仲景之规矩准绳，吸取历代医家之成功经验，冶经方、时方于一炉，而成临证之方圆。

此文写于1982年春，写作期间，曾与江老反复讨论，反复修改，甚至字斟句酌，历时三个月。江老当年在“南阳会议”（首届中华全国中医学会仲景学说讨论会）大会上宣读此文，受到与会中日专家的高度评价。《新中医》杂志副编审张志民先生亲自向江老索稿，该刊1983年第2期全文发表。不久，全国各地求医求教信件络绎不绝，江老均一一亲笔回信。

文中一则医案被选入中医高校教材《伤寒论讲义》一书。

此文作者尚有江长康。

先师如何治疗疑难重证

——运用仲景学说治疗疑难重证的体会

余因师承关系，学医伊始，即闭门诵读医经（《内经》、《难经》、《伤寒论》、《金匮要略》、《神农本草经》）三载，而以仲景之书为尤，全书原文，渐能背诵，虽未穷其理蕴，而亦备受熏陶，这为我崇尚经方奠定了基础。其后随师临诊五年，每见余师陈鼎三先生屡用经方救治疑难重证，往往挽回人命于顷刻。然余自忖取法乎上，仅得乎中，是以临证四十余年来，恒喜用经方。而遇疑难重证，必先回味仲景之书，然后旁及各家。精研熟玩，竭精殚虑之后，往往茅塞顿开，驾轻就熟而屡起沉疴。因忆余早岁诵读《伤寒论》原序时，便领悟到仲景之书本为释难脱艰、扶危救颠而作。仲景自序云："余宗族素多，向余二百，建安纪年以来，犹未十稔，其死亡者三分有二，伤寒十居其七。"倘此类伤寒均是轻浅病证，其死亡率焉有若是之高，死亡速度焉有若是之快？而书中涉及误治与救逆的条文竟占全书一半以上篇幅，其中明文提及"坏病"、"难治"。"不治"、"促命期"、"死"、"必死"等预后险恶的条文，《伤寒论》中即有 39 条，约占全书十分之一，《金匮要略》亦有 24 条。是仲景之书为百病立法，亦着意于疑难重证也。余运用仲景学说治疗疑难重证，积累了几点体会。兹不揣谫陋，略述如次，以冀同道指正。

奉原著为圭臬

奉原著为圭臬者，读书与临证相结合而始终以仲景原著为依归也。余苦读仲景书三年，渐至成诵之后，才转而参阅各家注释。因先入为主，仲景原文已在脑中深深扎根，各家注释则择其善者而从。余治学之道如此者，盖因仲景书代远年湮，文辞古奥，义理深邃，不熟读而成诵，腹中空空，何以致用？且书不熟则理不明，理不明则识不精，胸无成竹，目无全牛，难免不为诸家注释所束缚。人云亦云，亦步亦趋，临证游移，漫无定见，药证不合，难起沉疴。苟能痛下工夫，精读深思，穷究博考，一丝不苟，累月积年而渐登堂入室，则理明心细，识精胆大，临证之时，自能见微知著，得心应手。余限于阅历，体会尤深者，约有二端：

1. **字斟句酌，悟出画龙点睛处**。对仲景原文的关键字句，要仔细推敲，前后对照，彼此互勘，并结合病人，细心体察。要在“细”字上狠下工夫，切忌粗枝大叶，顺口读过。如《伤寒论》厥阴篇蛔厥证，注家约皆以吐蛔腹痛厥逆作解，今人则径谓蛔厥与西医学之胆道蛔虫病相类似。然余治数例蛔厥，既不腹痛吐蛔，亦不厥逆，却与原文对蛔厥“静而复时烦，须臾复止”之生动描绘若合符节。如曾治某患儿，一岁半，麻疹靥后，阵阵心烦，初以为麻后余热，予养阴清心之剂罔效，烦躁益频。每见家人进餐即索食，甫入口，则烦躁顿作，摔碗抛匙，须臾复止。一日患儿正嬉戏自若，其母偶与桃片糕一片，甫入口，烦躁大作，遍地滚爬呼叫，约一分钟许复安静如常。余目睹其状，乃恍然大悟：此非蛔厥乎！厥阴篇描述蛔厥之特征为：“今病者静，而复时烦者……蛔上入其膈，故烦，须臾复止。得食而呕又烦者，蛔闻食臭出……”遂予乌梅丸去桂、附、姜、辛，加驱虫药，服完一剂，翌日，大便下如污泥，中有蛲虫无数，或死或活，从此烦躁不复作矣。1968 年又治一 5 岁患儿，麻后阵阵烦躁，发作时咬人，甚至自咬手指手背，致令双手化脓感染。入院后西医诊为“麻后脑病”，予镇静剂治疗十余日无效。其烦亦以得食而作，须臾复止为特征，余亦诊为蛔厥，按法以乌梅丸加减治之，果连日不断下出蛔虫数十条而烦躁愈。倘不能熟记蛔厥条文，或虽能熟记而临证时“相对斯须，便处汤药”，如何识得蛔厥真面目？余每玩味蛔厥条文，未尝不遥想仲景当年，若非亲睹其证候特征，何能描绘得如此形象生动，精细入微哉！当然，古今注家对蛔厥之诠解也有至理而不可废，但《伤寒论》原文（388条）本为论述藏厥与蛔厥之区别，前者言“其人躁无暂安时”，后者言“病者静而复时烦，须臾复止”。皆言烦言躁而未言疼痛与厥逆也。至若一见“厥”字即意会为昏厥者，则去道远矣。又前案系蛲虫为患，知蛔厥之虫患，非止蛔虫一端也，若非躬亲体察，焉能有此发现？又如《伤寒论》真武汤，本为太阳病过汗而致少阴阳虚，水气内停者设。然余1971年曾治一例心悸（西医诊断：“阵发性心动过速”）患者，彝族妇女，28岁，既无发热恶寒之表证，亦未犯发汗太过之戒，唯觉阵阵心悸欲落，发时全身震颤不能自已，卧床月余。入院后经西药治疗数日无效。一日夜半，心悸大作，家属急呼抢救。见其踡卧床上，厚覆被褥，全身颤抖，乃至床栏亦动摇不已，但自觉并不畏寒。余宗《伤寒论》“心下悸，头眩、身动，振振欲擗地……”之训，急予真武汤加龙骨、牡蛎。当夜连进两服，震颤遂止。守方数剂，心悸震颤即未复作。

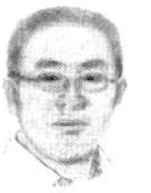

2. 汤证辨证，洞悉精微奏厥功。所谓“汤证辨证”，即有是证用是方，相符即可应用。此仲景书之一大特色，不必受脏腑、病因、八纲等辨证方法的拘束。有一些疑难重证，仲景书中不仅有精辟的论述，而且从汤证辨证角度出示了高效方药。但或因其义理深邃，或因其方义难解，或因罕见前贤医案，或因限于医者经历，终身未能体验，而被轻易否定，弃置不用。这就更需要将仲景书与临床紧密地结合起来，进行深入细致的研究。如《金匮》“治中风痱，身体不能自收持，口不能言，冒昧不知痛处，或拘急不得转侧”的古今录验续命汤，以及“治大风，四肢烦重，心中恶寒不足者”之侯氏黑散，后世罕有用之者。（陆渊雷在注解侯氏黑散时曾慨叹：“唐宋以来医书，未见此方之治验，知黑散之不用久矣”。）是临床确无此证乎？非也。余初学医时，曾见唐某，男，年五旬，素体丰盛。一日，忽四肢痿软，不能收持（瘫痪）而仆地，但神清语畅。余师陈鼎三诊之曰：“此《金匮》风痱证也，宜治以古今录验续命汤。”投原方一剂，次日顿愈，人皆讶为异事。余亦曾治多例风痱，疗效颇佳。1950年，有乔某，壮年体丰，无明显诱因，忽双下肢瘫痪，不痛不痒，卧床不起。余亦投以古今录验续命汤原方，服2剂，即能起床行走。1965年8月，治一风痱危证（西医诊断："急性脊髓炎"、"上行性麻痹"）患者，雷某，男，18岁。（住院号：18472）突然手足麻木，肢体不遂（不完全瘫痪），同时出现严重的阵发性呼吸、吞咽困难，有气息将停之象。时而瞳孔反射消失，昏昏似睡，呼之不应。入院7天，一直鼻饲全流饮食。西医救治无效，以为不可治矣，邀余诊视。余亦投以古今录验续命汤原方，配合针刺（风府、大椎、肺俞、内关），仅服药1剂，翌日，危象顿减。连服4剂，诸症渐失。1967年秋，李某，女，20岁。一日下河洗衣，当夜即双下肢瘫痪，神志清楚，语言如常。（西医诊断："横贯性脊髓炎"）住院治疗十余日无效。余亦按风痱投以上方，仅服1剂，次日竟能下床行步，医护人员惊疑不已。1972年，夹江刘某，男，年四旬，体素健。一日睡至半夜，起床解溲，即站立不稳，蹲于地，从此双下肢瘫痪，神识、言语如常。经中西药物治疗二十余日无效。余先投以古今录验续命汤，连服3日，仅足趾稍能活动。余见难求速效，乃改投《金匮》侯氏黑散以缓图之，连服60剂而康复如常。余之所以不厌其烦地列举平生救治风痱验案者，乃缘于痛惜《金匮》治风痱妙方之被埋没，而不忍默默无言也。姑不论古方之存与废当以临床检验为依归，即以文献考证而言，陆渊雷认为，古今录验续命汤"是仲景方，而《金匮》遗佚，故林亿等取附篇末"；丹波元坚氏谓，侯氏黑散"隋唐之人以为仲景方，则非宋人所附较然矣"。而或谓"两方之药味平淡，组合离奇，难以按后世方书辨证方法选用"之说，是囿于单味药之功效主治，而未从复方之配伍作用去深入研究。再者，仲景方之运用途径是多方面的。既可从病机论治而推广其运用范围，灵活变通，又可按"汤证辨证"的原则选用。余治风痱之选用上两方，即是运用"汤证辨证"方法，屡经反复验证，而确信其为治风痱之高效方药。余每忆上述治验，益笃信仲景之书精入无伦，岂可浅尝辄止，唯宜熟读深思；而省疾识证，切忌浮光掠影，务必精细入微。如此便可"心有灵犀一点通"！此余数十年躬行读书与临证相结合，始终奉仲景原著为圭臬之缘由也。

溯《内》、《难》以探源

前言忠于原著，此论探本溯源。为什么要探本溯源？余积数十年之经验与教训，深知欲其全面地、系统地、准确地理解、掌握和运用仲景学说，不仅必须忠于原著，尤需从原著之学术渊源（《内经》、《难经》）上网开一面，探本溯源，方能从根本上立于不败之地。

1. **伤寒与温病**。寒温之争，由来已久，明清以降，愈争愈烈，竟至分道扬镳，冰炭不容，严重地影响了仲景学说的继承发扬。究仲景所论之伤寒，绝非狭义伤寒（感受风寒），而是广义伤寒，即多种外感热病之总称，其中当然包括温病。此种广义之伤寒，盖源于《素问·热论》所云：“今夫热病者，皆伤寒之类也”；以及《难经·五十八难》：“伤寒有五：有中风，有伤寒，有湿温，有热病，有温病。”《伤寒论》之证治，广涉六气为病。何谓六气？《素问·六微旨大论》云：“少阳之上，火气治之，中见厥阴；阳明之上，燥气治之，中见太阴；太阳之上，寒气治之，中见少阴；厥阴之上，风气治之，中见少阳；少阴之上，热气治之，中见太阳；太阴之上，湿气治之，中见阳明；所谓本也……”黄元御深得六气病性而释之曰：“人之六气不病则不见，凡一经病，则一经之气见。平人六气调和，无风无火无湿无燥无热无寒，故一气不至独见。病则或风或火或湿或燥或热或寒。六气不相交济，是以一气独见。如厥阴病则风盛，少阴病则热盛……”又云：“仲景伤寒以六经立法，从六气也。六气之性情、形状明白昭揭。医必知此而后知六经之证。六经之变化虽多，总不外乎六气。”故余临证，从不凿分寒温。如治谢某，男，30 岁。初罹湿温，前医投三仁汤、藿朴夏苓汤及桂苓甘露饮，二十余日无效。余往诊时，证见潮热，谵语发狂，目睁面赤，口气熏人，大便下血，小腹坚满拒按，舌苔干黑燥裂，脉沉实。据《伤寒论》“……热结膀胱，其人如狂……但少腹急结者，乃可攻之……”（106 条）及“阳明病，下血谵语者，此为热入血室”（216 条），断为湿温化燥，下焦蓄血，投以桃核承气汤去桂枝加丹皮。服 1 剂，频频矢气，知药已中病，犹有燥屎内结，乃于原方加枳、朴，服 1 剂，果下干结坚硬粪块十余枚，自此热退神清。但随之又大便稀黑如泥，颇健忘，口燥不欲饮。据《伤

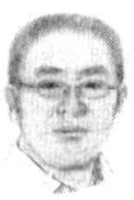

寒论》“阳明证，其人善忘者，必有蓄血……”（237 条）乃断为热郁血分，瘀血未尽，予清热凉血祛瘀之剂数帖而愈。倘囿于“伤寒法不能治温热病”之说，何能运筹灵活而奏捷效！1979 年 5 月，治一温热重证（西医诊断：①“敌鼠中毒并发败血症”；②“蛛网膜下腔出血”）患者，潘某，男，18 岁（住院号：36610）。左眼巩膜片状出血，全身瘀斑，高热，鼻衄，呕血，头痛项强，角弓反张，昼夜烦躁，呼号不已。西药治疗 7 天无效。余先按温病热入营血论治，投以犀角地黄汤合清营汤加减，以及“安宫”、“紫雪”等清热解毒、凉血止血、息风解痉之品。3 剂后，出血、烦躁虽略减轻，但仍高烧，头痛项强，角弓反张，烦躁不寐，诊为热邪深入，耗血伤阴，阴虚阳亢，心肾不交，筋脉失于濡养。按《伤寒论》少阴热化证，投以黄连阿胶汤，滋阴降火，交通心肾，合芍药甘草汤酸甘化阴，柔润息风。1 剂病衰，迭进 7 剂，热净烦除，颈项活动自如。综观以上两案，谢案下焦蓄血，用伤寒理法而不泥其方药，潘案温热深入营血，用温病法效不著，改用伤寒法而效彰。于斯可见，寒温学说，有互补之妙而无对峙之情。

2. 六经与脏腑经络。《伤寒论》六经之实质为何？历代医家见解不一。近世有人认为六经乃六类证候的概括，或外感热病之六个阶段，而与《内经》脏腑经络毫不相涉者。而余临证时细心体验到六经确与脏腑经络息息相关。如 1965 年治何某，女，66 岁（住院号：18266）。患者右上腹反复疼痛四十余年，复发十天，伴畏寒、高热、呕吐（西医诊断：“慢性胆囊炎急性发作”、“胆石症”），经西药保守治疗无效，急行手术。但甫行硬膜外麻醉，迅即出现急性循环衰竭，被迫中止手术。越二日，仍高烧不退，腹痛加重，乃邀余会诊。证见右胁绞痛，硬满拒按，乍寒乍热，口苦呕逆，大便秘结，舌红，苔黄厚粗糙少津，脉滑数。根据《灵枢·四时气篇》云：“邪在胆，逆在胃。胆液泄则口苦，胃气逆则呕苦，故曰呕胆。”如以脏腑辨证论之，则为胆热胃实之证，治宜清胆泻胃，即“取之三里以下胃气之逆，则刺少阳血络以闭胆逆”之意（同上篇）；若以六经病机论之，则为少阳郁热在里而兼阳明之大柴胡汤证，亦清胆泻胃法也。乃投大柴胡汤合金铃子散，一剂热退痛减便通，呕苦止。继以清胆和胃调理旬日痊愈。迄今患者年过八旬，尚能料理家务。此六经以脏腑为物质基础之明证也。又如1974年治金某，男，5岁。患温毒发颐，先后按温病法服银翘散、普济消毒饮加减，五日不效，体温有时高达40℃，腮颊漫肿坚硬，口渴思饮。细思腮颊为少阳、阳明两经脉循行部位，据《伤寒论》“……耳前后肿，刺之小差……”（231条）而予以和解少阳，清解阳明之小柴胡加石膏汤。一剂热退，再剂肿消，诸症悉除。值得深究的是，温毒发颐固属一般常见小病，然按温病常法治之无功，改遵仲景理法，疗效遂彰，此又六经与经络息息相关之明证也。若离开《内经》脏腑经络而侈谈六经实质，则无异于视六经为无源之水，无本之木，乌可冀其指导辨证哉！

3. **六经与气化**。脏腑经络为六经之物质基础，而脏腑经络之功能活动即是气化。《内经》的最大特点之一是粗于脏腑经络之形迹而精于气化。气化又有标本所从之异。《素问·至真要大论》云：“少阳太阴从本；少阴太阳从本从标；阳明厥阴，不从标本，从乎中也。故从本者，化生于本；从标本者，有标本之化；从中者，以中气为化也”。张介宾深得其旨曰：“知其所从，则治无失矣。”今试举一案以证之：1976年治鲁某，男，17岁（住院号：15404）。西医诊断：“急性坏死性小肠炎”、“重度贫血”（血红蛋白37.6g/L、白细胞24.6×10^9/L）。救治八日无效。患者连日剧烈腹痛，呼痛号叫之声不绝。余会诊时，症见高热、腹痛（以脐周为甚），曾吐蛔便蛔，大便乌黑如泥，面、唇、爪甲苍白，口干，舌苔粗白少津，脉芤。细思此证，虽错综复杂，虚实互见，但从病已八九日以上，腹痛，吐蛔，符合《伤寒论》邪传厥阴，“消渴，气上撞心，心中疼热……”之证；而伴见发热，则又有“厥少热多者，其病当愈”（341条）之势。遂遵“厥阴不从标本，从乎中见”之旨，以小柴胡汤去黄芩加白芍（重用至30g）合乌梅丸去辛温之品，从少阳之枢，引深入厥阴之邪自阴出阳，果一剂腹痛大减，爰守上方加减续进8帖，高热渐退。继以益气补血、养阴生津调理二十余日，治愈出院。再如少阳之病位问题，历代颇多争议，使临证者无所适从，而余则唯于六气标本所从中求之。经云：“少阳之上，火气治之”，“少阳从本”。盖手少阳三焦属相火，足少阳胆属甲木。所谓“少阳从本”，即少阳经当以手经主令，足经化气，足从手化。黄元御曰：“暑者少阳相火之所化也。在天为暑，在地为火，在人为三焦。手少阳以相火

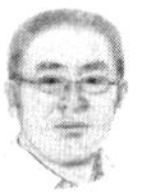

主令，足少阳胆以甲木而化气于相火。”故少阳之病位主要在三焦。三焦者何？《金匮》云：“腠者，三焦通会元真之处，理者，皮肤脏腑之纹理也。”陈修园云：“少阳内主三焦，外主腠理。”尤在泾云：“少阳居表里之间，当肓膜之处，外不及于皮肤，内不及于脏腑。”综上所说，少阳一经所辖者广，外而躯壳腠理，内而胸胁腹腔，既不在皮肤之表，亦不在脏腑之里，是即半表半里之谓也。故凡无形之邪客于少阳，则为寒热往来，胸胁苦满之小柴胡汤证；若水饮停聚胸胁，则为“发作有时，心下痞，硬满引胁下痛”之十枣汤证，轻者为时方香附旋覆花汤证。试观《温病条辨》云：“伏暑，湿温，胁痛，或咳，或不咳，无寒但潮热，或竟寒热如疟状，不可误认柴胡证，香附旋覆花汤主之。久不解者，间用控涎丹。”香附旋覆花汤、控涎丹，盖即十枣汤之变方也。由此可见，小柴胡汤证、十枣汤证，以及香附旋覆花汤证等，其病位均在少阳，不过有偏于半表的无形邪气与偏于半里的有形水饮之殊而已。余曾治一悬饮患者，男，21 岁。偶因感受外邪，表解后，咳嗽，胁肋掣痛不能转侧，乍寒乍热，一日数十度发，其寒也背如水浇，其热也背如火燎，颇似小柴胡汤证，诸药罔效。余以其胁肋掣痛，“不可误认柴胡证”（吴鞠通语），即诊为外邪引动伏饮之香附旋覆花汤证。乃投原方，服头煎即呕出稀涎，越半日，寒热胁痛逐渐消失。翌年，该患者悬饮又发。胁痛较历次为重，略为翻身或深呼吸，则掣痛如刀刺然，卧床七日，仍服香附旋覆花汤。但因病重药轻而无效，乃径以峻逐水饮之控涎丹（水丸）1.5g 吞服，不及十分钟即如厕，倾注而下者皆为水。下后约四小时，胁肋掣痛竟消失而能起坐。故余从气化学说推论少阳之主要病位在三焦者，盖缘于此。至于《素问·热论》：“……少阳主胆，其脉循胁络于耳，故胸胁痛而耳聋”，是言经脉之为病也，不可与此混淆。

然，六气从化，未必皆为有余。“夫六经之气，时有盛衰，气有余则化生太过，气不及则化生不前。”（张景岳）故知有余之为病，亦当知不足之难化。以上所言，乃少阳火盛，木从其化之常证也。但亦有化之不足之变证，当从足少阳胆木论治者，亟宜互参，不可拘执。诚如黄元御在论六气子母从化时说：“将来者进，成功者退，自然之理也。”由此观之，明乎六经与六气之关系，对于理解《伤寒论》六经病证的性质、部位、特点及发病机理等，大可执简驭繁。是故《素问·至真要大论》云：“夫标本之道，要而博，小而大，可以言一而知百病之害”；“知标与本，用之不殆……不知是者，不足以言诊，足以乱经。”陈修园亦谓：“六气之本标中气不明，不可以读《伤寒论》。”故一言以蔽之曰：“知其要者，一言而终，不知其要，流散无穷。”此之谓也。

守规矩成方圆

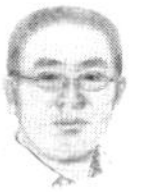

《伤寒论》自序云：“虽未能尽愈诸病，庶可以见病知源。若能寻余所集，思过半矣。”此仲景虚怀若谷，谦逊谨慎，既示人以规矩，又诲人以巧之警语也。余毕生宗之，往往变化因心，不拘常格，法活机圆，弥觉路宽。如1980年6月治一便血（西医诊断：“坏死性小肠炎并全腹膜炎”）患儿，李某，女，8岁（住院号：46835）。于手术切除坏死肠段14天来，一直高热，便下大量鲜红血块。经西医内、外科多次会诊，采取抗炎、止血、输血等措施，仍便血不止。面色惨白，形销骨立，昏昏似睡，舌淡白，脉伏不见。家属已失去治疗信心，自动要求出院。主管医生再三挽之用中药一试，家属然其说后，乃邀余会诊。余忆《伤寒论》中有：“恶寒脉微而复利，利止，亡血也，四逆加人参汤主之。”细思《伤寒论》113方，用人参者有19方。不唯气虚津伤者用之，阳亡阴竭之危证尤多用之。通脉四逆汤证方后亦云：“利止，脉不出者……加人参二两。”（317条）是人参者，实为扶危救颠药也。仲景言“利止，亡血”，缘于亡血亡津，无物可下，为阳随液脱险证。本例便血过多，渐至气随血脱，亦如阳随液脱也。乃变仲景回阳固脱生津之方，为益气固脱止血之剂。药用人参10g浓煎，频频吞服止血散（本院自制，含：白及、乌贼骨、三七粉）。一剂便血止，危象除。仲景用药之妙，实未可言喻。此运用仲景理法而灵活变通其方药者也。1962年治陈某，女，44岁。患水肿病后，经闭，形瘦，小腹敦满，隆起如六七月妊。经西医内、外、妇科检查，未能确诊，亦乏治疗措施。余诊得脉沉细迟涩，肌肤枯燥。反复推究，其病先起于水，后见经闭，正与《金匮》“血分、水分”

病机及“妇人少腹满如敦状，小便微难而不渴，生后者……”之义吻合。因虑其体弱，不胜大黄甘遂汤之攻下，乃予桂枝茯苓丸合五苓散温阳化水，祛瘀消癥。服药数剂，未见小便增多，亦未见下血，而小腹敦满竟消无芥蒂。患者今已年过六旬，犹健在，其病从未复发。此谨守仲景所揭示之病机，辨证求因，审因论治者也。又如《金匮》治“悬饮内痛”之十枣汤，后世视为峻泻逐水猛剂，唯病人体质尚好，能耐受攻下者方敢用之。余曾以本方治疗多例慢性肾炎或肾病综合征，病人全身水肿，大量腹水，小便不利，正气亦虚，屡用各种中西药物利尿，而水肿仍顽固不消。经健脾补肾法调理一段时间后，再用小剂量十枣汤，病人并不出现呕吐腹泻，而尿量迅速增多，水肿消退，肾功能亦随之改善（验案可参阅《河南中医》1981 年第 6 期）。此对于当攻而又不耐攻，正虚邪实之顽固水肿，诸利尿药乏效者，确是另辟蹊径，值得进一步观察与验证。此又在实践基础上扩大经方之适应范围者也。至若时方之源于仲景而又屡经验证，确具卓效者，余亦视若经方。如肺痿一证，《金匮》云：“热在上焦者，因咳为肺痿”，得之于“重亡津液”，其证候特征为“其人咳，口中反有浊唾涎沫”。此等津液枯燥，肺虚且热之证，仲景出麦冬门汤以治之。然本方清热化痰行滞之力稍逊，故余治肺痿，恒喜用唐宗海之“豁痰丸”（载《血证论》），其方乃麦门冬汤之变方，而救治肺痿之出现痰热壅肺伤津危象者，奏效尤捷。如刘某，女，38 岁。七年前曾作胆囊手术，术后常反复右上腹疼痛。1976 年 3 月，因食肉后疼痛加剧，伴畏寒高烧，身目俱黄，急诊入院（住院号：10143）。西医诊断：①“胆道术后综合征（胆总管结石伴感染）”，②“败血性休克”（血压 70/40mmHg）。入院后十日晚，突然因痰涎阻塞而致呼吸停止，急行气管切开手术。术后一周，胶黏痰涎从气管切口大量外冒，需终日用电动吸痰器不断吸痰。虽经抗感染、输液，仍时而高热，并不时处于半昏迷状态。邀余会诊时，患者神萎嗜睡，气管切开处仍有大量黏痰涌出，不时呛咳、气急、多汗，舌红苔黄腻，脉滑数无力。诊为肺痿（痰热壅肺伤津危证），投以豁痰丸合生脉散，重加竹沥。连服 3 剂，痰涎大减，呼吸通畅，可进饮进食，遂撤除吸痰器。原方加减连服 18 剂，痰涎消失，

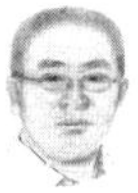

于4月29日痊愈出院。故余对待经方与时方，提倡以临床实践检验其实用价值，从不厚此薄彼。再如1979年治苑某，女，二十余岁，妊三月。因每日上班，来回奔走，一日突然右下腹剧痛，经成都某医院确诊为急性阑尾炎，经保守治疗后，右下腹仍经常绵绵作痛。妊至七月，右下腹痛陡剧，腰痛如折，且有明显下坠感，自觉胎欲堕。当时医院认为若行手术切除阑尾，则无法保留胎儿；若不急行手术，则母子均难保全。然患者与家属均切望两全，遂转回乐山求治于余。余宗《金匮》：“妇人怀妊，腹中痛，当归芍药散主之。”以本方合补中益气汤，冶经方与时方于一炉。仅服3剂，腹痛、腰痛均止。若囿于“急性阑尾炎”之西医诊断，而以病套方，滥用清热解毒、活血祛瘀，则势必坠入仲景所斥“崇饰其末，忽弃其本”之流矣。可见救治疑难重证，固宜参考西医学，必要时还要中西结合，然切忌以西医取代中医。否则，纵才高识妙，“汇通中西”，亦难免画地为牢，作茧自缚矣。此余之兢兢于守仲景之规矩而成临证之方圆之缘由也。诚如吴鞠通云：“大匠诲人，必以规矩……至神明变化，出乎规矩之外，而仍不离乎规矩之中，所谓从心所欲不逾矩。”如此而已，岂有他哉！

余伏处草莽，孤陋寡闻，学浅才疏，虽寝馈仲景学说四十余年而殊少建树。谨以几点体会敬献医林，伏赐维览，唯恐尘秽视听，贻笑大方。朱子云：“问渠哪得清如许，为有源头活水来。”余当不以一得之愚和一孔之见为满足，而应继续深研仲景学说，为实现中医现代化贡献微薄的力量，此余之愿力也，请与同道共勉之！

缘起

此文是对《运用仲景学说治疗疑难重证的体会》一文的补充与发挥，其翔实的医案既示人以运用仲景理法的规矩准绳，又示之以巧思巧手。

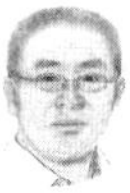

运用经方的“毕生心悟”

《伤寒杂病论》之方，后世誉为“经方”。经方之所以经得起历代医家无数次医疗实践之反复检验者，或因仲景当年“勤求古训，博采众方”之时，曾经在创造性地运用、反复验证的基础上进行过精心的筛选，其确具卓效者，才收载于书中。是以大凡熟悉《伤寒杂病论》原文——熟读牢记其证候特点，深入理解文法结构，对其或显或隐、含蓄吐纳之处，特别是对条文之间的联系对比等，均能正确领会其精神实质者，莫不善用经方，而疗效不同凡响。斯乃准确运用经方之前提。至若世有“经方难用”之慨叹者，拙意认为，除了不太熟悉原文之外，或与医者的临证思维方法有关。兹不揣简陋，聊述本人运用经方的几种思维方法，以期抛砖引玉。

抓住特征法

抓住特征法即抓住仲景所描述的特征性证候，实行方证对应的方法。因为那些“特征性证候”集中地反映了疾病的病因病机，而形成了特定的“证”。换言之，仲景已将“证”辨析得准确无误，医者遵之而遣选对应的经方即可。——故余学习《伤寒杂病论》的重要方法之一，就是熟读背诵原文，牢记病脉证治。在长期的临床实践中，每于诊得病人复杂纷繁的证情时，书中相关条文便很自然地浮现在脑际。于是抓住一些描述特征性证候的关键字句，信手拈来，用之辄验。

如曾治一女患者，三十余岁，银行职员，患疟疾，西医查出疟原虫，行抗疟治疗无效；及服中药数日，亦未能截止，迁延二十余日，竟卧床不起，乃邀余出诊。

见患者呻吟不已，询之每日午后即发，只是高热（体温 40℃），却无寒战，且发时身痛如被杖，呕吐不止，而脉无弦象。

诊毕，便立即想到《金匮要略》有“其脉如平，身无寒但热，骨节烦疼，时呕”之温疟的记载，遂出白虎加桂枝汤原方，服 1 剂，次日疟便未发。家属与病人咸称奇异而问曰：方中何药能杀灭疟原虫？余只好默然一笑。

又治一女患者，年四旬，小学教师，体素弱，患严重心悸怔忡，经当地中、西医治疗月余未效，延余往诊。及至，时已黄昏，未进病人卧室，家属及亲友咸来请求入室后注意放轻脚步。询其故，则曰：患者已卧床数月，极易惊吓，每当听到稍大声响（如脚步声、置物声），便心跳加重不止，惊呼“心子要落！”诊时患者唯诉心悸不已。证见精神萎靡，闭目思睡，声低息弱，其脉虚数，且不及十至辄见歇止。

据此脉证，顿时恍然大悟，此非《伤寒论》“心动悸，脉结代”之证乎！

投以炙甘草汤重用人参（寓独参汤），嘱其当晚急服两次。次晨复诊，患者自云：心跳已缓，惊悸亦轻。并能起坐叙述病情，面露喜色。乃嘱守方续进，数帖而诸症悉除。

又世有“怪病多痰”、“顽症多痰”及“治痰必治气”之说，这在仲景书中亦可找到相似记载。

余尝治一商贾之妇，年四旬许，因操理商业、家务，过度劳顿，遂患严重“怪病”。自觉咽中有一巨物堵塞，形如汤圆，吞不下，吐不出，甚至呼吸困难（远非一般“梅核气”可比）。终日惶惶不安，寝食俱废（但咽食无碍）。屡经治疗无效，竟致稽月，卧床不起，家人咸恐，束手无策。

嗣经友人介绍，始延余往诊。因路程较远，至已深夜。详询患病始末和极感痛苦之如上证情后，遂按《金匮要略》“咽中有如炙脔”一语，径投半夏厚朴汤，痰气并治，一剂知，数剂而安。

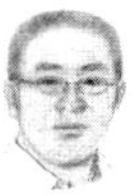

由是观之，抓住特征法者，只要证候特征与仲景之描述相符，便可信手拈来，可以不受后世创立的诸种辨证方法之限制。这实际上是在重复仲景当年的治病实践，不失为准确运用经方之一条捷径。

尤其值得强调者，此法对于发掘运用历史上几代埋没或废弃不用的高效经方（如《金匮要略》治疗风痱证之古今录验续命汤及侯氏黑散，余曾撰文介绍发掘运用之经过），堪称不二法门。

盖因有些病证之特征并非灿然可见，或其特征为纷纭复杂的症状所掩盖而不易抓住。这就要求临证者“独具只眼”，穿云透雾，详审覃思以抓住特征。兹再举一例：

峨眉状元街张姓妇，年逾四旬，久患崩漏，体弱善感。偶因特大火灾，外出冒风，病伤寒，卧床不起，辗转就医二月余，病势日增。

时当盛夏酷暑，驱车迎余往诊。午刻既至，见其卧于斗室，密闭窗牖，且下重帷。诊得往来寒热频作，一日数十度发，汗出恶风，惧撩帷帐，胸满胁胀，呕恶，苔白，脉细数兼弦。

检视前医方药，咸属“补中”、“归脾”之类。

细思此证，颇与《伤寒论》“凡柴胡汤病证而下（这里的‘下’字应活看）之，若柴胡证不罢者，复与柴胡汤”（第101、103及149条）之义相符，遂为疏小柴胡汤加减。

病者自以为略晓医药，疑其发汗而不肯服，至傍晚犹未服药，且以方质余曰：“我长期失血，体虚若是，而又久病，大汗不止，焉能再汗？”余晓以《神农本草经》及仲景之论，并出书以示，婉言告之：“小柴胡汤非发汗剂也，放胆服之，若有差谬，余职其咎”。

由是始信余言，命人买药，当晚连服两煎，汗减热退，诸症若失。翌晨复诊，病者欣然起坐谓余曰：“幸得先生要言解惑，起我沉疴。”遂守方加减再进一剂，续以甘淡调理，旬日而痊。

病证合勘法

病证合勘法，即将西医诊断的病，或中医所称的“病”（如疟、痢、中风、虚劳等）与仲景书中之“证”结合起来，进行对照研究，揭示其内在联系以遣选经方的方法。

如余曾撰文揭示“内耳眩晕病”与仲景书中“少阳火升，痰饮上逆”证之内在联系，而师仲景之意，综合运用小柴胡汤、泽泻汤、小半夏加茯苓汤等，命名为“靖眩汤”，屡收迅速息止眩晕发作之高效。又如对病毒性肝炎之辨治，余曾有过切身体验，印象颇深，爰道其详：

我在 24 岁时，初业医不久，一次因夜饥加餐，去小食店吃了一碗馄饨，次日即腹痛、便溏。以为小恙，未予治疗。数日后，出现上腹部剑突下压痛，俨如压有一块板状物，尤其仰卧时若以双手置于该处，则压痛十分难受，几不能耐，竟至神倦纳呆，终日嗜卧。

回味《伤寒论》所云“小结胸病，正在心下，按之则痛”的描述，俨然与此无异。究其成因，仲景指出，结胸与痞证皆缘于误下。我虽未服过攻下之药物，但曾有过腹痛腹泻，是亦病因相类。

乃试以小陷胸汤煎服，1 剂后，大便日行数次，全为黄褐色黏液。诚如徐灵胎所云，“大承气所下者为燥屎，大陷胸所下者为蓄水，此所下者为黄涎”（转引自《长沙方歌括》）。连服 2 剂，上腹压痛之苦渐渐消失。

对此，余深感仲景之书对每一脉证的生动描述，言简意赅，精确真实。只要识证准确，方证相符，确可收到立竿见影之效。余数十年来之所以坚定地潜心于仲景学说，这次尝试，可谓是我读书与临床紧密结合的又一有益启示。

至此，本案尚未终结。继上述证治之后数天，余精神食欲已基本康复，能外出行走。但在行路时却感头晕、目眩，尤为意外和令人紧张的是，出现面部及全身皮肤黄染，深如橘色，尿黄褐如菜油。

沉思之余，对仲景原文又一次浮想联翩，诸如“胸胁苦满”（曾有上腹压痛）、“少阳之为病……目眩也”、“诸黄，腹痛而呕者，宜柴胡汤”等。

据此，毅然投以小柴胡汤重加茵陈、滑石之类。服 3 剂，尿色澄清，黄疸渐退，续进数剂，诸症霍然，诚可谓药到病除。至今五十余载未曾复发，并经多次体检，肝功完全正常。

此后屡遇急性黄疸型肝炎或慢性肝炎活动期之具有柴胡证者，悉以小柴胡汤随症加减，皆获卓效。60 至 80 年代间，我尝在西医传染病房工作，有 80% 的住院病人是传染性肝炎，率皆沿此思路进行辨治，收到非常满意的效果。

此外，病证合勘，还取效于多种疾病。

如治一“胆道蛔虫”病儿，10 岁，住我院儿科。始经西药解痉止痛、输液、抗感染，十余日未效，邀余会诊。

证见上腹剧痛，呼号不绝，高热（体温 40℃），烦躁不安，大便六七日未解，面热如醉，唇干舌赤，苔老焦黄，干燥无津。

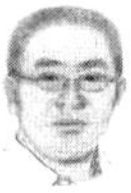

因思仲景有“心下急，郁郁微烦”之训，遂投大柴胡汤原方重用白芍。

服 1 剂，便通热退，解出蛔虫数条，苔化津复，诸症悉平。原方加减，调理数日而痊。

又治一中年男性病人，患“胆结石”，住西医外科病房。因腹痛、黄疸、高烧不退，经治无效，而邀余会诊。

亦以大柴胡汤加减，3 剂尽，痛止热退，大便通利，且排出蚕豆大小结石。主管医师颇感奇异，问余“所用何药”？

余还治一男性农民，三十余岁，平素体壮，因食自家腌制的大头菜，患“亚硝酸盐中毒”，住西医内科病房。虽经多方抢救，危象未减。余会诊时，证见患者神识清楚，而吐泻不已，严重紫绀，汗出如珠，血压降低，四肢逆冷上过肘膝，脉微欲绝。

证属少阴寒盛亡阳，急进大剂通脉四逆汤，1 剂即阳回脉复利止而愈。

再如早年，余乡梓霍乱流行，死亡甚众。我曾治一男性青年患者，剧烈吐泻，四肢厥逆，脉微细几绝。当时医药条件极差，无输液设备（只能静脉推注少量液体）。

余诊视后，急予大剂四逆加人参汤，连服 2 剂，吐泻顿止，阳回脉出。

讵料三日后，病人继发高热，神志恍惚，急延余往诊。证见高热神恍之外，尚伴口舌干燥，苔老无津，脉转洪数。

《伤寒论》云：“少阴病，得之二三日，口燥咽干者，急下之。”但此病起于霍乱吐泻，阳明腑实之证犹未悉具，未可遽投承气汤，乃予白虎加人参汤。

1剂稍安，再剂而热退神清。继与加减复脉汤调治而瘥。

综上所述，不难看出，运用经方必须病证合勘，尤其要重视“证”：一是要抓主症，逐步深入，全面分析归纳；二是一个病之主症，并非固定不变，而是依病情变化随时改变的；三是无论是西医诊断的病名或中医的病，都必须根据中医理论，客观、全面、细致地分析现实证候，进行辨证论治。只有这样，才能真正达到用好经方的目的。倘若舍掉“证”而侈谈“病”，只能是无的放矢，徒劳无益。

权衡邪正法

权衡邪正法，即对于一些病程较久，或体质较差，或常规治疗乏效的病证，要透过“邪盛”之表象，深究正虚之实质，从而遣选整体调节作用显著的经方的方法。此亦从切身体验而来。

余自幼体弱多病，十余岁时患间日疟，发时寒战、高热，迭用奎宁、疟疾丸、中药截疟之剂及单验方等均无效，迁延大半年之久，面色苍白，形销骨立。

先师陈鼎三诊毕曰：“此为劳疟，属虚劳，宜小建中汤。”投原方数帖，寒战、高热消无芥蒂。

夫疟疾乃疟原虫作祟，邪也；寒战高热者，邪正相搏也。西药杀灭疟原虫，中药截疟，皆为正治。其无效者，必有深层之原因。

而先师断为“劳疟”，按虚劳论治，出一小建中汤，独辟蹊径以奏厥功者，必是综合分析病理、病程、体质、治疗等诸多因素之后，从整体上权衡邪正关系，而判断为正气太虚，不能抗邪。

然则补虚祛邪之方甚多，况《金匮要略》本有“柴胡去半夏加栝楼根汤，亦治劳疟”之明训，先师何不遵之，而另选小建中汤呢？或因此等正气之虚，颇难落实到具体的脏腑经络，而属于整体性的阴阳气血俱虚。《灵枢·终始篇》云：“阴阳俱不足，补阳则阴竭，泻阴则阳脱。如是者，可将以甘药，不愈，可饮以至剂。”小建中汤，即桂枝汤（外证得之解肌和营卫，内证得之化气调阴阳）倍芍药，重加饴糖为君，便完全符合此种整体调节法度。劳疟者用之，能温建中气而补气血阴阳，调和营卫而除寒战高热。

显而易见，遣选这样的高效经方，纵然背熟本方证之原文，有时也难信手拈来，而需突破思维定势，高瞻远瞩，方能权衡邪正而洞悉深层病机，参悟方理而明其整体功效。果尔如斯，临证时自能举重若轻，游刃有余矣。

如余治1例红斑性狼疮女患者，未婚，攀枝花市知青，年二旬，初病时关节疼痛，寒战交作，伴皮下结节，被诊为“风湿热”。

但按风湿治疗无效，一日一发或二日一发，嗣经成都某医院检查，诊为“红斑性狼疮”，西医治疗无效，又改用中药。

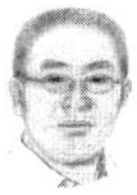

曾迭用小柴胡汤、龙胆泻肝汤、青蒿鳖甲汤等亦无效，迁延数月。

余诊后亦投小建中汤原方，服数帖，寒战、高热减轻，又守服数剂而渐愈。

又如一例小儿久痢。患儿痢下脓血，里急后重月余，服过多种中西药物乏效，痢下益频。

因思乌梅丸方后注云：“又主久利。”夫此等久利（痢），乃是下利伤及厥阴，邪入已深，寒热错杂，渐致土败木乘，正虚邪恋之证。而乌梅丸寒热刚柔攻补并用，亦属于整体调节，则与“行血而便脓自愈，调气而后重自除”之常规治法大不侔矣。

故径予自制乌梅丸（水丸），米饮调下，服数日而痢止。

参验名家法

参验名家法，即参阅并验证古今中外注重实践、讲求疗效的中医及西医名家独到经验的方法。

如陈修园治脐旁左右痛主用当归四逆汤加吴茱萸、生姜者，乃是使用经络辨证，而归咎于冲脉为病：“冲脉当脐左右，若为寒气所凝，其冲脉之血，不能上行外达，则当脐左右而痛。”（《时方妙用》）

余信而从之者，迭经验证也。如治一女患，14岁，脐左疼痛，住院二十余日，屡用中、西药物乏效。来诊时疼痛较剧，弯腰紧捂痛处，呻吟不已。投以先师经验，本方加橘叶 10 片，服 1 剂，疼痛缓解，服 3 剂而痛止，迄今十余年未复发。

而陈氏治脐下痛主用真武汤及桂枝汤加附子、茯苓者，乃是六经与脏腑辨证相结合，而归咎于“少阴水脏、太阳水腑虚寒，不得阳热之气以施化，致阴寒凝结而痛”（同上书）。

1951 年秋，余因公涉冷水，又食生冷之后，小腹剧痛，控引睾丸，遂验证陈氏经验，服真武汤 1 剂，几小时后疼痛渐止。

此外，陈氏调经，推重温经汤：“《金匮》温经汤一方，无论阴阳、虚实、闭塞、崩漏、老少，善用之者无不应手取效。”（《女科要旨》）陈元犀则径谓本方“过期不来者能通之，月来过多者能止之”。

余之二嫂，三十余岁，患崩漏，迭服中药乏效，余径用本方，数剂而痊。益叹陈氏之书，发皇仲景微旨，语无虚发，简切实用，岂可因其通俗易懂而忽视之！

又如唐容川治外感咳嗽，迁延不愈者，推重小柴胡汤，何以故耶？盖因此等久咳，其病机多为外寒内热，肺胃证候特别明显：“久咳不已，则三焦受之；三焦咳状，咳而腹满，不欲饮食。”（《素问·咳论》）是以治疗三焦咳者，尤当于肺胃上求治法。唐氏深悉此中真趣，宣称“兹有一方，可以统治肺胃者，则莫如小柴胡汤……盖因小柴胡汤能通水津，散郁火，升清降浊，左宜右有，加减合法，则曲尽其妙”（《血证论》）。余因反复验证唐氏经验，屡用不爽，遂将小柴胡汤作为治疗久咳不愈之通剂。

再如先师陈鼎三先生治肾气虚寒之脐中（神阙穴）痛，用真武汤加胡芦巴，余亦屡用不爽。如曾治一护士，三十余岁，体素弱，脐中绵绵作痛，喜温喜按，中、西药物治疗乏效。余用先师经验，攻效甚捷。

至于日人吉益南涯以小柴胡加石膏汤，治耳前后肿者（《皇汉医学》），余亦曾验证之。如治一 5 岁患儿，腮颊漫肿坚硬，高热不退，迭用银翘散、普济消毒饮加减，数日不退。改用本方，一剂热退，二剂肿消。盖因痄腮虽属温病，但其主症为腮颊焮热肿痛，而腮颊又为阳明、少阳经脉循行之部位，其为阳明、少阳闭郁之证明矣。仲景云：“阳明中风……耳前后肿，刺之小差，外不解，病过十日，脉续浮者，与小柴胡汤。”吉益氏倡用本方加石膏清解阳明、少阳两经之郁热而收捷效，非精于仲景理法而善用经方者不能也。

纵观古今医林，其擅用经方之名家不胜枚举，贵在认真参阅并验证其独到经验，见贤思齐而已。而西医翘楚中重视临床思维方法者亦不乏其人。如已故当代西医专家张孝骞教授在《临床医生要讲究思维方法的修养》(《医学与哲学》1982 年第 1 期）一文中指出：“在采集材料的问题上，我们必须警惕机械唯物主义的倾向。我们不能只看各种化验、检查资料，不看病人，不接触病人。”强调“现代化的设备，只有与医生对病人的直接观察相结合，才能发挥作用”。这些观点，我颇为赞赏。西医尚能如此，而况中医乎？

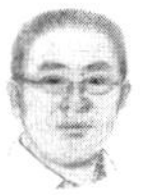

结　语

余临证五十余年，崇尚仲景理法，喜用经方，固知运用经方之临证思维方法，绝不限于以上数种。拙文挂一漏万之弊，在所难免。竟尔不堪藏拙者，旨在强调：作为一个临床医生，学习与研究经方之目的全在于运用，而冀准确运用经方以获高效者，必须掌握科学的临证思维方法。诚如是，则弘扬与发展仲景学术之功，自在其中矣。

缘起

江老临证必以仲景理法为依归，其治疗疑难重证之际，必先回味仲景之书，深思熟虑，豁然开朗之后才遣方用药。

本文简介江老倡用仲景六经统杂病，仲景理法统时方，以及针灸与药治并举，常操针以救燃眉之急的经验，值得借鉴。

先师如何将仲景学说“运用如神”

——江尔逊运用仲景学说经验琐谈

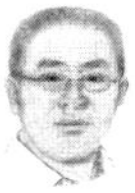

江尔逊老中医临证四十余年，崇尚仲景学说，精究其证治规律，尤以注重实践、讲求疗效、法活机圆为其特色。江老认为，仲景学说之所以能永葆其无限的生命力，就在于它能卓有成效地指导临床实践。现从三个方面简介其运用仲景学说之经验，以供同道参考。

以仲景六经赅杂病

江老认为，仲景之六经，乃脏腑、经络、气化之有机结合。脏腑、经络为六经之物质基础，其功能活动便是气化。不论伤寒与杂病，质言之，或脏腑、经络之实体损伤，或其气化功能失调，都离不开六经之范畴。从临床上看，六淫着人，从阴化寒，从阳化热，每随病体而异。其发病也，单纯伤寒者少，而兼杂病者多。柯韵伯曰：“伤寒之中，最多杂病。内外夹杂，虚实互呈。故将伤寒杂病合而参之，正以合中见泾渭之清浊，此扼要法也。”（《伤寒论翼·全论大法第一》）又有单纯杂病者，其种类繁多，辨析方法亦繁杂。倘以六经赅之，可免斯弊矣。正如柯韵伯所云，“伤寒之外皆杂病，病名多端，不可以数计，故立六经而分司之”，俾临证者“只在六经上求根本，不在诸病名目上寻枝叶”（同上注）。兹举一例以明之。

李某，女，60岁，1983年6月7日入院（西医诊断：三叉神经痛）。

患者素嗜辛辣，有长期头痛病史。入院前七天，出现右侧头部、面颊、上颌等处如针刺样疼痛，有烧灼感，尤以面部肌肉活动时疼痛加剧，并放射至患侧耳心、牙龈处，遂致张口受限，不能进食和咀嚼。曾肌注康得灵、维生素 B_1、维生素 B_{12}，并针灸、火罐、磁疗等均无效。入院后，无发热，局部无红肿。

遂诊为风寒头痛，予川芎茶调散加减疏风散寒，痛益甚。

江老接诊时，痛状如前，口干舌燥，苔黑无津，大便秘结。

江老以仲景六经赅之，辨为病在阳明，其病机为阳明邪热内结胃肠，兼少阴肾液亏损。

投玉女煎合升麻葛根汤、芍药甘草汤加酒军、玄参、菊花。

1剂便通，舌润，黑苔退。去酒军，续进2剂，头面痛减。守服至12剂，诸症消失。

江老自述：患者头、面、颌部疼痛，其病位恰在手足阳明经脉循行区域，是为经络病变无疑。入院前后曾用火罐及疏风散寒之剂，犹抱薪救火，固不足为训。然亦曾按经络病施治而无效，可见其病位虽在经络，实不限于经络也。其在经络者，为显明昭著之处；其不限于经络者，为隐晦难见之处也。《素问·至真要大论》曰：“谨守病机，各司其属。有者求之，无者求之。”因思患者素嗜辛辣，其胃肠素有积热可知；加以高年血枯津亏，故一经辛温疏散，火攻劫津，便口干舌燥，苔黑无津，大便秘结，此乃病入阳明也。《伤寒论》言：“太阳病，若发汗，若下，若利小便，此亡津液，胃中干燥，因转属阳明；不更衣，内实，大便难者，此名阳明也。”此例为杂病，固与太阳病无涉，然误治而亡津化燥，转属阳明之理则一。

阳明实热结滞，循经上熏于头面为痛，是痛处为标，实热结滞为本也，当以通腑泄热治本。

然高年血枯津亏之体，通泄宜缓，故变白虎、承气法，取玉女煎加酒军、玄参，泻阳明之有余，补少阴之不足；合升麻葛根汤加菊花，兼散阳明经络之热；合芍药甘草汤酸甘化阴，缓急止痛。以六经赅杂病，其效验若此。

以仲景理法统时方

江老临证，喜用经方，而不薄时方。江老认为，经方少，时方多，即使属于经方派之医者，用时方之机会亦不少。问题之实质，不在于喜用何种方药，而在于是否自觉地以仲景理法统方药。若不以仲景理法为依归，纵使用经方，不过徒有其名而已；若以仲景理法为依归，纵使用时方，亦可获良效。而时方之迭经验证，确具良效者，江老恒视之若经方。他反复强调：临证者但以治病救人为宗旨，原不可有经方、时方之界限存于胸中也。兹举一例以明之：

张某，女，40 岁。1983 年 11 月 13 日入院。

患者于入院前一日，劳动时发热脱衣，又食猪肉，当天即出现上腹痛，微呕吐，腹泻（曾解过一次血色大便）。入院时患者感剑突下剧痛，呕吐胆汁，拟诊为胆囊炎、胆道蛔虫病，乃用西药抗感染，解痉止痛。次日，疼痛移至脐部右侧，呈阵发性绞痛，有压痛感，面色潮红，低热，舌干少津，乃考虑为肠道蛔虫伴感染。因当天又解果酱色血便一次，遂又考虑为出血性小肠炎。此后数日，疼痛一直局限在脐周，仍为阵发性绞痛；大便每日 1~2 次，仍为果酱色血便，曾下蛔虫 2 条，乃加用氯霉素、氢化可的松；中药曾用加减乌梅丸合芍药甘草汤、葛根芩连汤、小柴胡汤合香连丸等，均无效。

江老揆度良久，拟诊为虫积生热，热伤肠络下血，取通因通用法，以大黄为君，合驱蛔汤加减（药用大黄、枳壳、广木香、槟榔、川楝、使君、鹤虱、雷丸、榧子、乌梅、川椒），服 1 剂，当天大便增至四次，仍为血便，下蛔虫 5 条。守方再服 1 剂，大便次数减少，血便止，转为泡沫状稀便，腹痛渐消失。原方去大黄，又进 2 剂，大便转黄软，腹痛未再发作。

江老自述：《金匮要略·蛔虫病脉证治》云：“蛔虫之为病，令人吐涎，心痛，发作有时……”本例患者腹痛部位固定在脐周，呈阵发性绞痛，

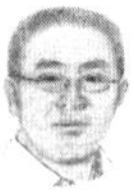

曾便蛔，是为虫积腹痛，然迭经中、西药安蛔、抗炎、止痛解痉罔效，加之腹泻、血便，能否驱下蛔虫，实为临床治疗之难题。一般而论，虫痛不止，不敢贸然驱下；况大便色如果酱，乃便血之征，似亦不宜下。精思良久，忽有会悟：患者平素体健，发病急骤，证见腹痛拒按，呕吐胆汁，面色潮红，口干少津，脉实有力，虽下利便血，而数量不多，揆诸仲景理法，其为肠胃实热积滞无疑也。《金匮要略·呕吐秽下利病脉证治》云："下利三部脉皆平，按之心下坚者，急下之……""下利，脉反滑者，当有所去，下乃愈……"其便血者，为热伤肠络致瘀，瘀血不去，便血焉可止？此与抵当汤证之"太阳随经，瘀热在里故也"（128 条）属同一机理。倘能攻下有形之实热瘀滞，下利便血必自止。然此证系虫积与瘀热为患，不宜套用经方承气汤之类，故宗仲景之理法遣选时方——驱蛔汤加大黄，而以大黄一味为君，又大有深意。《神农本草经》云："大黄味苦寒，主下瘀血，血闭寒热，破癥瘕积聚，留饮宿食，荡涤肠胃，推陈致新……"是大黄一物，兼擅泻热结、化瘀滞、生新血之长矣。投此方而奏厥功，是仲景之理法确可以统时方之明证也。

江老还着重指出，以仲景理法统时方，说起来容易，真正做到是要花大力气的。只有从总体上完整地、准确地掌握仲景理法，临证时方能"心有灵犀一点通"，以此例彼，以彼例此，彼此渗透，融会贯通，不拘一格遣选方药。

倡针灸与药治并举

江老认为，针灸与药治并举，为仲景治病之一大特色。《千金方》引仲景云："凡欲和汤合药，针灸之法，宜应精思，必通十二经脉，知三百六十孔穴，营卫气行，知病所在，宜治之法，不可不通。"（《千金要方·卷一·序例》）仲景书中，涉及针灸与药治并举之条文甚多。不论经方派或时方派中，皆有但恃药饵以疗疾，曾不留神针灸者，致仲景治病之特色，日晦一日，可胜叹也。江老早年曾拜师于针、药兼擅之名家陈逊斋、承淡安两位先生门下，颇得其传。自行道以来，遵仲景之训，先师之教，未敢废弃针灸，常操针以救燃眉之急，屡获针到病除之效。兹举一例以明之：

陈某，女，44岁，1983年8月10日入院（西医诊断：肢端动脉痉挛病）。

患者于1976年曾出现双上肢麻木、疼痛，以指、掌为甚。以后偶有轻微发作，服中、西药物均能控制。今年5月底又感双手麻木、疼痛。6月以来，几乎每晚发作一次。8月10日晨5时，疼痛突然加重，双手十指剧痛如针刺，拘急不伸，经门诊注射杜冷丁，仍不能止痛。入院时号啕大哭，痛不欲生，又注射杜冷丁、冬眠灵，均不能缓解，十指拘挛微冷，皮色稍青。

辨证为寒凝血滞，经络不通。乃针刺双侧外关、八邪，用泻法。进针二穴，疼痛即缓解。诸穴进针甫毕，疼痛消失，手指能伸，不呼号矣。留针1小时，竟安然入睡，醒后亦未挛痛，唯手指麻木，经予当归四逆汤合芍药甘草汤加乳香、没药、桑枝调理，于8月13日痊愈出院。

按：此例十指拘挛剧痛，迭经西药镇痛无效，江老针、药并举，而以针刺捷足先登，立显奇效。江老认为，应当在临床、教学与科研工作中，强调针灸与药治并举之重要性。此不特为保持与发扬中医特色立言，亦且为振兴中医事业立言也。

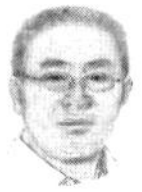

缘起

江老不仅讲究经方的方证对应，且对迭经验证的高效时方，也讲究“方证对应”。这实际上是在重复仲景和历代名医当年的医疗实践，自然是取得临床高效的一条捷径。

重现医圣的“临床实况”

——江尔逊的“方证对应”观

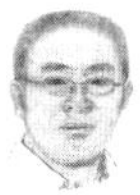

方证对应，即“有是证用是方”的治疗原则，乃张仲景《伤寒杂病论》的一大特色，其临床价值是毋庸置疑的。而深谙于斯道的江尔逊老中医却不无几分遗憾地感叹：近代中医学术界研究的重心是辨证论治，而有关方证对应的研究却显得相对冷落和薄弱；这种“厚此薄彼”的状况，既不利于完整、准确地继承和弘扬仲景学说，亦无助于提高中医药的临床疗效，值得唤起注意。

辨证论治的困惑

张仲景首创的辨证论治原则，迭经历代医家的添砖加瓦，集思广益，已自成巍然大厦与严密体系，堪称中医学鲜明的特色与优势。但是正如任何事物都难以尽善尽美一样，辨证论治有无美中不足之处呢？江老认为是有的：

一是辨证的困惑。古今医家无不孜孜以求“认证无差”的高标准，却又颇难“从心所欲不逾矩”。何以如斯？江老认为，辨证的质量，不仅要受一系列客观因素的影响，更难免不受一些主观因素——如医者的学术水平、见解及临床思维状态等的制约。这样，对于同一患者的同一疾病阶段，不同的医者就可能作出不同的辨证及诊断。临床上还可见到学验俱丰且难分轩轾的几位名老中医会诊时出现这种局面，试问哪一位更臻于“认证无差”的化境呢？辩证法认为，差异就是矛盾。他们由于学术见解与临证思维的不同，而在提取和利用四诊信息时所显示出的差异，乃是辨证论治体系无法解决的矛盾。

二是选方的困惑。江老认为，纵然辨证无困惑，选方时亦可能产生困惑。因为根据辨证结论确立了相应的治法之后，可供遣选的方剂绝不止一首（一种治法可统率多首方剂）。例如最常见的风寒咳嗽，其治法为疏风散寒、宣肺止咳，可选用金沸草散、杏苏散、止嗽散等，到底哪一首是高效方呢？或谓只要化裁惬当，每一首都是高效方。果真如此吗？江老笑谈曰：“条条道路通罗马”，并非每一条都是捷径。

如此看来，在实施辨证论治时，由于在辨证和选方两个关键环节上都有可能产生困惑，医者有时颇难预测疗效，更遑论追求高效矣。江老曾对门人说：大约张仲景当年亦曾顾虑及此吧，故他在创立辨证论治的同时，又推出了方证对应。江老在五十余年临床生涯中深深体会到：“辨证论治”鞭长莫及或捉襟见肘之处，便显示出“方证对应”的优越性来。

方证对应的优越性

方证对应，又称方证相应、方证相对、方剂辨证、汤证辨证等，名称虽多，内涵则一，即“有是证用是方”的治疗原则。江老强调，临床证候只要与仲景的描述相契合（有时“但见一证便是”），即可信手拈来，而不必受八纲、脏腑、病因等辨证方法的限制。这实际上是在重复仲景当年的治病实践，颇有执简驭繁、驾轻就熟之妙。

方证对应是准确运用经方的一条捷径。江老认为，初业医者慨叹经方难用，其实是记不得仲景的原文。他本人擅用经方，其最成功的一条经验就是背熟原文。如他曾治某患儿，麻疹靥后阵阵心烦，初以为麻后余热，予养阴清心之方罔效，烦躁益频。每见家人进餐即索食，甫入口，则烦躁顿作，摔碗抛匙，须臾自动停止。江老观之恍然大悟：此非蛔厥乎？因《伤寒论》厥阴病篇描述蛔厥的特征是：“今病者静，而复时烦者……蛔上入其膈，故烦，须臾复止。得食而呕又烦者，蛔闻食臭出……”遂按方证对应，予乌梅丸去辛温之品，加驱虫药。服1剂，大便下如污泥，中有蛲虫无数，或死或活。从此烦躁止矣。他所治愈的不少蛔厥，均是既不腹痛吐蛔，亦不厥逆，却与“静而复时烦，须臾复止”的生动描绘若合符节，故均信手拈来乌梅丸，方证对应，敏收捷效。

笔者近年来继承和借鉴江老运用方证对应的经验，迅速治愈过不少顽固性头痛。只要头痛伴恶心或呕吐涎沫及清水者，均投以吴茱萸汤原方，均能迅速止痛止吐，且较长时间不再复发；即使偶尔复发，病情亦较轻，投以原方，仍收捷效。投方依据见于《伤寒论》厥阴篇：“干呕，吐涎沫，头痛者，吴茱萸汤主之。”值得玩味的是，不少患者并不具备肝胃寒凝、浊阴上逆的全身症征及舌脉，有的还伴见一些热象。若不走方证对应这一条捷径，断难毅然使用吴茱萸汤原方。

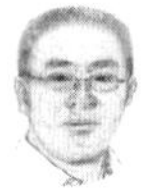

方证对应有助于发掘运用高效经方。如《金匮要略》“治中风痱，身体不能自收持，口不能言，冒昧不知痛处，或拘急不得转侧”的古今录验续命汤，后世罕有用之者。江老尝叹曰：是临床确无此证乎？非也。他初学医时，曾见唐某，男，年五旬，体丰。一日，忽然四肢瘫痪，但神志清楚。江老业师陈鼎三先生曰：“此《金匮》风痱证也，宜用古今录验续命汤。”投原方一剂，次日顿愈。

江老亦曾用本方治愈过不少风痱。如一例风痱危证（西医诊断为“急性脊髓炎”、“上行性麻痹”）。患者雷某，男，18岁，突然手足麻木，不完全瘫痪，同时出现严重的阵发性呼吸、吞咽困难，有气息将停之象，时而瞳孔反射消失，昏昏似睡，呼之不应。入院7天，西医竭尽全力抢救，以为不可治矣，乃邀江老会诊。亦投以本方，配合针刺。仅服药1剂，次日危象顿除；连服4剂，诸症渐愈。

笔者近年亦曾用本方迅速治愈过2例“急性脊髓炎”。有一位西医惊讶本方之灵验，遂依样画葫芦，移治十余例“多发性神经炎”，亦奏速效。江老曾再三强调：本方药味平淡，但组合离奇，颇难诠解，更难按照辨证论治选用。客观言之，陈鼎三与江尔逊之能独具只眼，顺利地发掘运用这一埋没多年的救治风痱证的高效经方，难道不是得益于他们实施方证对应的过硬功夫吗？

笔者有幸经常亲聆江老畅论医道之得失兴替，深知其十分推崇方证对应的优越性，但绝无丝毫贬低辨证论治之意。他认为，方证对应与辨证论治，本有互补之妙，而无对峙之情，两者分道扬镳则俱伤，合而用之则俱美。他解释道：辨证论治讲求理、法、方、药的连贯性，其中之“理”居于首位；而所谓“理”，便是阐明医理或揭示病机，庶几“理明法彰方出药随”，或“谨守病机各司其属”。至于方证对应，则讲求方药与证候——尤其是主症或特征性证候的针芥相投、丝丝入扣。因此，倘能在辨证论治时结合方证对应，便容易突出主症或抓住特征性证候，从而遣选高效方药，使辨证论治真正落到实处；另一方面，倘能在方证对应时结合辨证论治，便容易准确地掌握病机，观往知来，穷理尽性，从而避免依样画葫芦似的机械死板的“方证对应”的流弊。总而言之，他认为方证对应与辨证论治各有短长；分而用之则长不掩短，合而用之则扬长补短，更上一层楼。

方证对应的引申

江老在“江尔逊高徒班”讲课时曾说过：方证对应之“方”，指的是经方，但能否使用时方呢？亦即能否将方证对应引申到时方的广阔领域中去呢？他对此作了肯定的回答。

江老指出，留心研究仲景在《伤寒杂病论》自序中所坦露的学术思想和治学方法，不难看出他在创立方证对应时是从两个方面同时着手工作的：一是在“博采众方”的基础上进行反复的临床验证和筛选；二是在仔细观察病情和药后反应的基础上，客观、准确地记录了经方的典型的适应证。江老满怀激情地说：真是功夫不负有心人，仲师的学术成就竟然经得起一千七百多年来无数医者临床实践的反复检验：只要准确地实施方证对应，疗效就不同凡响！倘若我们踏着仲师的足迹，而在“博采时方”的基础上进行反复的临床验证和筛选，同时客观、准确地记录经筛选后的高效时方的典型的适应证，就能够将方证对应逐渐引申到时方的广阔的领域。

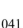

江老就是这一“引申”工作的积极的实践者。他擅用经方，而不薄时方；对时方之迭经验证筛选而疗效卓著者，恒视若经方，且客观、准确地记录其典型的适应证，并传授门人，公诸医界。

如他治悬饮（相似于渗出性胸膜炎、胸腔积液）轻证，多首选香附旋覆花汤，典型适应证为：胸胁掣痛——不是胀痛、刺痛、隐痛，而是牵掣作痛，移动体位则疼痛加重。治胃脘虚痛（相似于十二指肠溃疡），多首选归脾汤，典型适应证为：胃脘饥时痛，得食暂安。

治痰热壅肺伤津重证，多首选豁痰丸，典型适应证为：痰涎胶黏上涌，咳呛气急，等等，均疗效卓著，经得起重复。

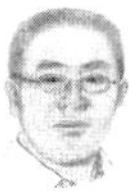

笔者深受江老启迪，亦在潜心摸索时方的方证对应。如笔者治顽固性的崩漏虚证，多首选加减当归补血汤，典型适应证为：久崩久漏，腹无痛。治小儿盗汗，多首选资生汤，典型适应证为：夜热盗汗，纳差，白睛泛绿。治小儿久泻伤脾阴，多首选滋阴清燥汤，典型适应证为：泻渴交作，愈泻愈渴，愈渴愈泻，等等，亦疗效卓著，经得起重复。

江老尝曰：莫叹“千方易得，一效难求”，只要彻底丢掉“勿为之前，虽美弗彰；勿为之后，虽圣弗传”的畏首畏尾和患得患失的思想包袱，而勤于验证和严格筛选，去粗取精，去伪存真，累月经年，是有可能吹尽黄沙，探骊得珠的。他还进一步指出，循此思路，甚至可以将方证对应引申到民间医药中的秘方、单方、验方中去，获得取之不尽、用之不竭的源头活水。

结　　论

江老曾将他的方证对应观归结为：张仲景创立的方证对应与辨证论治两大科学体系，乃是中医学鲜明的特色与优势，两者本来是珠联璧合，交相辉映的。当代的岐黄传人既然在面向光辉未来的同时亦面对着空前的挑战，岂能因厚此薄彼而丧失其部分特色与优势！亡羊补牢，犹未为晚，亟宜在继续深入研究辨证论治的同时，大力开展方证对应——包括经方、时方及民间方药的方证对应的系列化研究，以期扎扎实实地提高中医药的临床疗效。

非同凡响的“方证对应”

老师 方证对应，即“有是证用是方”的治疗方法，是中医临床经典著作《伤寒论》和《金匮要略》的一大特点，也是医圣张仲景对中医学最重要的贡献之一。大家知道，张仲景不仅首创了辨证论治的理论体系，而且广搜博采，验证筛选了汉代以前流传于世的数百首高效经验方，准确地记载了每一首经验方的典型的适应证。临床上若能正确地实行方证对应，实质上是在重复张仲景当年的治病实践，疗效自然非同凡响。张仲景之后，深谙方证对应之道的著名医家，代不乏人。如近代名医曹颖甫著的《经方实验录》便是方证对应的典范之作，读之如饮上池之水，百读不厌。

江尔逊老中医学医伊始，便闭门苦读仲景之书整整 3 年，渐至成诵。业医之后，便奉仲景之书为圭臬，擅用经方治疗疑难重证。江老独具特色之处是：不唯使用经方时讲究方证对应，且对于迭经验证、疗效卓著的时方，恒视若经方，亦讲究方证对应。这就是说，江老把经方的方证对应引申到时方的领域。今选摘江老方证对应医案 2 例，其中经方、时方各一，供大家参考。

案 1 真武汤方证 《伤寒论》真武汤，本为太阳病过汗而致少阴阳虚、水气内停者设。然余 1971 年曾治 1 例心悸（西医诊断：阵发性心动过速）患者，彝族妇女，28 岁，既无发热恶寒之表证，亦未犯发汗太过之戒，唯觉阵阵心悸欲落，发时全身震颤不能自已，卧床月余。入院后西医治疗数日无效。某夜，心悸大作，家属急呼抢救，见其蜷卧床上，厚覆被褥，全身颤抖，及至床栏亦动摇不已，但自觉不畏寒，余守《伤寒论》“心下悸，头眩，身动，振振欲擗地”之训，急予真武汤加龙骨、牡蛎。当夜连进2剂，震颤遂止。守方数剂，心悸震颤即未发作。

案2 香附旋覆花汤方证 余曾治一悬饮患者，男，21岁。偶因感受外邪，表解后，胁肋掣痛不能转侧，乍寒乍热，一日数十度发，其寒也背如水浇，其热也背如火燎，颇似小柴胡汤证，诸药罔效。余以其胁肋掣痛，“不可误认柴胡证”（吴鞠通语），即诊为外邪引动伏饮之香附旋覆花汤证。乃按原方（香附9g，旋覆花9g，苏子9g，广皮6g，法夏15g，茯苓9g，苡仁15g），服头煎即呕出稀涎；越半日，寒热胁痛逐渐消失。翌年，该患者悬饮又发。胁痛较历次为重，略为翻身或深呼吸，则掣痛如刀刺然，卧床7日，仍服香附旋覆花汤。但因病重药轻而无效，乃径以峻逐水饮之控涎丹（水丸）1.5g吞服。不及10分钟即如厕，倾注而下者皆为水。下后约4小时，胁肋掣痛竟消失而能起坐。

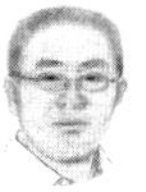

学生甲 “真武汤方证”，在《伤寒论》中凡两见，一见于太阳病篇第82条：“太阳病，发汗，汗出不解，其人仍发热，心下悸，头眩，身动，振振欲擗地者，真武汤主之。”此为太阳病误汗而致阳虚水泛之证。又见于少阴病篇第316条：“少阴病，二三日不已，至四五日，腹痛，小便不利，四肢沉重疼痛，自下利者，此为有水气……真武汤主之。”此为少阴阳虚水泛之证。

案1的心悸欲落，诚如江老所述，既无发热恶寒之表证，亦未犯汗下太过之戒，怎能与阳虚水泛的病机联系得起来呢？江老因其心悸欲落的特征与真武汤证的“心下悸，头眩，身动，振振欲擗地”完全符合，便急予真武汤加龙骨、牡蛎而奏捷效。临床医生若记不得真武汤方证的原文，只知“谨守病机”地进行辨证论治，纵然费尽了神思，分析来分析去，还是辨不出什么证型，恐怕不会想到用真武汤的。

学生乙 可见辨证论治还是有一定的局限性的。

老师 辨证的科学标准是“认证无差”，谈何容易！江老认为，辨证作为一种临床思维过程，不仅要受客观因素的影响，还要受一些主观因素——如医生的学术水平、学术流派、实践经验及临床思维状态等的制约。这样，对于同一患者的同一疾病阶段，不同的医生就可能得出不同的辨证结论。辩证法认为，差异就是矛盾，这是辨证论治体系无法解决的。

再说选方。江老认为，即使辨证结论完全一样，选方也可能不同，为什么呢？因为根据辨证结论确立相应的治法之后，可供选择的方剂绝不止一首。

学生甲 中医学不是要求以法统方吗？

老师 以法统方，说时容易做时难。既然一种治法可统率同类的许多方剂，到底哪一首是高效方呢？有人说，只要加减化裁得当，每一首效果都好。果真如此吗？实际情形是：千方易得，一效难求。江老经常爱说的一句话是：条条道路通罗马，并非每一条都是捷径。

学生甲 江老言下之意，方证对应就是一条捷径。

老师 对！江老曾对门人说：大约张仲景当年也曾顾念到辨证论治有时难落到实处吧，所以他在创立辨证论治的同时，又着力推出了方证对应。江老积60年的临床实践得知，辨证论治有时捉襟见肘，需要方证对应来弥补。

学生甲 为了走好方证对应这一条捷径，就得死记硬背仲景之书吗？

老师 江老强调，《伤寒论》中凡有方剂的条文，必须背得滚瓜烂熟。这样下苦工夫，看似笨拙。然则养兵千日，用兵一时，用时信手拈来，疗效好，病人满意，自己也高兴。享受苦中之乐，原是医者的一种境界。

我学用方证对应之法，迅速治愈过不少顽固性头痛。《伤寒论》厥阴病篇第378条："干呕，吐涎沫，头痛者，吴茱萸汤主之。"只要头痛伴恶心或呕吐涎沫及清水者，我均使用吴茱萸汤的原方（吴茱萸、生姜、大枣、党参），药仅4味，却能迅速止痛止吐，且较长时间不再复发（一例至今20年未复发）；即使偶尔复发，头痛亦较轻，再投原方仍奏捷效。而关于吴茱萸汤证的病机，古今医家皆归结为肝胃寒凝、浊阴上逆。这无疑是完全正确的。但我治愈的不少患者并不具备甚至不具有肝胃寒凝、浊阴上逆的全身症状和舌脉，有的还伴见一些热象。若不走方证对应这一条捷径，是不会想到使用吴茱萸汤的。

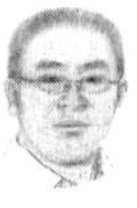

学生乙 案2是时方的方证对应。用的是《温病条辨》的香附旋覆花汤。此方我很陌生。

老师 香附旋覆花汤出在《温病条辨》下焦篇第41条："伏暑、湿温胁痛，或咳，或不咳，无寒但潮热，或竟寒热如疟状，不可误认柴胡证，香附旋覆花汤主之。"吴鞠通自注："按伏暑、湿温，积留支饮，悬于胁下，而成胁痛之证甚多，即《金匮》水在肝而用十枣之证。彼因里水久积，非峻攻不可；此因时令之邪，与里水新抟，其根不固，不必用十枣之太峻。只以香附、旋覆花善通肝络而逐胁下之饮，苏子、杏仁降肺气而化饮，所谓建金以平木；广皮、半夏消痰饮之正，茯苓、苡仁开太阳而合阳明，所谓治水者必实土，中流涨者开支河之法也。"

江老潜心研究有年，认为香附旋覆花汤证与《伤寒论》小柴胡汤证均属于少阳病的范畴，其病位均在三焦。凡无形之邪气客于少阳，偏于半表，则为寒热往来，胸胁苦满之小柴胡汤证；凡有形之水饮停聚胸胁，偏于半里，则为"发作有时，心下痞，硬满引胁下痛"的十枣汤证，轻者为时方香附旋覆花汤证，此证临床十分常见，典型者为渗出性胸膜炎、胸腔积液，非典型者有慢性肝炎、慢性胆囊炎、慢性支气管炎等。其特征性症状为：胸胁掣痛——不是胀痛、刺痛、隐痛，而是牵掣作痛，不动则不痛或痛轻，移动体位则疼痛加重。江老治愈此证不知凡几，方能有此新颖的理性认识。

学生乙 对于时方的方证对应，江老还有哪些成功的经验？

老师 前面说过，江老创造性地把张仲景的方证对应引申到时方的领域，对于迭经验证、疗效卓著的时方，恒视若经方，且客观、准确地记载其典型的适应证，并传授门人，公诸医界。如治疗胃胀虚痛（相当于十二指肠溃疡）——胃脘饥时痛，得食暂安者，归脾汤主之；痛而兼胀者，合丹参饮；便血不止者，加三七粉，药汁送服。治痰热壅肺伤津危证——痰涎胶黏上涌，咳呛气急，豁痰丸主之，方中重用鲜竹沥。治风寒咳嗽，金沸草散主之；兼喘者合三拗汤；迁延缠绵者合止嗽散等。

需要说明的是，江老推崇方证对应，绝无贬低辨证论治之意。他认为，方证对应与辨证论治都是张仲景创立的，本有互补之妙，而无对峙之情。两者分道扬镳则俱伤，合而用之则俱美。关于这个问题，下次再讨论。

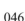

方证对应如何“信手拈来”

老师 我室上次讨论了方证对应的优越性，以及实行方证对应的简捷方法——紧紧抓住张仲景所描述的特征性证候。同时我还强调，江老十分推崇方证对应，但绝无丝毫贬低辨证论治之意。他认为两者本有互补之妙，而无对峙之情；两者割裂用之则俱伤，合而用之则俱美。为什么这样说呢？江老曾经解释道：辨证论治讲究理、法、方、药的连贯性，而“理”居首位——阐明医理即提示病机，庶几“谨守病机，各司其属”，才能做到“理明法彰方出药随”。至于方证对应，则要求方药与主症或特征性证候丝丝入扣。因此，倘能在辨证论治时结合方证对应，便容易突出主症并抓住特征性证候，从而遣选高效方药，使辨证论治落到实处；另一方面，倘能在方证对应时结合辨证论治，便容易完整地掌握病机，观往知来，穷理尽性，从而避免机械死板、生搬硬套的流弊。今选摘江老辨证论治与方证对应相结合的医案 2 则，供大家参考。

案 1 大柴胡汤方证 患者，女，66 岁。右上腹反复疼痛四十余年，复发 10 天，伴畏寒、发热、呕吐（西医诊断：慢性胆囊炎急性发作，胆石症）。经西药保守治疗无效，急行手术。但行硬膜外麻醉时，迅速出现急性循环衰竭，被迫终止手术。越二日，仍高烧不退，腹痛加重，乃邀会诊。症见右胁绞痛，硬满拒按，乍寒乍热，口苦呕逆，大便秘结，舌红，苔黄厚粗少津，脉滑数。《灵枢·四时气篇》云：“邪在胆，逆在胃。胆液泄则口苦，胃气逆则呕苦，是谓呕胆。”如以脏腑辨证论之，则为胆热胃实之证，宜清胆泻胃；如以六经辨证论之，则为少阳郁热在里而兼阳明之大柴胡汤证，亦清胆泻胃法也。乃投大柴胡汤合金铃子散，一剂热退病减便通，呕苦止，继以清胆和胃调理旬日痊愈。

案 2 当归芍药散方证 患者，女，二十余岁。妊娠 3 个月，因每日上班，来回奔走，一日突然右下腹剧痛。经成都某医院确诊为急性阑尾炎。经保守治疗后，右下腹仍经常绵绵作痛。妊至 7 个月，右下腹痛陡剧，腰痛如折，且有明显下坠感，自觉胎欲堕。当时医院认为若行手术切除阑尾，则无法保留胎儿；若不急行手术，则母子均难保全。然患者与家属均切望两全，遂转回乐山求治于余。余宗《金匮要略》“妇人怀妊，腹中痛，当归芍药散主之”，以本方合补中益气汤，冶经方与时方于一炉。仅服 3 剂，腹痛、腰痛均止。若囿于“急性阑尾炎”之西医诊断，而以病套方，滥用清热解毒，活血祛瘀，则势必坠入仲景所斥“崇饰其末，忽弃其本”之流矣。

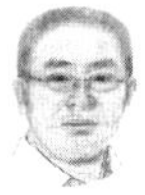

学生甲 妊娠急性阑尾炎，其主症表现为右下腹绵绵作痛，腰痛下坠；其病机为肝脾不和，中气下陷。江老结合方证对应，用当归芍药散合补中益气汤仍奏佳效，值得借鉴。

而案 1 的主要临床表现为右胁绞痛，硬满拒按，乍寒乍热，口苦呕逆，大便秘结。此与张仲景所描述的大柴胡汤证的特征性证候（呕不止，心下急，郁郁微烦）只是部分相符，而非完全相符。但经过病机分析，属于胆热胃实，也就是少阳兼阳明里实之证，所以选用大柴胡汤。这明明是辨证论治，而不是方证对应。

老师 是辨证论治与方证对应相结合。大家知道，方证对应的含义是“有是证用是方”，其中的“证”字，有狭义与广义之区别。狭义者是指张仲景所描述的某方主治的特征性证候，相符者便可信手拈来，而舍去了辨证的过程。为什么可以舍去辨证的过程？因为张仲景已经提供了现成的精确的辨证结论，后人用不着再去冥思苦想。而广义者是指证候的类型，简称“证型”，乃是抽象的概念。这就要求医者在尽量全面地占有四诊资料的基础上，运用辩证逻辑，深研病机，准确辨证，且选方精当。

学生乙 必须选用经方？

老师 首选经方。如无恰当的经方，则选用迭经验证、疗效卓著的时方；或经方与时方合用。

学生乙 现在的中医出版物上发表的一些学术经验可不是这样，往往是辨证论治说得头头是道，而选方用药却有两种倾向：第一种，写的是“某方加减”，却加减得面目全非，即使有效甚至高效，与原方又有多少内在关系呢？第二种，根本没有方名，只是罗列了十几味药物，然后一一解释各药的功效，合用的功效等，也是说得头头是道，并且都说疗效好。而我喜而学用之，往往效差甚至无效。不知道是不是我学不得法？

老师 两种倾向都是“有药无方”。这样的“学术经验”，作者当然心知肚明，但是读者的感受呢？读者一看就懂，但用之不灵，便疑窦丛生。不过也不排除另一种情形，即看似“有药无方”，但并不是临时仓促凑合药物，而是胸有成竹地相对固定地经常使用之、观察之、修改完善之，千锤百炼，也可能产生一首新的高效方。只有这样，中医药学才有源头活水，而辨证论治与方证对应相结合的道路才会越走越宽广。

学生乙 “有药无方”者随意拼凑药物，是不遵法度。不守规矩不能成方圆，不利于总结经验，不利于学术交流。更有“有方无药”者，照抄照搬，不知加减化裁，完全违背了张仲景“观其脉证，知犯何逆，以法治之”之训，更是笑话百出。现在流行“小病进药店”，盲目选购中成药，吃出问题的不少。又如现在炒得沸沸扬扬的“中草药致肾病”，难道可以完全归咎于个别中草药的毒性吗？还有前些年日本出现的“小柴胡汤吃死人”的事件，更令人啼笑皆非。难道是小柴胡汤之过吗？我看说到底是不讲辨证论治，与其说是药害，不如说是人祸。

老师 完全正确！关于日本“小柴胡汤吃死人”的事件，我市名医汤一新先生知之甚详。汤氏近年来潜心研究日本的汉方医学，多次应邀赴日本讲学。他在最近一篇文章中写道：“20 世纪 70 年代，日本的津村顺天堂将我国《伤寒论》中的名方小柴胡汤制成了颗粒剂，被誉为‘非常安全，长期服用也没有问题’的药物，小柴胡汤成了畅销药。短短几年内，津村顺天堂便成了日本乃至世界瞩目的制药企业，财富积累走向巅峰。但是，20 世纪 90 年代后小柴胡汤有不良反应的新闻不断爆出，在日本累计有 26

人服用后死亡，其结果使津村顺天堂于1997年破产，2000年津村昭社长被判刑3年。津村顺天堂由小柴胡汤而兴，又因小柴胡汤而亡，其主要原因就是只知道使用中药，忽略了中医必须辨证用药这一精髓。”

汤氏说“中医必须辨证用药”，看似老生常谈，但要落到实处并不容易。我想，临证者若能将辨证论治与方证对应有机地结合起来，又何愁辨证用药落不到实处呢？

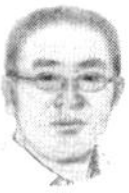

缘起

我在一次闲谈中对秦伯未《谦斋医学讲稿》一书赞不绝口，当说到秦氏倡用黄芪建中汤治胃溃疡疼痛是一大创新时，江老表示赞同，但又指出：治胃溃疡可以，但治十二指肠溃疡就有顾忌。于是江老侃侃而谈，新意频出；我则掏出笔记本，飞速记录。

此文根据原始记录整理，除了个别半文半白句子之外，几乎全是江老原话。

用归脾汤治十二指肠溃疡病疼痛，是江老独特的方证对应——时方的方证对应的成功经验。此乃从陈修园治“虚痛”——“归脾法，二阳旨”悟出，又借鉴了西医关于溃疡病发病机理的科学认识。

文中强调胃溃疡疼痛与十二指肠溃疡疼痛同中有异，不可混同施治，是出新之处。

“时方”的方证对应
——“虚痛”诊治一得

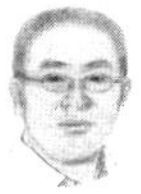

余治十二指肠溃疡之疼痛，恒喜用归脾汤化裁，此乃从陈修园治“心腹虚痛”悟出。

修园曰：“虚痛即悸痛，脉虚细小或短涩，心下悸，喜按，得食少愈，二便清利，宜归脾汤加石菖蒲一钱……”（《时方妙用·心腹诸痛》）十二指肠溃疡之疼痛，多以久痛、饥时痛、喜温喜按、得食少愈为主要特征，当属“虚痛”无疑。而疼痛缠绵，胃纳欠佳，脾运亦弱，水谷之精微难化，气血匮乏，故多伴面色㿠白、心悸气短、失眠健忘等心脾不足之证。随之，心脾不足，气血匮乏，溃疡病灶失却温煦与濡养，不荣则痛，故其疼痛经久不愈，病灶之愈合亦难。似此“恶性循环”，必须切断。

而归脾汤作为补养心脾之方，甚为相宜。余临证体验，凡服此方数剂至十余剂后，其疼痛渐减，胃纳渐增者，心悸气短、失眠健忘等证多随之改善。归脾汤治此证有效，非独甘温补虚之功。张景岳云：“气血虚寒，不能营养心脾者，最多心腹痛证，然必以积劳积损及忧思不遂者，乃有此病。”信哉斯言！本病确与七情密切相关，忧愁思虑伤及心脾者，胃必罹殃。故修园主张“归脾法，二阳旨”者，实暗寓调畅情志以恢复高级神经中枢功能之机。其化裁应尽量从复方协同作用考虑：

兼肝郁者，加柴胡、白芍；痛甚者，合丹参饮；吞酸者，加乌贼骨；便血（黑便）者，加自制“止血散”（含乌贼骨、白及、三七）；便血过多者，酌加红参（另炖）；夹寒者加炮姜；夹热者加丹皮、白芍；夹湿者加藿梗、佩兰；痞痛、嗳气者加旋覆花、赭石；腹满者加厚朴、半夏。

如 1984 年 11 月治张某，男，53 岁，胃脘饥时隐痛，间歇黑便四月余，伴吞酸、嘈杂、肠鸣、气短乏力，舌偏红，苔薄白，脉细弱。胃镜检查十二指肠球部前壁可见一直径约 1.0cm 大小圆形溃疡，后壁有一假性憩室形成。用归脾汤加自制止血散，服 12 剂，疼痛消失，大便转黄，余症大减，用原方蜜丸继服两个月，诸症消失。1985 年 2 月复查后壁未见溃疡，前壁溃疡趋向愈合。效不更方，续服此丸。

值得一提者，十二指肠溃疡与胃溃疡虽同属消化性溃疡，而其疼痛性质同中有异。同是久痛、喜按，胃溃疡疼痛常于食后半小时至 1 小时发作，俗称“饱时痛”，夹杂胃气不降、“不通则痛”之病机，虚中夹实也；十二指肠溃疡疼痛常于食后 3 至 4 小时发作，即“饥饿痛”，纯属脾不升清、“不荣则痛”，几无实象可稽。再者，初痛气结在经，久则血伤入络，故两种溃疡病均可伴见黑便，亦为脾虚不能统血之征。

故诊治两种溃疡病，宜细察精详，审同辨异。近人治十二指肠溃疡疼痛之属于“脾胃虚寒”者，多习用黄芪建中汤。余以为方中之桂枝最能动血，便血或呕血者，亟应慎用！余治此证，辄喜用归脾汤加炮姜（寓甘草干姜汤，且干姜炮黑又能止血）；如其不伴出血者，辄用归脾汤加桂枝、白芍（寓黄芪建中汤），均获佳效。此乃谨守心腹虚痛之基本病机，立足于归脾汤这一专方，而又注意发挥复方的协同作用。

缘起

少阳为枢，旋转少阳之枢，能达太阳之气，引邪外出，此扶正祛邪之妙用，亦小柴胡汤治虚人感冒之主要机理。

此文框架见于《关于小柴胡汤扩大运用范围的问答》，因小柴胡汤治虚人感冒简切实用，值得推广，故抽出来展开讨论，独立成篇。

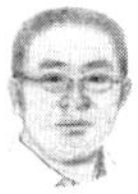

一次医家、病家的“质疑问难”
——江尔逊运用小柴胡汤治虚人感冒的经验

江尔逊老中医临证四十余年，恒以仲景理法为规矩准绳，善用小柴胡汤治虚人感冒。兹将其独特经验整理简介，不妥之处，尚祈同道教正。

江老指出，汉唐以后方书论治虚人感冒，约皆于省察病者气、血，阴、阳孰虚之前提下，分别运用益气解表、养血解表、滋阴解表、助阳解表等方药。若认证无差，方药丝丝入扣，自能取效。但由于解表药与扶正药之比例较难掌握，稍一不慎，不是发散太过，便是闭门留寇，难免犯“虚虚实实”之戒。

而运用小柴胡汤治虚人感冒（包括疮家、衄家、汗家、淋家、产后等外感后有表证而不可发汗者），不仅稳妥允当，免于斯弊，且大能执简驭繁、驾轻就熟。

具体用法为：凡虚人感冒之用小柴胡汤者，除悉遵原方 7 种或然证之加减法外，尚有 4 种常用的加减法：

气虚的加黄芪、白术。

血虚的加当归、白芍。

阴虚去半夏，酌加玉竹、生地。

阳虚去黄芩，酌加制附片、杭巴戟。

现试举验案两则以明之：

案 1　张某，女，45 岁，住峨眉县状元街。久患崩漏，气血亏虚。一日，忽遭火灾，外出冒风，卧床不起，辗转延医治疗两月余，病势日笃。时届盛夏，江老午刻至其家，见其卧于斗室，密闭窗牖，且下重帷。其人恶风自汗，头昏心悸，呕恶不食，舌苔薄白，脉弦细数无力。

检视前服方药，多为补中益气汤、归脾汤之类化裁。江老诊为气血俱虚感冒，书小柴胡汤加黄芪、白术、云苓、当归。

服 1 剂，汗减热退，诸症亦轻。守方再服 1 剂，汗止，知饥索食。继调补气血，旬日而痊。

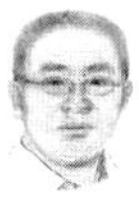

案 2　罗某，男，66 岁，夹江人。素有痰饮宿疾，每届冬春两季，辄屡感屡发，缠绵难愈。1981 年 2 月复又外感，发热恶寒，咳喘痰清量多，曾先后服小青龙汤加党参、参苏饮等祛邪扶正方药 8 剂，病情虽一度减轻，但稍不留神风寒，则随感随发，迁延月余。江老诊时，其人仍微恶风寒，咳喘夜甚，痰多呕恶，胸闷纳呆，腰背冷痛，手足不温，舌苔白滑，脉弦紧。

乃断为阳虚感冒咳喘，投以小柴胡汤加制附片、杭巴戟、桂枝、干姜、五味子（原方去黄芩）。

服 2 剂，恶风寒已，手足转温，腰背冷痛、咳喘均减。上方去桂枝续进 2 剂，诸症渐平；唯偶尔咳嗽，纳少头昏乏力。改投香砂六君子汤加黄芪、防风收功。追访两月未复发。

江老用小柴胡汤治虚人感冒有年，历试不爽。然遇医家病家质疑问难者甚众。兹辑录江老释疑解惑要点如下：

问曰：世谓小柴胡汤为治伤寒少阳病之专方，为何可治虚人感冒？

江老答曰：《伤寒论》97 条言“血弱气尽，腠理开，邪气因入，与正气相搏”者，非独指少阳病之病因病机，乃总论虚人外感之病因病机也。治此证不可发汗者，恐耗散虚人之气血阴阳，虚其虚也。仲景出小柴胡汤以和解之。方中之柴胡、黄芩、半夏能旋转少阳枢机以达太阳之气；人参、甘草、大枣、生姜补助中焦脾土以领邪外出，于稳妥平和之中，大具扶正达邪之力。诚治虚人感冒佳方也。

问曰：世谓柴胡有“发散升阳劫阴”之弊，何以能治虚人及诸亡津、亡血者之感冒？

江老答曰：《神农本草经》谓柴胡主“寒热邪气”，并未言及有发散作用。仲景云：“少阳不可发汗，发汗则谵语”，是畏其发汗耗伤津液，转属阳明也。又云：“本太阳病不解，转属少阳者……与小柴胡汤。”夫仲景对禁汗之少阳病主以小柴胡汤，足证本方实非发散剂者明矣。至于柴胡能否“升阳劫阴”的问题，古今均有争议，值得进一步研究。但须知单用柴胡一味药疗病之机会殊少，尤于阳亢阴亏之际，舍他药而独任柴胡者，更闻所未闻。而柴胡与小柴胡汤之功用并不相等。仲景揭示小柴胡汤之功效为使“上焦得通，津液得下，胃气因和”，何来“升阳劫阴”之弊欤？

问曰：感冒初起，大多属太阳病范畴，尔何以知虚人感冒均为邪在少阳而当用小柴胡汤？

江老答曰：虚人感冒有属少阳者，有不属少阳者。但小柴胡汤出于《伤寒论》太阳病篇，该书除少阴篇外，其余各篇均有此方之证治，并非少阳病之专方，实为从少阳之枢以达太阳之气的方药。况仲景明言“血弱气尽，腠理开，邪气因入，与正气相搏”。盖腠理者，少阳之分也。体虚之人，卫气不固，外邪侵袭，可直达腠理。故虚人感冒后，不论邪气是否客于少阳，均可以本方旋转少阳枢机，匡扶正气以驱除稽留腠理之邪。此等治法，较诸后世方书论治虚人感冒，多泥于滋阴、助阳、益气、养血者，其义尤深。

问曰：小柴胡汤中，半夏温燥，黄芩苦寒，均不宜于津亏血耗之证，何能用于诸亡津亡血之人复感外邪者？

江老答曰：复方之作用，并不等于方中各个单味药作用的机械相加。且仲景立法用方，无不圆机活法。观小柴胡汤方后加减法有七，余又补之者四。而临证所见，远不限于此。何况方中还有人参一味，大有精义。《神农本草经》云：“人参味甘，微寒无毒，主补五脏……”陈修园注曰：“主补五脏者，以五脏属阴之也……今五脏得甘寒之助，则有安之、定之、止之、明之、开之、益之之效矣。故仲景于汗、吐、下伤阴之证用之以救津液。”小柴胡汤用人参配甘草、大枣、生姜补助中焦脾土之气，滋养汗源，为胜邪之本，使其他性味有偏之药赖以扬其所长而避其所短，是为有制之师，所以战无不胜也。

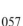

缘起

江老临床广泛运用小柴胡汤及其类方，可谓泛应曲当，稳收良效，但质疑问难者众。我们归纳、概括为 9 个问题，请江老一一解答。

此文之“问”，直奔主题，抓住要点，生动活泼，不乏尖锐泼辣，甚至有点咄咄逼人。而江老之答，则直抒胸臆，纵横捭阖，深入浅出，切中肯綮，无一句空话、套话、似是而非的话，不愧为现代经方大师。而所有答问，几乎都是江老原话（个别文言或半文半白字句除外）。

此文 1983 年在《中医杂志》发表。有的中医高校教师十分推崇，而在讲课时宣读此文。

此文作者还有江长康、江文瑜。

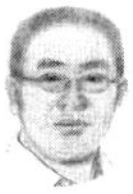

咄咄逼人质难　直抒胸臆作答

——关于小柴胡汤扩大运用范围的问答

记录整理者按：江尔逊老中医临证四十余年，崇尚仲景理法，擅用经方，而以小柴胡汤为尤。他认为，统观全部经方，当以小柴胡汤之适应范围最广。而运用之妙，存乎一心。在他的临床生涯中，除了遵循传统，用小柴胡汤治少阳正证、变证、热入血室等显明昭著的适应证之外，还匠心独运，别开生面，广泛而卓有成效地施用于虚人感冒、产后郁冒、黄疸、盗汗、颈项强、便秘、咳嗽、瘀血发热、痄腮等病证，屡获良效，积累了丰富的经验。但常遇到略知医道的病家，手执其方，面有难色；一些医者，睹其疏方，疑窦丛生，因而纷纷质疑问难焉。经江老一一答问解惑之后，莫不心悦诚服，喜形于色。兹辑录江老答问解惑要点，略加整理，以供同道参考。悖谬之处，尚祈教正。

关于小柴胡汤治虚人感冒

问：方书论治虚人感冒，约皆针对其气、血、阴、阳之虚，而在解表方药中，分别辅以益气、养血、滋阴、助阳之品。你竟用小柴胡汤一方统治虚人感冒，有何根据?

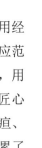

答：因虚人感冒之病因病机，与仲景所揭示的少阳病之病因病机（“血弱气尽，腠理开，邪气因入，与正气相搏……”见《伤寒论语译》）理无二致，此皆不任发汗，故可用小柴胡汤统治之。方中参、草、枣补益中焦脾土，令谷气充沛，以为胜邪之本；合柴、芩、夏、姜，从少阳之枢，以达太阳之气，逐在外之邪。此扶正祛邪之妙用也。

问：感冒初起，大多属太阳，依你之说，凡虚人感冒者，必为邪在少阳矣。有是理乎？

答：体虚之人，卫外不固，外邪侵袭，可直达腠理。腠理者，少阳之分也。故虚人感冒，纵有太阳表证，亦为病之标也；纵无少阳正证或变证，却总是腠理空疏，邪与正搏。故可借用小柴胡汤，从少阳之枢，以达太阳之气，则太阳标证亦可除矣。再说，小柴胡汤始出于太阳病篇，诸经病证均可用之，原非少阳病之专方专药也。

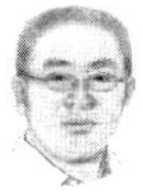

问：世谓柴胡有发散、升阳、劫阴之弊，半夏性燥，黄芩苦寒，其用于虚人感冒者，得无顾忌乎？

答：复方之作用，绝不等于单味药作用的机械相加。况《神农本草经》谓柴胡“主寒热邪气”，并未言及有发散、升阳、劫阴之弊。半夏与黄芩，单用之则偏胜之性见，而在小柴胡汤中，与人参之甘微寒，甘草、大枣之甘缓相伍，则分毫不显其温燥或苦寒之偏性。仲景用本方于不可汗吐下之少阳病者，正因其绝无伤津耗液之流弊也，故可放胆用于虚人感冒。

关于小柴胡汤治产后郁冒

问：产后郁冒，当责之血虚而阴不维阳，阳气上冒。治此证者，养血生津，滋阴潜阳，犹恐不及，而你竟独任一小柴胡汤，毋乃涉险乎？

答：产后郁冒，即产后外感也。“亡血复汗，寒多”（见《金匮要略语译》，中医研究院编，人民卫生出版社，1974年版），外寒郁闭，故曰“郁”；阳气被郁，从下冲上，独冒于头，致眩晕而头汗出，故曰“冒”。此亦虚人感冒也，徒用养血滋阴潜阳何益！余临证以来，每遇此证，不唯从未用过此等方药，亦从未用过发汗解表之剂，而均以小柴胡汤加减，使

"上焦得通，津液得下，胃气因和，身濈然汗出而解"（《伤寒论语译》），则不郁不冒矣，从无一例偾事者，何险之有！

关于小柴胡汤治黄疸

问：黄疸多因脾湿胃热，方书归结为阳黄（湿热郁蒸）、阴黄（寒湿郁滞）两大类，前者宜清化湿热，后者宜温化寒湿。你却爱用小柴胡汤治黄疸，毋乃标新立异乎？

答：仲景云："诸黄，腹痛而呕者，宜柴胡汤。"（《金匮要略语译》，169页）余临证体验，若黄疸病者伴腹痛而呕，或伴胸胁苦满，或伴寒热往来，小柴胡汤诚为得当之方。盖因此类黄疸，其病因虽不离乎湿热，而病机则侧重于木因湿郁而生热。用小柴胡汤疏达肝胆之郁热，解散肠胃之积滞，更辅以清热退黄之品（如茵陈、滑石之类），奏效尤捷。余曾屡用本方加减治愈病毒性肝炎（急性黄疸型）伴有寒热，或类似流感症状者，验案甚多。若木郁生热之甚者，证见心下急，郁郁微烦，呕不止，大便秘，则又为少阳与阳明合病（如急性胆囊炎、胆石症、胰腺炎等），宜大柴胡汤加减。余岂敢标新立异，专以小柴胡汤为治黄疸之通剂。拙意不过说明，治黄疸者，务必深悉小柴胡汤疏肝达胆，肝胆脾胃同治之精义，而毋忽之耳！

关于小柴胡汤治盗汗

问：盗汗多属阴虚，而你曾用小柴胡汤治愈数例盗汗，其机理安在？

答：杂病盗汗多为阴虚，外感盗汗多为邪在少阳。仲景云："三阳合病，脉浮大，上关上，但欲眠睡，目合则汗。"（《伤寒论语译》，159页）陈修园注曰："此虽三阳合病，而以少阳为主也。"（《伤寒论集注》，黄竹斋编，人民卫生出版社，1965年版，283页）程郊倩注曰："但欲眠为胆热，盗汗为半表半里也。"（同上）余临床观察，每见外感盗汗者，多半出现在表证已解，余邪未尽之时，患者伴有轻微头晕、口苦、大便不爽等症，确系余邪稽留少阳，用小柴胡汤加减，诚有良效。

关于小柴胡汤治颈项强

问：你曾用小柴胡汤治愈多例颈项强急患者，其辨证要点何在？

答：颈项强急，是一个症状，属痉病范畴，很多疾病都可出现。余用小柴胡汤治愈的颈项强急，属于《伤寒论》第99条范围：“伤寒四五日，身热，恶风，颈项强，胁下满，手足温而渴者，小柴胡汤主之。”日人汤本求真解释此条：“由余之实验，颈项强者，乃自肩胛关节部，沿锁骨上窝之上缘，向颞颥骨乳嘴突起部（笔者按：即少阳经循行部位）挛急之谓也。”（《皇汉医学》第二卷，上海中华书局，1936年版，15页）这就是辨证要点。

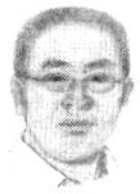

关于小柴胡汤治便秘

问：有一例患者，大便秘结，七日未行，曾用调胃承气汤加味，便通而复结，经你投小柴胡汤两剂，即通而不结。岂小柴胡汤通便之功竟优于硝黄？

答：便秘证型繁多，张景岳分为阳结、阴结两大类，可谓要言不烦。但前例患者之便秘，又难以按阳结或阴结辨证。观其除便秘外，尚有呕逆不食，胸胁满闷，舌苔薄白，脉沉弦等征象。仲景云：“阳明病，胁下硬满，不大便而呕，舌上白胎者，可与小柴胡汤。上焦得通，津液得下，胃气因和……”（《伤寒论语译》，139页）因知患者病在少阳，非热结阳明也。故用硝黄，虽暂通而复结，且益感体力不支。与小柴胡汤两剂后，不仅通而不结，且呕止纳开，胸胁轻松，后用柴芍六君子汤调理，渐渐康复。可见这种类型的便秘患者，用小柴胡汤作图本之治，确比用硝黄为优。

关于小柴胡汤治咳嗽

问：你爱用小柴胡汤治久咳，效果尚好。此方可作为治久咳不愈的通剂吗?

答：我用小柴胡汤治愈的久咳，属于外感咳嗽，迁延不愈，其病机为外寒内热，三焦郁火弥漫肺胃之“三焦咳”。《素问·咳论》云：“五脏六腑皆令人咳，非独肺也。”又云咳嗽之总病机为“聚于胃，关于肺。”而三焦咳者，肺胃证候特别明显：“久咳不已，则三焦受之；三焦咳状，咳而腹满，不欲饮食。”故治三焦咳者，尤当于肺胃上求治法。唐宗海深悉此中真趣，而遵《内经》之旨，宣称“兹有一方，可以统治肺胃者，则莫如小柴胡汤……盖因小柴胡能通水津，散郁火，升清降浊，左宜右有，加减合法，则曲尽其妙”（《血证论评释》，人民卫生出版社，1980年版，201页）。再从单味药之作用看，柴胡止咳，代有明训。如《别录》云：“主痰热结实，胸中邪逆”，《大明本草》云：“主消痰止嗽，润心肺”，《全国中草药汇编》云：“有较强的镇咳作用。”余临证体验，小柴胡汤似可作为治三焦久咳不愈之通剂。

关于小柴胡汤治瘀血发热

问：曾见你治数例“脑震荡后遗症”，患者身无痛处，但头晕肢软，乍寒乍热，脉沉涩，你断为“瘀血发热”，却少用血药，而用小柴胡汤加味，仅服数剂，寒热即除。岂小柴胡汤竟能活血祛瘀么?

答：瘀血之症状多端，发热非必然之症也。但临床确有瘀血发热者，其病机为腠理气血失和。唐宗海云：“瘀血在腠理，则营卫不和，发热恶寒。腠理在半表半里之间，为气血往来之路。瘀血在此，伤营气则恶寒，伤卫气则恶热，是以寒热如疟之状，小柴胡汤加桃仁、红花、当归、荆芥治之。”（《血证论评释》，175页）柴胡本有推陈致新之功，以之为向导，引领诸血药直入腠理，疏通血气，令营卫调和，则寒热罢矣。

关于小柴胡汤治痄腮

问：痄腮，又名温毒发颐，乃风温夹毒为患，你常用小柴胡汤治之，毋乃寒温不分乎？

答：准确地说，我用的是小柴胡加石膏汤。当然，痄腮属温病范畴，但其主症为腮颊焮热肿痛，而腮颊又为阳明、少阳经脉循行之部位，其为阳明、少阳邪热闭郁之证明矣。仲景云："阳明中风……耳前后肿，刺之小差，外不解，病过十日，脉续浮者，与小柴胡汤。"（《伤寒论语译》，139页）日人吉益氏师仲景之意，用小柴胡加石膏汤，清解少阳、阳明两经之郁热。余亦屡用之。曾治一5岁患儿，腮颊漫肿坚硬，高热不退，迭用银翘散、普济消毒饮加减，数日不效。改用此方，一剂热退，再剂肿消。是知仲景所论之伤寒为广义，温病亦在其中。精研熟玩者，不独可疗伤寒，亦可治温病也。

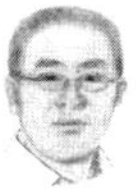

附录：

小柴胡汤为治疗感冒妙方

陈智根

小柴胡汤中的柴胡、黄芩有透解蕴阻之外邪、疏泄郁滞之气机的作用；半夏、生姜蠲饮祛湿，流通津液能祛除因病邪侵犯，气机郁滞，津失流通而滋生的痰饮水湿；人参、大枣扶助正气，俾正气充盛，邪无内向之机，可以直从外解；炙甘草调和诸药，并助参、枣扶正。全方配伍精巧细密，随证加减，适宜于不同类型的感冒患者，而对体虚卫外不固，反复感冒，发则绵延时日者，尤有助于康复。

四川老中医江尔逊善用本方治疗虚人感冒，且颇有妙解。有人问：小柴胡汤为治伤寒少阳病之专方，为何用治虚人感冒有良效？江老答：《伤寒论》云“血弱气尽，腠理开，邪气因入，与正气相搏”者，非独指少阳之病因病机，乃总论虚人外感之病因病机。治此证不可发汗者，恐耗散虚人之气血阴阳，虚其虚也。小柴胡汤中之柴胡、黄芩、半夏能曲运少阳枢机以达阳气，人参、甘草、大枣补助中焦脾土以领邪外出，于平和之中，大具扶正达邪之力。

临床运用时，如恶寒甚，喷嚏连作，鼻流清涕，无汗，头重痛，肢体酸楚，脉浮紧，苔薄白者，为寒邪束表，加用羌活、紫苏；如发热重，鼻干喉痒，汗出，咽痛，头胀痛，口渴，尿赤，舌质红、苔白燥或黄，脉浮数者，为风热偏盛，加用桑叶、芦根、葛根；如咳嗽甚，咳则声哑，咽喉痛，口干，大便秘结，小便短赤，舌质红、苔黄，脉数者，为肺热内蕴，加前胡、桔梗。方中人参一般采用生晒参，其性平和，病证之偏寒偏热均可采用；如病证偏寒或患者体质属于虚寒的，可改用红参。用量一般为6g。热甚者，可重用黄芩，并加生石膏30g。

如治张某，男，65岁，渔民。两天前出现鼻塞头痛，恶风畏寒，手足

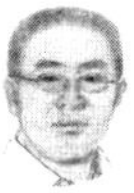

酸软，精神委顿。今晨出现咽痛，咳嗽有痰，无汗，体温 37.8℃。脉浮紧，苔薄白。证属风寒感冒，寒邪束表，拟小柴胡汤加味：柴胡、羌活、紫苏、黄芩、法半夏、生晒参、红枣各 10g，生甘草 3g，生姜 2 片。服 1 剂知，2 剂已，3 剂后诸症消失，即下海作业。

缘起

江老对《伤寒论》基础方证——桂枝汤方证的研究极有造诣，曾在上世纪 80 年代中期与龙治平、刘盛斯、曾志勤合著《桂枝汤类方证应用研究》一书。当时，江老将桂枝汤方证分为本方证和类方证两大类，类方证又分为加减方证（病机未变）和演变方证（病机已变）两种。但该书只阐述了桂枝汤本方证和加减方证，未涉及演变方证。江老意犹未尽，便要我撰写此文——由江老拟定提纲，讲解要点，我则扩充之、引伸触长之。

此文投寄某刊，编辑先生是我的老友，他说演变方证不好理解，本方证和加减方证没有多少新意，退稿！后被《光明中医》杂志责任编辑姜维民先生（已故经方大家刘渡舟先生的高足）看中，认为有所突破，便在该刊全文发表。

昔贤有云：《伤寒论》五泻心汤最妙，桂枝汤最神。但此文须静下心来细读，少安毋躁，不尔，便觉枯燥乏味，逃之夭夭矣。

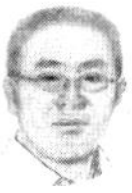

对“第一方”的穷原竟委

——桂枝汤方证研究

仲景学说之精髓在于辨证论治，辨证论治原则之具体化，便是方证相对。故而研究仲景学说，必须研究《伤寒论》之每一个方证。然则众多方证之中，应从哪一个入手？怎样进行研究？余以为应从《伤寒论》之基础方证——桂枝汤方证入手。盖因该方证较为集中、完整地体现了方证相对之原则性与随证施治之灵活性，倘若从理论与临床相结合之角度，运用分析与综合相结合之方法深入研究本方证之病理，研究本方证与类方证间之源流关系，则不仅可以为其他方证之研究提供范例与开拓思路，而且有助于准确、系统、全面地掌握仲景学说。笔者即此直陈刍荛之言，并附临证一得之愚，以资参验，聊为引玉之砖耳。

桂枝汤在《伤寒论》中之地位

桂枝汤在《伤寒论》中之地位赫然可见。书中 112 方，后世称为 112 个方证，盖因按“方证相对”之原则，方因证立，一方主治一证，故方名即是证名。此固为古今医家所一致公认，然而毕竟并非仲景之初衷，谓予不信，请细检原书，仲景直接以方名证者，唯桂枝汤与柴胡证而已。其余

110 方皆未直称证名，这是发人深思的。回味仲景之初衷，至少可以确信：桂枝汤与柴胡汤在《伤寒论》中占有特殊的重要地位。柴胡汤不在本文讨论范围，兹仅就桂枝汤之重要地位简述如次：

第一，开篇第一方，群方之祖。日人汤本求真引《类聚方广义》云："桂枝汤者，盖经方之权舆也。《伤寒论》资始于桂枝汤，《杂病论》发端于瓜蒌桂枝汤，必非偶然也……仲景之方，凡二百余首，其用桂枝者，殆六十方，其中以桂枝为主药者，垂三十方，可见是方亦比其他诸方变化为最多也。"日人矢数道明引《勿误方函口诀》云："此方为众方之祖，古方以此为胚胎者有百余方，其变化应用无穷。"余尝统计仲景书中桂枝汤类方，竟达五十余首，洵非他方所可企及者矣，不愧"祖方"之誉焉。

第二，适应范围广，出神入化。柯琴论桂枝汤之功用曰："此为仲景群方之魁，乃滋阴和阳，调和营卫，解肌发汗之总方也。凡头痛发热，恶风恶寒，其脉浮而弱，自汗出者，不拘何经，不论中风、伤寒、杂病，咸得用此发汗；若妄汗、妄下，而表不解者，仍当用此解肌。"他对画地为牢、作茧自缚地限制桂枝汤适应范围之医者痛加针砭曰："粗工妄谓桂枝汤专治中风一证，印定后人耳目……愚常以此汤治自汗、盗汗、虚疟、虚痢，随手而愈"。纵观古今医家临证运用桂枝汤及其类方之精彩验案，广涉内外妇儿五官各科疾病，简直是纵横捭阖，出神入化，令人一读三叹，掩卷长思。兹举一案：

李某，女，37 岁，本院护士。1981~1982 年间，曾行胆道手术两次，术后仍反复出现黄疸、胁痛，多次住院治疗，体质逐渐虚弱。近年来因血小板减少（38×10^9/L），鼻腔及牙龈常出血，皮下紫癜，又罹荨麻疹，多于夜间发作，搔痒无度，辗转难寐，屡用西药及疏风散热、通腑泄热、清热凉血、清肝利胆、养血祛风等中药数十剂乏效，其人忧心如焚，不时涕泪交加。舌质红，苔薄黄干，脉沉弦细。

余踌躇再四，忽有会悟：此非气血亏虚于内，营卫不和于外乎？予桂枝汤加黄芩、三七粉、生地，服完 5 剂，荨麻疹之发作逐渐减轻，出血止，续服 11 剂，竟不发矣，而血小板亦上升至 76×10^9/L。以后荨麻疹偶尔小发，再用前方亦效。

按：本例血小板减少表现为牙龈出血、荨麻疹，遍用常法治之而无效，改用调和营卫、气血之桂枝汤加味即迅速奏效，而且巩固，值得研究。景岳断言：“营卫即是血气。”余尝引申之曰：“营卫和谐于外者，气血必定和谐于内焉”，反之亦然，此言其生理也；若气血不和于内者，营卫亦不和谐于外，此言其病理也。然则气血不和导致营卫不和者，其表现形式又因人而异。如本例除出血倾向外，还表现为风血相抟于肌肤，发为荨麻疹，而非自汗者也。然病虽异而病理同，故仍用桂枝汤法，异病同治者也。于斯可见，或谓桂枝汤“在外有调和营卫之功，在内有调和气血之用”者，诚非虚语也。

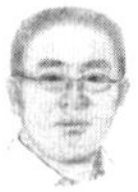

第三，垂训后世法，万古津梁。方以法立，法以方传。桂枝汤法者，调和营卫、气血，亦即调和阴阳之根本大法也。昔贤有名论曰：“外证得之为解肌和营卫，内证得之为化气调阴阳”，或曰：“在外有调和营卫之功，在内有调和气血之用。”而调和阴阳，便是治本。张介宾曰：“本，致病之源也。人之疾病……皆不外阴阳二气，必有所本——表里寒热，五运六气，脏腑经络。故或本于阴，或本于阳，疾病虽多，其本则一。”经言“治病必求于本”者，此之谓也。而仲景之于治本之道，可谓大彻大悟焉，所以一部《伤寒论》，便以阴阳不和为证治之大纲。《伤寒论》58 条：“凡病，若发汗，若吐，若下，若亡血，亡津液，阴阳自和者，必自愈。”为达到阴阳自和，必须保胃气，存津液，扶正以祛邪，方能从根本上立于不败之地。细检书中 112 方，无不寓有此等治疗之大法在内，而以桂枝汤为其杰出代表，近人刘渡舟氏对此深有会悟曰：“张仲景先抛出桂枝汤并非偶然之事，而是用以说明治病的原则在调和阴阳。桂枝汤滋阴和阳，故为群方之魁。”甚至桂枝汤之加减方，亦无不具有调和阴阳之殊功，聊备一案为佐证：

1964 年曾治某男，44 岁，病者平素体弱，偶患感而恶寒发热、头身痛楚、骨节疼痛、不汗出，乃自服阿司匹林，覆被取汗。次日，诸症悉除，唯时觉背心啬啬恶寒，两三日不除，遂来诊。其曰：“得日光曝晒，则颇感舒适。”余以为汗后表虚，营卫不和，与桂枝汤原方二剂，病情如故，忽忆《伤寒论》有“发汗，病不解，反恶寒者，虚故也，芍药甘草附子汤主之”之训，乃与此方，服完 1 剂，霍然而愈。

按：本证之虚，重在里之气血与阴阳，陈念祖释曰：“所以恶寒者，皆阴阳素虚之故，补虚自足以胜邪……方中芍药甘草苦甘以补阴，附子甘草辛甘以补阳……此阴阳双补之良方也。”此虽与桂枝汤有异，然作为桂枝汤之加减方，其调和阴阳之功则一。

桂枝汤在《伤寒论》中之显赫地位，决定了桂枝汤方证研究之理论意义与临床价值，这是不言而喻的。

桂枝汤本方证之病理

桂枝汤方证包括本方证与类方证两个组成部分。深刻认识本方证之病理，不仅能够为扩大桂枝汤之运用范围提供充分的理论依据，而且可以为类方证之系统研究奠定坚实的理论基础。

古今医家一致确认，桂枝汤本方证之病理为“营卫不和”。此固为不刊之论，然而显得较为笼统与抽象，颇不易理解。余以为欲深刻认识营卫之病理，必先识其生理——营卫和谐之道，所以亟宜重温《内经》有关营卫生成、分布与功用之精辟论述。

营卫之生成与分布：“人受气于谷，谷入于胃，以传于肺，五脏六腑，皆以受气，其清者为营，浊者为卫，营在脉中，卫在脉外，营周不休，五十而复大会，阴阳相贯，如环无端。”可见营卫俱化生于中焦水谷之气。然则经又言“卫出于下焦”者何也？盖因卫气属阳，阳根于阴，其本在肾，“肾者主水，受五脏六腑之精而藏之”，深居下焦，水精化气，自下而上者也。而昔贤或言“卫出于上焦”者，盖因卫气之敷布，必赖于肺之宣发，所谓“上焦开发，宣五谷味，熏肤、充身、泽毛，若雾露之溉”者也。因此卫气虽化生于中焦，实根源于下焦，宣发于上焦也。而营之与卫，性质不同，其分布之部位亦迥异焉——营在脉中，卫在脉外，“营者，水谷之精气也。和调于五脏，洒陈于六腑，乃能入于脉也，故循脉上下，贯五脏，络六腑也。卫者，水谷之悍气也，其气慓疾滑利，不能入于脉也，故循皮肤之中，分肉之间，熏于肓膜，散于胸腹”。然则营卫分布之部位虽异，

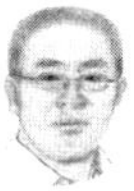

毕竟不若泾渭之分明，何也？张介宾曰：“虽卫主气而在外，然亦何尝无血。营主血而在内，然亦何尝无气。故营中未必无卫，卫中未必无营，但行于内者便谓之营，行于外者便谓之卫，此人身阴阳交感之道，分之则二，合之则一也。”营卫之功用：营气之功用有三：一为营养，即“和调于五脏，洒陈于六腑”而为五脏六腑、肢体百骸提供营养者也；二为化血，即“营气者，泌其津液，注之于脉，化以为血，以营四末，内注五脏六腑”者也；三为营运，即“循脉上下，贯五脏，络六腑”，“行血气而营阴阳，濡筋骨，利关节者也”。卫气之功用在于卫护，即“卫气者，所以温分肉，充皮肤，肥腠理，司开合者也”。营与卫之功用，分而言之诚如斯，然则似可分，实则不可分也，何哉？营属阴，“阴在内，阳之守也”；卫属阳，“阳在外，阴之使也”。营行脉中，充盈而内守；卫行脉外，充沛而外固，如是则阴阳相贯，如环无端，营卫和谐矣。而营卫和谐者，气血亦必和谐焉。此无他，营乃血之类，卫乃气之属，诚如《难经》所言，“心者血，肺者气，血为营，气为卫，相随上下，谓之营卫，通行经络，营周于外”。《医宗金鉴》亦曰：“以其定位之体而言则曰气血，以其流行之用而言则曰营卫。”由斯观之，营卫、血气、阴阳，分而言之为三，合而言之实为一也。是以张介宾一言以蔽之曰：“人身不过表里，表里不过阴阳，阴阳即营卫，营卫即血气。”因此营卫和谐，即气血和谐，即阴阳和谐矣。此乃营卫和谐之道也。

营卫之生理已明，其病理——营卫不和何谓？余以为既然营卫和谐标志着营与卫之生成、分布与功用完全正常，那么，营与卫任何一方之生成、分布与功用失于正常，波及于另一方，或双方同时失于正常者，均可产生营卫不和之病理，而突出地表现于功用失常方面，即营失充盈而内守之职，卫失充沛而外固之能。换言之，所谓营卫不和者，乃营卫俱病之谓也。未有营病而卫不病，或卫病而营不病者。而此等营卫不和之病理，无论见于外感时病或内伤杂病，皆理无二致，概莫能外者。例如太阳中风证之营卫不和——营弱卫强，便是营卫俱病。或谓营弱者固病矣，卫强亦为病乎？答曰：卫强之“强”字，非强壮之谓也。卫气果真强壮，则充沛于外而为固，虽有大风苛毒，弗之能害也。是卫强者，卫气与外邪相争，呈病理性亢奋之象。其本质则为虚弱也。故营弱卫强者，实则营卫俱弱也。而综观历代医家之诠解此证，大多以外邪干犯立论，或责之风伤卫，或责之风伤营，恒不注重于体质病因。然则此证以脉弱、自汗为特征，显呈虚象，岂有平素营卫、气血和谐之人，初罹外邪，便呈虚象者哉！是以单从外因立论，不足为训！近人张锡纯论治寒温，恒外因内因一体论，尤其顾念内因。如论此证则曰："乃卫气虚弱，不能护卫其营分，外感之风直透卫而入营，其营为风邪所伤，又乏卫之保护，是以易于出汗"，而"推原其卫气不能护之故，实由于胸中大气之虚损"，盖因"营卫原与胸中大气息息相通，而大气实为营卫内部之大都会……夫大气原赖水谷之气时时培养，观服桂枝汤者当啜热粥以助药力，此不唯助其速于出汗，实兼欲助大气以固营卫之本源也。"而论此证之脉其所以呈现"阳浮而阴弱"之象，亦注重于内因："……所谓阳浮者，其关前之脉因受风而浮也，所谓阴弱者，知其未病之先其脉原弱，至病后仍不改其弱也，因此而论，其未病之先，不但关后之脉弱，即关前之脉亦弱，既病之后，其关前脉之弱者转为浮脉所掩，而不见其弱耳。然其脉虽浮，必不任重按，是浮中仍有弱也……"余以为张氏上述烛隐探幽，新人耳目之诠释较为深刻而具体地揭示了太阳中风证营卫不和之病理。惜乎时至今日，和之者仍寡！而日人有诠释此证者，竟与张氏有异曲同工之妙，值得引起注意。如汤本求真云："大凡人之体质，千差万别，不能逆睹，若穷极之，则为二大别。其一，皮肤粗疏而弛缓，有此禀赋之人，若罹太阳病，则为脉浮弱、自汗等之症状，以桂枝为主药之桂枝汤治之可也……"丹波元简云："人之感邪气，其表虚泄而汗出者，名为中风；其表实闭而无汗者，名为伤寒。其实，受邪之风寒，不知果何如，只就其表虚表实，有汗无汗，而立其目，以为处疗之方耳。"又有内伤杂病之营卫不和，看似卫病而营不病者，即所谓"营和卫弱"也。如《伤寒论》53条："病常自汗出者，此为营气和，营气和者外不谐，以卫气不共营气谐和故尔……"54条："病人脏无他病，时发热自汗出而不愈者，此卫气不和也……"然则汗者血之液也，"阴弱者，汗自出"，倘若营血不病，则充盈而内守矣，自汗之证焉生？可知卫不和者必及于营，未有卫不和而营自和者。俗言"营和卫弱"者，言其责主要在卫，犹言矛盾之主要方面

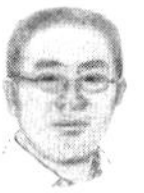

在于卫不和也。

营卫不和之病理明矣，桂枝汤何以能调和营卫呢？清·王子接云："桂枝汤，和方之祖……桂枝甘草辛甘化阳，助太阳融会肌气；芍药甘草酸甘化阴，启少阴奠安营血……一表一里，一阴一阳，故谓之和。"可见桂枝汤内包含两个基础方：桂枝甘草汤与芍药甘草汤。前者辛甘化阳以调卫，后者酸甘化阴以调营，故可调和营卫。然则仲景明训"桂枝本为解肌"者何也？唐容川曰："皮毛一层为卫所司，肌肉一层为营所宅。"是"解肌"者，解散透卫而入营之外邪，乃调和营卫之手段，明非发汗也。而发汗者，发散卫分之邪，其治在皮毛。皮毛闭塞而无汗，故用麻黄汤发其汗，即《内经》所谓"其在皮者，汗而发之"也。由斯而论，古今关于桂枝汤功用之两种颇为流行的提法，实有澄本清源之必要。其一曰："解肌发汗"；其二曰："解肌发表。"余以为所谓"解肌发汗"者，显然混淆了解肌与发汗两种治法之实质性差别。而所谓"解肌发表"者，亦欠确切。盖因与在里之脏腑相对而言，在外之皮毛与肌肉均属表，然皮毛属表中之表，肌肉属表中之里。笼统提"发表"，其治皮毛（卫分）耶？治肌肉（营分）耶？因此，余以为昔贤将桂枝汤治外证之功用表述为"解肌和营卫"者，堪称确切之至！换言之，桂枝汤有治外证之功，但绝非发表之剂，而是和剂。明乎此理，再结合前述营卫、气血、阴阳一体论进行综合研究，则可确信桂枝汤之功用，绝非仅仅局限于治外证之营卫不和，而可通治内证之气血、阴阳不和，则对于昔贤将桂枝汤治内证之功用表述为"化气调阴阳"或"在内有调和气血之用"的提法，自可了然于胸中而无余蕴矣。试举一例：

王某，男，32岁，教师，1984年6月1日以"上感"入院。患者平素体健，于入院前四十余日因不慎受凉而感冒，症见恶风寒、头痛、鼻塞、关节疼痛，乃肌注柴胡、板蓝根针剂，口服阿司匹林、氨基比林、ABOB及中药，诸症略减，仍恶风寒，稍动则汗出。越二日，诸症反复，再用上药，又稍减，但自汗如珠，恶风益甚。自此感冒频频不断，而发散解热药亦频频续进，迁延四十余日。余诊见，时届炎夏，病者身着两件厚毛衣，尚觉恶风，自汗淋漓，舌淡苔薄白，脉缓弱，乃诊为过汗伤正，营卫不和，投以桂枝汤合玉屏风散化裁，服 2 剂，自汗大减，守服 7 剂，自汗止，仍时感恶寒，此汗后阴阳两虚故也，乃合芍药甘草附子汤，调理数日，恶风症亦瘳而出院。

按：该病者以健康之躯，偶患感冒，竟缠绵四十余日，且愈治愈重而致弱不禁风、自汗淋漓者，因频发其汗，卫阳营阴俱伤之故也。卫阳频伤而不能外固，则外邪乘虚而入，营阴频伤而不能内守，则自汗淋漓而益虚。是虚则易遭邪侵，邪侵正更虚，而成恶性循环矣。欲切断此等恶性循环，必须调和营卫，扶正达邪，故径用桂枝汤法。而前此之误，在于徒恃一味发汗解表，胶柱鼓瑟，证已变而方不变，实为取败之道。小病尚且如此，疑难大证将何如哉！观《伤寒论》中涉及误治与救逆之条文，竟占全书一半以上之篇幅，可见仲景治病而复治医之苦心矣。

桂枝汤类方证之源流

桂枝汤类方证分为加减方证与演变方证两种。两种源虽同而流则异，应当分别进行研讨。

毫无疑问，桂枝汤加减方证源于本方证，且与本方证相较，并无本质之差异。从病理上看，桂枝汤加减方证之病理，外证仍属营卫不和，内证仍属气血不和。因此治疗之大法，仍以调和营卫或调和气血为主。营卫不和于外者，因病有兼证，故定法之中兼有活法，而方有加减，如兼邪入经腧之用桂枝加葛根汤，兼胸满脉促之用桂枝去芍药汤，再兼微恶寒之用桂枝去芍药加附子汤等方证均属之。气血不和于内者，或气病不和于血，或血病不和于气，或气血俱病而互相不和，有的还兼夹风、寒、湿、热等邪气为患，故亦不得径用桂枝汤原方，而需加减化裁者，如小建中汤、黄芪建中汤、炙甘草汤、薯蓣丸、桂枝芍药知母汤、桂枝附子汤等方证均属之。曾治 2 例长期高热：

其一，杨某，女，20 岁，乐山人，在渡口（攀枝花市）工作。1975 年 5 月来诊。

病者于来诊前一年余即发热、全身关节疼痛，并出现皮下结节，偶见

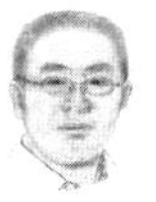

散在性红斑，曾在当地某院按“急性风湿病”治疗无效；后经成都某医院疑诊为“红斑性狼疮”，用激素治疗，其发热、关节痛曾暂时缓解，但旋又复发，服药无效，乃回乐山疗养。余诊时，证见寒战高热（39℃ ~40℃），间日一发，如疟状（未查见疟原虫），关节疼痛，数小时后汗出热退。舌质红，苔黄厚而粗。初以小柴胡汤、龙胆泻肝汤、青蒿鳖甲汤等和解少阳、清肝泻火、养阴透热，终乏效验。揆度良久，始有所悟：此证迁延年余，邪正相搏，旷日持久，难免两败俱伤；而药饵杂投，全不中病，徒伤正气。是正虚为本，邪恋为标矣。其舌红苔黄厚而粗者，恐为邪恋之征，而非实热之象也。遂宗仲景“阴阳自和者必自愈”之旨，改用调和营卫、气血、阴阳之法，而投桂枝汤加味方——小建中汤，连服三剂，寒战、高热竟不复作，黄厚而粗之苔亦消退。乃以此方化裁，调理旬日，其关节疼痛亦瘳。

其二，余早年尝治某少年，11 岁，素体尪羸，患间日疟近一年，发时寒热交作，止后饮食如常，屡用中西药物而不能截止。其人面黄肌瘦，神倦色夭，余亦投小建中汤而截止之。因与前案无大异，故连类及之。而余治前案时曾忆及此案，故毅然径投小建中汤焉。

值得注意者，研究此等方证，固应重视营卫、气血，然亦不应忽视津液。因津液乃血之重要组成部分，津液伤者血必伤，如汗为心之液，发汗过多，可导致亡血，反之亦然。故经言“夺血者无汗，夺汗者无血”。仲景亦谆谆告诫：营气不足，血少之人，及诸亡血家均不可发汗，而津液素亏之人，如咽喉干燥者、淋家等亦不可发汗。书中之芍药甘草汤、桂枝加芍药生姜各一两人参三两新加汤等方证，即为误汗而伤津耗血之证，值得引起警惕！关于上述加减方证，昔贤论述较多，余不拟赘述，而将研讨之重点放在演变方证上。

所谓桂枝汤演变方证，特指苓桂剂方证而言，包括桂枝去桂加茯苓白术汤、苓桂术甘汤、真武汤、茯苓甘草汤、苓桂甘枣汤、防己茯苓汤、五苓散、茯苓泽泻汤等方证。这些方证虽源于本方证，然与本方证相较，已经呈现明显之差异。因为这些方证之病理，已由营卫、气血不和，演变为气水不和。何谓气水不和？答曰：人身之中，气与血固为密不可分，而气与水亦然，“清气升而津液四布，浊气降而水道下行”，则气水和谐而不病矣。故气之与水，生理上息息相关，病理上相互为患，若气病及水，或水病及气，均可导致气水同病，便属气水不和矣。尝考历代医家之析此中奥义也，当首推唐容川详备而精辟。唐氏曰：“人身之气，生于脐下丹田气海之中，脐下者肾与膀胱，水所归宿之地也”，“气生于水，即能化水，水化于气，亦能病气。”故临床上每多气水同病而不和之证：“设水停不化，外则太阳之气不达，而汗不得出（如桂枝去桂加茯苓白术汤证——笔者注），内则津液不生，痰饮内动，此病水而即病气矣。又有肺之制节不行，气不得降，因而癃闭滑数，以及肾中阳气不能镇水，为饮为泻不一而足，此病气即病水矣。”反之，水阴不足，津液枯竭，亦能病气，而成气阴两伤、气随液脱之证。因此唐氏总括之曰：“气与水本属一家，治气即是治水，治水即是治气。”余以为唐氏关于气水之生理、病理及治疗规律的独特而深邃的见解，为我们深入研讨苓桂剂方证之源流开拓了广阔的思路。

那么，苓桂剂方证究竟是怎样演变而成的呢？答案仍在仲景书中。《伤寒论》28条：“服桂枝汤，或下之，仍头项强痛，翕翕发热，无汗，心下满微痛，小便不利者，桂枝去桂加茯苓白术汤主之。”历代医家对此争议颇大，而去桂还是去芍药，实为争议之焦点。余不拟涉讼其间，唯从三个方面进行推敲：其一，从误下之后，“仍头项强痛，翕翕发热”观之，其误下之前当属营卫不和于外之证；其二，误下之后既存在营卫不和之外证，又增添“无汗，心下满微痛，小便不利”等水气潴留之内证；其三，按《内经》“小大不利治其标”之原则，应将治疗之重点移向化气行水，而桂枝去桂加茯苓白术汤便是为此而设。倘若营卫不和之外证已不复存在，换言之，此证之病理已由营卫不和完全演变为气水不和，便不得兼行调和营卫之法，而应专用温阳化气行水之方，则于桂枝去桂加茯苓白术汤中，不去桂枝而去芍药，便是温阳化气行水之专方——茯苓桂枝白术甘草汤，主治心脾阳虚而水气上逆之证。苓桂术甘汤方证，就是这样演变而成的。如偏于肾阳虚而致水气内停，则于桂枝去桂加茯苓白术汤中，去桂枝加附子，即是温肾阳化气行水之真武汤。可见桂枝去桂加茯苓白术汤一方去桂去芍均可，依营卫不和证候演变之具体情形而定。其余五个方证之基本病理，亦属气水不和，故亦以温阳化气行水为定法，然因具体证型不同，故定法之中，活法寓焉。如中焦水停，胃阳被遏致厥而心下悸者，须温胃阳化气行水，茯苓甘草汤证也；汗后心阳不振，水气上泛而致脐下悸、欲作奔豚者，须温心阳化气行水，茯苓

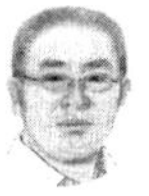

桂枝甘草大枣汤证也；脾虚而水气潴留于四肢皮肤之中，阳气被遏者，须温脾阳化气行水，防己茯苓汤证也；水蓄气化不行，表亦不解而致微热，消渴小便不利者，须温阳化气行水、两解表里，五苓散证也；胃有停水而妨碍脾气之转输，津液不能上达致吐而渴欲饮水者，须温胃阳化气行水、和胃降逆，茯苓泽泻汤证也。还有一些方证，限于篇幅，恕不一一列举。观苓桂剂诸方，均用茯苓、桂枝（唯真武汤不用，而用附子温肾阳也）。余将桂枝汤演变方证命名“苓桂剂方证”者，殆由乎斯也。其有师心自用之嫌欤？唯明者裁之！余曾治一例因表证失治而转化为饮邪犯肺之患者：

张某，男，56 岁，住乐山行署，住院号 19484。患者脾胃素虚，长期纳呆便溏。1982 年 11 月 2 日以受凉后咳嗽月余，加重三天伴胸闷、心累而入院（西医诊断：双下肺间质性肺炎）。入院二十余日（全程两月余），患者始终咳吐泡沫状清稀痰涎，夜间为甚，痰涎上涌则咳嗽加剧，舌淡、苔白腻，脉弱。曾以大队西药抗感染、抗过敏及对症治疗，中期曾用中药止嗽散、金沸草散、金水六君煎、三仁汤、葶苈大枣泻肺汤、六君子汤等均乏效。

因思病者受凉后咳嗽，原为风寒袭表、肺失宣降之证，然因初期唯用西药，失于宣散、肃降，外则太阳之气不达，而汗不得出；内则水饮不能息息下行，而聚液成痰。加以心脾阳气素虚，难以运化水湿，故而中期已呈痰饮内动，上逆犯肺之证。此时虽迭用中药宣肃、运脾，已无济于事矣。盖因“病痰饮者，当以温药和之”。若此气病及水，气水不和之证，不用温阳化气行水之法，非其治也，故径用苓桂术甘汤合二陈汤化裁。服完一剂，当晚即无痰涎上涌，咳嗽顿减，且此前之唾液状稀痰逐渐消失。续以此方出入，续服数剂痊愈出院。

气水同病，固如是矣。而水阴不足，津液枯竭，亦能病气。故陈修园谓：“存津液，是真诠”，一部《伤寒论》始终贯穿着“保胃气，存津液”，大有深意。以余之体验，桂枝汤加减化裁，其适应范围如此之广，良由人之一身，不外阴阳，阴阳即营卫，营卫即血气，而气血与津液又息息相关。故阴阳、营卫、气血、津液，分而言之为四，合而言之则一也。《内经》云：“知其要者，一言而终；不知其要，流散无穷”，此之谓也。

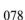

缘起

桂枝汤是《伤寒论》第一方，群方之祖，既能发汗，又能止汗，到底是发汗剂还是止汗剂？古今医家众说纷纭，莫衷一是。

这是“江尔逊高徒班”开班后第一次学术讨论，文章发表后引起了不同凡响。从文中可以看出该班学术空气浓厚，其学员思维活跃，言之有据，持之有故。

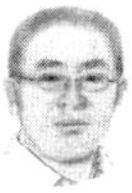

“高徒班”学术讨论实录（上）
——桂枝汤是发汗剂还是止汗剂

余国俊医师：桂枝汤是发汗剂还是止汗剂？迄今众说纷纭。认真研究这个问题，不仅具有理论意义，而且具有临床价值。本室现就此问题举行一次讨论，请各抒己见。

刘方柏医师：《伤寒论》中直言使用桂枝汤者凡十八条，其中“主之”者仅两条（12、13 条，均以自汗为主症）。主之者，定法而不可挪移者也。足见仲景出方的本意是针对自汗之证的。而言其发汗的条文，均曰“宜”。宜者，适宜也，非定法也。如 234 条：“阳明病脉迟，汗出多，微恶寒者，表未解也，宜桂枝汤。”阳明病汗出多，岂可再发汗？联系到 53 条“病常自汗出者”，54 条“时发热自汗出而不愈者”，均用桂枝汤调和营卫，以及 387 条“吐利止而身痛不休者……宜桂枝汤小和之”等条文看，所谓用桂枝汤“发汗”、“解表”、“解外”、“攻表”者，实际上都是调和营卫的互词（其中“攻表”的“攻”字，乃“专”字之意，即专调和其外）。而桂枝汤的禁忌一“汗不出者，不可与也”，也说明其不是发汗之剂。

桂枝汤方后之注，值得玩味。“微火煮”，不是发汗剂的煎煮法；“遍身漐漐微似有汗”，不像发汗剂的作用，服药后须啜热稀粥和温覆，否则连“微似有汗”也办不到；如不出微汗，则缩短服药的间隔时间，又不汗，可连服 2~3 剂，不像发汗剂的用法。我认为采取以上综合措施的目的，在于使营卫功能逐步调复，而绝不是发汗。徐灵胎说过："自汗乃营卫相离，发汗使营卫相合。自汗伤正，发汗驱邪。"明乎此，则可理解自汗之证还要"复发其汗"的道理。而明白此理，便可进一步研究桂枝汤的功用。我认为，古人所谓不论伤寒、中风、杂病，乃至风温初起，凡脉浮弱，汗自出者，咸用此方以解外，乃是由于以上诸病未有不伤及营卫，而非诸病皆有可汗之证。验之临床，亦未见有以发汗为目的而用此方者。相反，温病忌汗，而初起却常有运用此方的机会。故而言其有止汗之功则可，言其有发汗之效则误。

王东来医师：桂枝汤治表虚证，既为"虚"，就不能误发其汗，而犯"虚虚"之戒。方中主药桂枝，本非发汗药。如 64 条："发汗过多，其人叉手自冒心，心下悸，欲得按者，桂枝甘草汤主之。"方中只用桂枝、甘草两味药，无芍药之酸敛，竟能温通心阳，汗、悸均止；又如误用烧针发其汗而引起的奔豚证，用桂枝加桂汤。加桂枝者，降逆平冲，而非发汗也。故王子接说："桂枝本为解肌，明非发汗也。"

桂枝汤也不专为止汗而设。因为"自汗出"作为营卫不和的一个主要临床症状，要消除它，就必须调和营卫。方中桂枝、甘草、生姜辛甘化阳，以振奋卫气，恢复其"卫外而为固"的功能，芍药、甘草、大枣酸甘化阴以滋养营血，恢复其"藏精而起亟"的功能；热稀粥鼓舞胃气以滋营卫之大源。如此配伍，可使阴阳相恋，营卫调和，邪去正安，不专止汗而汗自止。因此把桂枝汤作为和剂来认识是较为恰当的。

赵典联医师：桂枝汤证的自汗出，其因有两端：一为风邪侵扰营卫。风中于卫，两阳相搏，卫气奋起抗邪，是为卫强。而阳强不能密，焉能固表？风中于营，则血脉不宁，焉能内守？故自汗出者，乃必见之证。一为平素卫阳不足，不能固护营阴，亦使营阴渐失内守之职而自汗出。两者病因不同，而病机则一，均是营卫不和，呈现虚象，故不可发其汗而犯"虚虚"之戒。可见桂枝汤不是发汗剂。而仲景深恐后人不加详查，特申桂枝汤之禁忌。尤在泾深有会悟而阐发之曰："仲景既详桂枝之用，后申桂枝之禁。曰：桂枝本为解肌，而不可用以发汗。解肌者，解散肌表之邪，与麻黄之发汗不同，故唯中风发热，脉浮缓，自汗出者为宜。若其人脉浮紧，发热汗不出是太阳麻黄汤证，设误与桂枝，必致汗不出而烦躁，甚则斑黄狂乱，无所不至矣。”

桂枝汤不是发汗剂，缘何《伤寒论》中多处提到它“可发汗”、“更发汗”及“汗出则愈”呢？陈修园认为：“此方本不发汗，借热稀粥之力充胃气，以达于肺，令风邪从皮毛而解，不伤气血……”柯韵伯说：“此汗生于谷，正所以调和营卫，濡腠理，充肌肉，泽皮毛者也。”我认为这两位医家的解释是令人信服的。

徐云虹医师：我认为桂枝汤是发汗剂。仲景书中多次提到它可以发汗。刚才发言的各位虽不承认它是发汗剂，但也不否认它有发汗作用。发汗的目的是什么？是祛散表邪。桂枝汤证中有无表邪存在呢？我看是有的，如太阳中风证，便有表邪作祟。不过这种表邪比较轻微，且不在皮毛，而在肌肉之间，病人体质又差，故不可用麻黄汤峻汗，而用桂枝汤扶正祛邪，解肌发汗。方中用芍药者，乃发汗中寓敛汗之意，使邪去而正不伤，大有精义。可见仲景治太阳表证，立峻汗与缓汗法者，乃示人以发汗之两大不二法门，影响深远。后人创立养血解表、滋阴解表等法，很可能是受了仲景的启迪。

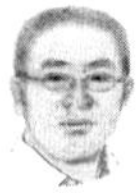

各位附和某些古人之定见，称桂枝汤为“和剂”，而以其能调和阴阳为立论的主要支柱。我认为，中医治病八法及十剂，无不以调和阴阳为宗旨，故而，将和剂的内涵规定为调和阴阳，便显得十分笼统。

余国俊医师：桂枝汤固能发汗，但有三点值得注意：一是桂枝汤之发汗，乃调其营气而卫气自和，使风邪无所容留而出表，此与常规发汗剂之开泄腠理而发汗者迥然有别；二是桂枝汤本身似无发汗作用，其能发微汗者，全在于啜热稀粥及温覆；三是桂枝汤治内伤杂病时，未必能发汗，如《金匮》云：“妇人得平脉，阴脉小弱，其人渴，不能食，无寒热，名妊娠，桂枝汤主之。”

桂枝汤固能止汗，但亦有三点值得注意：一是方中只芍药一味能敛汗，然非主药，且常规止汗剂中多不选用之。该方之能止汗者，乃调和营卫以达邪，邪出则卫自密，虽不用固表之药，亦可止汗。二是桂枝汤的止汗作用，必须通过发汗才能实现，此又与常规止汗剂判若天壤。三是桂枝汤虽有止汗作用，但无汗之证未尝不可用之。有人说“无汗不得用桂枝汤”是一条定律，我看值得怀疑。从临床看，不论有汗与无汗，总在脉浮弱与浮紧上见分晓。脉浮弱者，无汗亦可用桂枝汤。

总之，桂枝汤能发汗，而不是发汗剂；能止汗，而不是止汗剂。有的医家称其为和剂，的系真知灼见。和剂的范围虽宽广，但并不抽象。所谓和者，外证得之解肌和营卫，内证得之化气和阴阳也。

江尔逊副主任医师：今天的讨论，气氛相当活跃。既有不同观点的交锋，亦有相似观点的共鸣。共鸣不是雷同，而是各具鲜明的特色，说明大家都经过独立、认真的思考，使我很受启发。讨论这个问题，实质上是深入探讨桂枝汤的作用机理。我认为，欲识此方的作用——调和营卫，须识此方证的病机——营卫不和；而欲识其病机，须识其正常生理——营卫和谐之道。《灵枢·营卫生会篇》说：“人受气于谷，谷入于胃，以传于肺，五脏六腑，皆以受气，其清者为营，浊者为卫，营在脉中，卫在脉外，营周不休，五十而复大会，阴阳相贯，如环无端。”这就是营卫和谐之道。由于营卫和谐而各司其职，故如张景岳说：“脏腑筋骨居于内，必赖营气以资之，经脉以疏之；皮毛分肉居于外，经之所不通，营之所不及，故赖卫气以煦之，孙络以濡之。”如是则元真通畅，阴平阳秘，人即安和。

大凡禀赋不足或平素体质虚弱之人，营血虚于内，卫气虚于外，营卫和谐之程度不高，亦不甚稳定。一旦风寒之邪袭表，便直透卫而入营。营血受伤，不能守卫，漏出而为汗（汗为心液，血汗同源）。故桂枝汤之治自汗出者，和营以守卫也。仲景曰：“桂枝本为解肌”，非发汗也。唐宗海说：“肌肉一层为营所宅。”可见桂枝汤证的病位在营分，即在肌肉。有的医书说桂枝汤的功用为“解肌发汗”，混淆了解肌与发汗的区别。只有风寒伤卫气，皮毛闭塞无汗者，才能发汗（用麻黄汤）。唐宗海说：“皮毛一层为卫所司”，可见麻黄汤证的病位在卫分，即在皮毛。所以“解肌发汗”这一提法，不仅混淆了治法，而且混淆了病位。以上的意见，并不是对讨论的总结，更谈不上有什么指导意义，这只是我个人的粗浅看法，聊供同志们参考而已。

“高徒班”学术讨论实录（下）

——再谈桂枝汤是发汗剂还是止汗剂

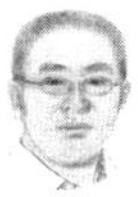

余国俊：我室讨论稿《桂枝汤是发汗剂还是止汗剂》在《四川中医》1985 年第 7 期发表之后，引起了不少同道的兴趣，有的还与我们展开了争鸣，使我们深受启迪。今天再举行一次讨论，为的是活跃学术空气，将这一问题的研究引向深入，也算作是对于外界学术信息的一种交流与反馈吧。

王东来：桂枝汤属于什么性质的方剂，关键是看它所主治的证候与治疗的机理。既然它是通过调和营卫来治疗发热、汗出、恶风、脉浮缓的表虚证，怎么可能属于发汗剂呢？说它是发汗剂，岂不与麻黄汤混淆？有人说它是发汗轻剂，但仲景治疗介于表实与表虚之间的证候，宜于小发汗者，设有桂麻各半汤、桂二麻一汤，这两个方才是真正的发汗轻剂。有人说桂枝汤中，桂枝、生姜、热稀粥都有发汗作用，所以它是发汗剂。这只是从单味药，而不是从复方的角度来说明，是有悖仲景本意的。如果仲景真的用桂枝发汗，那么桂枝甘草汤、桂枝加桂汤又该怎样来解释？仲景用生姜，是与大枣相配，意在中州，若生姜发汗有功，麻黄汤中何以不用？而啜热稀粥补中州以资营卫生化之源，人所共知。如以热稀粥为发汗药，那么夏天喝热汤后往往出汗，热汤岂不也成了发汗药吗？

徐云虹：过去我也认为桂枝汤是发汗剂，那主要是受了现代方剂学教材的影响。教材把桂枝汤列入“解表剂”，称其功用为“解肌发汗”。通过上次讨论，我明确了解肌与发汗属于两种不同的治法。唐宗海说得对：“肌肉一层为营所宅”，故解肌法其治在营；“皮毛一层为卫所司”，故发汗法其治在卫。仲景说：“桂枝本为解肌……汗不出者，不可与之也。”明训解肌不是发汗，所以桂枝汤不是发汗剂。

江文瑜：我认为桂枝汤是止汗剂。使用桂枝汤的客观指征是汗出恶风，其中“汗出”是关键。柯韵伯说：“……头痛是太阳本证，头痛、发热、恶风与麻黄汤证相同。本方重在汗出，汗不出者，便非桂枝证。”陆渊雷认为桂枝不能开汗腺之闭，芍药又收而不泄，只能止汗，不能发汗。但观桂枝汤的方后注，似乎它又能发汗，应如何理解？还是陆渊雷说得对：“一服汗出病瘥，若不汗，又不汗者，意在病瘥，不在汗出。本证本自汗，药汗与病汗将何从辨也？”至于“当须发汗”、“可发汗”、“复发其汗”、“可更发汗”而用桂枝汤等提法，应理解为此前发汗不当，汗出不解，但尚未成逆，病犹在表，桂枝证未罢，仍须使用桂枝汤法（不仅是使用桂枝汤，还要遵守煎服法、将息及禁忌）调和营卫、解肌泄邪，令遍身汗出，病邪尽则自汗止，而不可复用此前的发汗方法，一误再误。

赵典联：桂枝汤证的基本病机是营卫不和，营卫不和有三种证型：营弱卫强、营和卫弱、营卫俱弱。在《伤寒论》中，这三种证型都是使用桂枝汤治疗的：①营弱卫强：太阳病，头痛、发热、汗出、恶风、脉浮缓，如 12、97、13 条；②营和卫弱：病常自汗出者，病人脏无他病，时发热自汗出而不愈者，如 53、54 条；③营卫俱弱：太阳病误汗、误下，损伤津液，而外邪未解，当须解外但又不可发汗，如 45、57、93 条等。另外，仲景还用桂枝汤治杂病、妇人病，都不是为了发汗。

有人抓住“当以汗解”、“可更发汗”、“复发其汗”等语，断言桂枝汤为发汗剂。其实，王好古在《此事难知》中早已解释清楚了。他说：“汗家不得重发汗，若桂枝汤发汗，是重发汗也。凡桂枝条下言‘发’字，当认作‘出’字，是汗自然出也。非若麻黄能开腠理而发出汗也……如是则出汗二字，当认作营卫和，自然汗出，非桂枝开腠理而发出汗也。”

余国俊：不仅仅是以文害辞，以辞害意的问题。有的文章反复论证桂枝汤是发汗剂，但不少提法明显不合事理，使人看了如坠五里雾中。譬如：说桂枝汤用大枣12枚，是方中主药；又说综合桂枝汤中每一味药的个性，便可以得出桂枝汤的共性，好像共性就是个性的相加；还说桂枝汤有不同的功能，但这些功能必须建立在特定的病因病机基础上，好像方剂的功能不是本来就有的，而是由病因病机派生出来的，等等。此外，文章作者还把张仲景、吴鞠通称为“古今注疏家”。

刘方柏：我认为引起争议的主要原因，在于《伤寒论》原文中有“可发汗，宜桂枝汤”和“病常自汗出者……宜桂枝汤”两种看似自相矛盾的提法，并非桂枝汤在临床上真有两种截然相反的效果。因为桂枝汤针对的病机是“阳浮阴弱”，只要紧紧抓住病机这个核心，全面考察有关桂枝汤方证的19个条文，则不难发现，仲景反复论述的只不过是“阳浮阴弱”在不同情况下的不同表现罢了。在提及桂枝汤“可发汗”的10条中，竟有4条为“自汗出”、“发汗已解”、“汗出多”，1条为“脉浮虚”，而这些证候恰恰应当禁止发汗。再联系“外证已解”、“欲解外者”、“当须解外”等均使用桂枝汤来看，仲景在这里显然是把“发汗”与“解外”作为同一概念来使用的。而桂枝汤的“解外”，实质上就是解肌和营卫，但有人把“桂枝本为解肌”作为桂枝汤是发汗剂的论据，且不说是混淆了解肌与发汗两个不同的概念，就连同一条的“发热汗不出者，不可与之也”也解释不通，难免顾此失彼，自相矛盾。

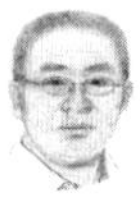

江尔逊：研究桂枝汤的作用，要注意三个问题。一是要忠于仲景原文，对原文的关键处要字斟句酌。仲景说“发热、汗出、恶风者，桂枝汤主之”，又说“桂枝本为解肌……汗不出者，不可与之也”，显然不属于发汗剂。二是要以药物的配伍化合，即复方的、动态的角度进行综合研究，而不要孤立地、静止地研究单味药的性味功用。如桂枝，《神农本草经》未言发汗，但在麻黄汤中，桂枝助麻黄发汗；麻黄，《神农本草经》言其发汗，但麻杏甘石汤却治“汗出而喘”。可见复方的配伍化合作用，绝不是单味药作用的机械相加。只重视单味药的作用，实为学用经方的大忌。三是要精研病机。桂枝汤证作为《伤寒论》中具有典型与代表意义的基础方证，其病机绝不仅仅限于外证的营卫不和。有诸内必形诸外，反之，形诸外者必因于内。如果没有内证的血气、阴阳不和，怎么可能产生外证的营卫不和呢？当然我并不否认风寒袭表这一外因，但风寒袭表，见证不一，有的发热无汗脉浮紧，有的发热汗出脉浮缓，这是由于体质因素不同。所以我们要外因内因一起看，顾念内因，重视体质病因。近年来，我常常强调营卫血气阴阳一体论，即营卫不和于外者，血气阴阳必定不和于内，就是重视体质病因。桂枝汤能调和在外的营卫，就能调和在内的血气阴阳，而这恰恰完美地体现了仲景治病求本，本于阴阳的根本大法，所以后世誉之为群方之魁，变化应用无穷。我们说桂枝汤既不是发汗剂，也不是止汗剂，而是和剂，其道理就在于此。

缘起

《金匮要略》载有治风痱的“古今录验续命汤”，因其组合离奇，极难诠解，古今医家罕有用之者。

蜀中名医陈鼎三于上世纪 30 年代用于治疗氯化钡中毒之突然瘫痪，江老推广运用于治疗急性脊髓炎、多发性神经炎之突然瘫痪，则此旷世经方之卓效，昭然于天下矣！

我有幸学用此方治愈多例风痱急证之后，曾整理一则医案（“双下肢瘫痪 14 天”）公开发表，引起极大反响，各地陆续有来信求治者。辽宁一风痱急证患儿服此方速愈之后，其父特地寄来小孩康复照以表谢忱。

江老当年讲解此方，见解独特，旁征博引，层层推进，妙语如珠，听者无不振奋。此情此景，恍如昨日。

参加整理者尚有江长康。

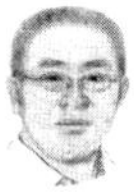

旷世经方的发掘与运用
——古今录验续命汤救治风痱之研讨

风痱，中风四大证之一。早在《黄帝内经》、《金匮要略》、《千金》、《外台》等古籍中均有记载。本病临床表现，颇与现代医学所称之“脊髓炎”、“多发性神经炎”、“氯化钡中毒”等疾病相近似。余临证四十余年，曾运用“古今录验续命汤”救治过一些风痱危重证，收到满意效果。

典型病例

雷加瑞，男，18岁，四川峨眉县符溪木器社工人。住院号：18472。入院日期：1965年8月2日。

以四肢麻木，瘫痪12天，伴呼吸困难为主诉就医。患者于入院前12天晨起时，突然颈椎发响，旋觉右上下肢麻木，活动障碍。1~2小时后全身麻木，并气紧、心悸、呼吸困难、尿闭。即送当地公社医院治疗2日无效，又转送峨眉县医院抢救，经抗感染及对症治疗仍无效，于1965年8月2日转来我院。经西医诊为“急性脊髓炎”、“上行性麻痹”，收住内科病房。当时患者除上下肢麻木、不完全瘫痪外，最急迫的症状是呼吸、吞咽十分困难。除给予抗感染、输液及维生素等治疗外，并不断注射洛贝林、樟脑水和吸氧进行抢救，同时指派特别护理，管喂全流饮食，发出病危通知。然自入院以来，虽竭尽全力救治，患者仍反复出现阵发性呼吸困难，呈吞咽式呼吸，有气息将停之象；时而瞳孔反射消失，昏昏似睡，呼之不应，全身深浅反射均缺失。上述症候一日数发，如是者 6 天，救治罔效，危象毕露，西医断其难以救治，多次叮咛家属：“命在旦夕”。家属亦再三电告家乡准备后事。为聊遂家属要求，以尽人事，乃于 8 月 9 日上午勉邀中医会诊。

初诊（8 月 9 日）：神志清晰，语言无障碍，唯觉咽喉及胸部有紧束感，呼吸、吞咽十分困难，全身麻木，左上肢不遂，咽干，舌红苔黄薄，脉洪弦而数。诊为“风痱”，治以“古今录验续命汤”配合针刺：

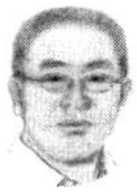

1. 古今录验续命汤：干姜 3g，生石膏 12g，当归 9g，潞参 12g，桂枝 4.5g，甘草 3g，麻绒 6g，川芎 3g，杏仁 6g。

2. 针刺取穴：风府、大椎、肺俞、内关。留针 15 分钟。

二诊（8 月 10 日）：服上方一剂，危急之象顿除，且左上肢已能活动，口麻、全身麻减轻，吞咽、呼吸已不甚困难。

家属与患者喜不自禁，遂守方再服一剂，更入坦途：左上肢已较灵活，左手能握物，口麻、全身麻消失，呼吸、吞咽通畅，能食饼干。唯胸部尚有紧束感。从此再未出现往日危候，西医逐日连篇累牍的病程日志亦从此绝迹，续以原方随症加减，又连服四剂，诸症若失，继以调理气血收功。于 8 月 23 日痊愈出院。

讨论与体会

1. 关于风痱之中医诊断。本病例临床症状复杂，且呈至危至急之象，难免令人目眩。西医诊断为“急性脊髓炎”，“上行性麻痹”，倾全力救治而无功，不得已勉邀中医会诊，不过了其心愿而已。或谓中医能否诊断此病，尚属疑问，岂冀其能挽回人命于顷刻乎？然以愚数十年之临床经验，根据其发病特征——突然四肢麻木，迅速瘫痪，而不痛不痒，神志清楚，语言无障碍等观之，认为当属“风痱”无疑。此病在临床上并不少见，而今人鲜有论及者，或偶有提及，又笼统指为“中风”，此何故耶？其实本病在古代文献中，不仅早有记载，而且还与诸种风病互相比较，作出了明确的鉴别诊断。如《千金要方·论风状篇》引岐伯：“中风，大法有四：一曰偏枯，二曰风痱，三曰风懿，四曰风痹……偏枯者，半身不遂，肌肉偏不用而痛，言不变，智不乱，病在分腠之间……风痱者，身无痛，四肢不收，智乱不甚，言微知，则可治，甚则不能言，不可治。风懿者，奄忽不知人，咽中塞，窒窒然，舌强不能言，病在脏腑……痹，各有证候，形如风状，得脉别也，脉微涩，其证身体不仁。”《灵枢·热病篇》：“痱之为病也，身无痛者，四肢不收，智乱不甚……”尤在泾曰：“痱者，废也，精神不持，筋骨不用。”楼英《医学纲目》曰：“痱，废也。痱即偏枯之邪气深者，以其半身无气荣运，故名偏枯，以其手足废而不收，故名痱。或偏废或全废，皆曰痱也。”《圣济总录》曰：“病痱而废，肉非其肉者，以身体无痛，四肢不收而无所用也。”愚之所以不厌其烦地引述古代文献者，无非是为了说明古代医家对风痱病之认识是一致的——风痱之为病，以突然四肢瘫痪为特征（或偏瘫或全瘫），而身无疼痛，多无意识障碍（或仅有轻微意识障碍）。此与现代医学所称之“脑血管意外”所致之身体瘫痪、癔病性瘫痪，以及风湿、类风湿引起的身体瘫痪等，迥然有别焉。

2. **关于风痱之中医治疗。**本病《金匮》治以古今录验续命汤（按：本例配合针刺，今单论方药）。原方“治中风痱，身体不能自收持，口不能言，冒昧不知痛处，或拘急不得转侧。”其组成为：麻黄、桂枝、当归、人参、石膏、干姜、甘草各三两，川芎一两，杏仁四十枚。方后注云：“上九味，以水一斗，煮取四升，温服一升，当小汗，薄复脊，凭几坐，汗出则愈；不汗，更服，无所禁，勿当风。并治但伏不得卧，咳逆上气，面目浮肿。”（见《金匮·中风历节病》）因其结构颇奇特，故方义殊难诠解（后文将详论之）。而余治雷加瑞案敢于断然投以此方者，实非方书之启迪，而有一段难以忘怀之经历焉。

30年代，余初学医时，有唐瑞成者，男性，年五旬，体丰，嗜酒。一日，闲坐茶馆，忽四肢痿软，不能自收持，弛缓性瘫痪而仆地。其时神志清爽，

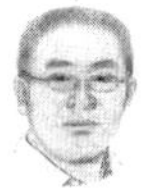

言语流畅，诸医不知为何病。余师陈鼎三先生诊之曰：“此病名风痱，治宜《金匮》古今录验续命汤。”投原方一剂，次日顿愈。余大异之，因索方解。师曰：“脾主四肢，四肢瘫痪，病在脾胃，此方石膏、干姜寒热并用为调理脾胃之阴阳而设。”余又问：“医家咸谓此方以麻桂发散外来之风寒，石膏清风化之热，干姜反佐防寒凉之太过，师乃独出心裁，余尚未明也。”师曰：“此方有不可思议之妙，非阅历深者不可明也。”遂不便再问。其时市售食盐（初制雪花盐）含氯化钡较重，食之，往往突然四肢瘫痪者甚众，世人不解其故。陈师亦授以此方，效如桴鼓，活人甚多。故余对方义虽尚不甚了了，而目睹陈师累累之实践经验，却也刻骨铭心焉。

1950 年，有乔森者（当时任夹江县贸易公司经理），正当盛年。一日，忽双下肢动弹不得，不痛不痒，卧床不起，无任何诱因。家人大骇，延余诊治。余因忆陈师治验，授以本方，服两剂即能起床行走。故余于 1965 年治雷加瑞案时，已有成竹在胸矣。

根据临床观察，凡“风痱”初起，可径用古今录验续命汤，大多奏效迅速。如病期较久，或本方奏效缓慢者，亦可以侯氏黑散缓图之。至于古今录验续命汤之作用机制，陈鼎三先生在点出石膏、干姜并用，一寒一热，以调理脾胃阴阳之后，慨叹其“有不可思议之妙”。妙在何处？似当从此二味药之配伍上作进一步探讨。余于临证之顷，悉心体验，沉思多载，略有会悟，今当详论之。

3. 关于古今录验续命汤之作用机制。古今医家诠解本方，均以为攻补兼施，扶正达邪，而着眼于发散风寒，调和营卫。何哉？盖因病名“风痱”，有风在焉，何能不驱之散之？又因方中有麻、桂、膏、杏、草，而径言方中包含麻黄汤、大青龙汤、越婢汤等，如何不是祛风散寒？如喻嘉言谓其“治营卫素虚而风入者”。徐忠可曰：“因风从外来，故以麻黄汤行其营卫，干姜、石膏调其寒热，而加芎、归、参、草以养其虚”。尤在泾曰：“麻黄、桂枝所以散邪，人参、当归所以养正，石膏合杏仁助散邪之力，甘草合干姜为复气之需，乃攻补兼施之法也”。日人汤本求真谓本方之适应证为“麻黄汤，或大青龙汤，或越婢汤而有虚候，带贫血者”。陆渊雷谓本方所治之证为“受风寒之剧烈刺激，末梢神经起病变”。余于诸家之说，岂敢妄予品评！然以数十年之经验，又确非前贤高论所可诠释者，故不得不直陈一己之拙见焉。

余所见之风痱患者，起病皆急骤，而或有风寒诱因，或无风寒诱因。若拘执本方为发散风寒者，将何可治无风寒诱因之风痱乎？而“攻补兼施，扶正祛邪”之说，本无厚非之处，唯攻补何脏何腑何经何络，“正”之虚在何处，“邪”之凑在何处，仍属笼统含糊，落不到实处，临证时从何处下手？于是转而深研陈师之独出心裁，运用本方重在以石膏、干姜并用而调理脾胃之阴阳。盖因风痱以四肢突然瘫痪为特征。而主四肢者何？曰：脾胃也。《素问·太阴阳明论》云：“脾病而四肢不用，何也？岐伯曰：四肢皆禀气于胃，而不得至经，必因于脾，乃得养也。今脾病不能为胃行其津液，四肢不得禀水谷气，气日以衰，脉道不利，筋骨肌肉，皆无气以生，故不用焉。”或疑而诘曰：“脾胃久虚，四肢乃不得禀其气而痿废，病起于缓也；今风痱病起急骤，四肢迅速瘫痪，却也责之脾胃，岂非削足适履乎？”答曰：否也。经言“脾病而四肢不用”，不言“脾虚而四肢不用”，“病”与“虚”一字之差，含义有别，不可不留意焉！奈何晚近医家大多在“虚”字上做文章，是囿于东垣之说，余则以为脾病而四肢不用者，其机理约有两端：一者，脾胃久衰，四肢渐不得禀水谷气，此人之所共知也；二者，脾胃并非久衰，却是脾之与胃，忽然升降失调，亦从而病焉，人多忽而不察。盖脾与胃同居中州，为人体气机升降之枢轴。脾主升，胃主降。又脾体阴而用阳，脾之升，有赖阳气之助。因“脾为阴土，得阳始运。”胃体阳而用阴，胃之降，有赖阴气之助。又“胃为阳土，得阴自安。”如此脾升胃降，相反而相成，四肢均得禀水谷气矣。倘若阳不助脾，则脾不能升，阴不助胃，则胃不能降，相反而相离，四肢均不得禀水谷气。此即脾之与胃，忽然升降失调而致四肢瘫痪之缘由也。余早年习针灸时，曾亲聆承淡安老师讲述他曾用针灸治一四肢痿废患者，久久不效，后从“脾病而四肢不用”一语受到启发，乃独取“大包”一穴（《灵枢》曰：“脾之大络，名曰大包。”），而病竟霍然。因思风痱之治疗大法，唯当顺其脾胃各自的性情，“脾喜刚燥”，当以阳药助之使升；“胃喜柔润”，当以阴药助之使降。干姜辛温刚燥，守而能散，大具温升宣通之力。叶天士盛赞其功曰：“其雄烈之用，孟子所谓大浩然之气，塞乎天地之间也”，石膏辛微寒而柔润，质重而具沉降之能。古今录验续命汤中用此二味，燮理脾胃之阴阳，俾脾升胃降，还其气化之常，四肢均得禀水谷气矣，此治痱之本也。由是观之，若能透析脾胃之生理病理特性，以及干姜、石膏寒热并用之机制，则本方之神妙，便非不可思议者也。至若方中之参、草、芎、归，乃取八珍汤之半，补气活血（芎、归组成佛手散，活血力大于补血力），盖因风痱虽非脏腑久虚所致，然四肢既已痿废，则已不复禀水谷气矣。气不足，血亦难运，故补气活血，势在必行。麻、桂、杏、草，确是麻黄汤。风痱之因于风寒者，麻黄汤可驱之出表；其不因于风寒者，亦可宣畅肺气。“肺主一身之气”，肺气通畅，不仅使经脉运行滑利（肺朝百脉），而且有助于脾胃之升降。况“还魂汤”（麻、杏、草）治猝死，古有明训。若拘泥单味药之作用，则自难解释古方之奥义。又原方后注云：“并治但伏不得卧，咳逆上气，面目浮肿。”则风痱之或可兼肺气贲郁可知（如雷加瑞案之呼吸、吞咽十分困难等喘逆迫促而岌岌可危之象，实为肺气贲郁所致）。此余之释此方也，迥异于诸家。

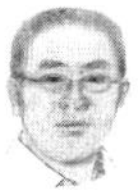

缘起

此文系根据江老在“江尔逊高徒班”的讲课稿整理。

此文的新见解是:“四逆散证虽无少阴病之本质,都有少阴病之现象——厥逆,故可视作现象形态的少阴病”;“仲景创立少阴病理论体系之际,既深刻地揭示少阴病之本质,示人以严格的规矩准绳,又直观地以少阴病之现象形态立论,以利于明确鉴别诊断……”——这是我从江老讲课内容推导出来的,江老亦首肯。可见大学专业课——马克思的《资本论》对我的深刻影响。

益叹其玄冥幽微莫测高深！

——四逆散证溯源谈

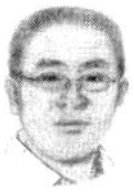

或谓四逆散（柴胡、白芍、枳实、甘草）之方义明晰，法度谨严，临床常用，了无疑难处，何复赘言之？余曰：诚如斯言。然若追溯其出处，则大不侔矣。

《伤寒论·少阴病篇》云："少阴病四逆，其人或咳、或悸、或小便不利、或腹中痛、或泄利下重者，四逆散主之。"纵观历代医家之诠释此条，也竟有宣称四逆散证属虚寒者。如钱天来云："少阴病者，即前所谓脉微细、但欲寐也。"舒驰远认为此条之虚寒证候，既有少阴，亦有太阴证，"法当用黄芪、白术、茯苓、干姜、半夏、砂仁、附子、肉桂，以补中逐饮，驱阴止泻，而病自愈，何用四逆，不通之至也"。然而绝大多数医家认为，四逆散证属气机不畅、热郁于里之热厥轻证。或侧重于气郁，如张隐庵云："此言少阴四逆，不必尽属阳虚，亦有土气郁结，而为四逆之证"；或侧重于热郁，如柯韵伯云："少阴为水火同处之脏，水火不和则阴阳不相顺接……阳邪内扰于阴分为热厥。"柯氏还遥承《内经》"少阴为枢"一语，推论此证四逆之机理为"少阴枢机无主"。陈修园附和其说，且与"少阳为枢"相对举而引申之曰："少阳为阳枢，小柴胡汤为转阳枢之专方；少阴为阴枢，此散为转阴枢之专方。"

余以为钱天来随文衍义地将四逆散证归结为“脉微细、但欲寐”之少阴病，舒驰远直诋经文“不通之至”而篡改经方，虽属悖理之至，然亦足见临床识证之难，固毋论矣。绝大多数医家以四逆散证属热厥轻证，四逆散方属肝胃（脾）气滞之基础方之诠释，言之成理，持之有故；临床验证，屡用不爽。然而值得深思者，少阴病之本质为心肾之阴阳俱虚，其治疗之大法为回阳或救阴，此与四逆散证之病机与治法大相径庭，仲景竟将四逆散证安排在少阴病篇，且冠以“少阴病”之头衔，此何故耶？

拙意仲景之安排，颇具有特殊意义。盖因少阴病固有寒化与热化两途，然总属虚证。故其厥逆也，必为阳虚阴盛之寒厥，断无热厥之证。此无他，阴虚不能致厥逆也。故日人汤本求真曰：“本方证，非真少阴病……然师谓本方证为少阴病四逆，方亦名四逆，虽似矛盾，抑亦深意之所存，欲示本方之治热厥时，疑似于少阴病之寒厥也。”

试观少阴病篇四逆散证之前四条，胪列白通汤、白通加猪胆汁汤、真武汤、通脉四逆汤等，均为阳虚阴盛，其中两条明言厥逆，实则四条皆有厥逆。仲景唯恐医者一见厥逆，便与阳虚阴盛之四逆汤证对号入座，故特出一条四逆散证，以资鉴别诊断。夫四逆汤与四逆散，一字之差，内涵迥别，差之毫厘，谬以千里，可不慎哉！

可知厥逆一证，非少阴所独见者也。倘若一见厥逆便贸然投以四逆汤者，去道远矣！或疑曰：既为鉴别诊断，则四逆散证非少阴病明矣，仲景何以冠以“少阴病”之头衔？答曰：四逆散证虽无少阴病之本质，却有少阴病之现象——厥逆，故可视作现象形态之少阴病，而具有重要的鉴别诊断意义。此等鉴别诊断条文之见于少阴病篇者尚有：“少阴病，饮食入口则吐，心中愠愠欲吐，复不能吐，始得之，手足寒，脉弦迟者，此胸中实，不可下也，当吐之。”其中之“手足寒”，颇似少阴病，其实非也，乃痰食阻滞胸膈，阳郁于里之实证，当须吐之。仲景冠以“少阴病”之头衔者，因有少阴病之现象故也。

由斯而论，仲景创立少阴病理论体系之际，既深刻地揭示出少阴病之本质，示人以严格的规矩准绳，又直观地从少阴病之现象形态立论，以利于明确鉴别诊断，而反对“省疾问病，务在口给，相对斯须，便处汤药”

之草率医风。其悲天悯人、纠偏救弊之心，跃然纸上矣。

奈何历代医家，鲜有作如是观者！而不作如是观者，纵功底深厚、才高识妙之医家，亦难免于穿凿附会、远离实际矣。如柯韵伯搬出“少阴为枢”而神其说，陈修园更侈谈少阴之“枢转出入”，且与“少阳为枢”作对待文字。余反复研习，益叹其玄冥幽微，莫测高深！少阴之为枢，《内经》只用此一字，取譬少阴阴阳相生，循环如枢而已，非言其出入旋转也，岂可与“少阳为枢”混为一谈哉？柯氏、陈氏之所以混为一谈者，其源盖出于将少阴病之本质与现象混为一谈。

马克思说过：“如果现象形态和事物的实质是直接合而为一的，一切科学就都成为多余的了。”明乎此理，可知近代有谓四逆散证为“类少阳病”或“少阴病兼少阳”者，亦不无可商之处。盖因少阳病之本质决定其无厥逆，亦无泄利下重之证。拙意与其说兼少阳，毋宁说兼厥阴。盖因厥阴病之本质决定其有厥阴下利之特征性证候。柯韵伯颇重视“泄利下重”，认为此四字应紧接在条文中“少阴病四逆”之后，而不应列入或然证之中。是说堪称卓见，可惜已钻透九分，尚差一分耳！

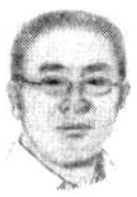

缘起

豁痰丸载唐宗海《血证论》，书中无方解，亦无治验，仅有“轻清润降，为治痰妙法”九字，故用之者少。

江老年轻时曾在业师陈鼎三指点下运用此方（重用鲜竹沥）自救成功，其死里逃生的经历，刻骨铭心。故在数十年临床生涯中，能胸有成竹地屡用此方挽回人命。

昔人有言：人之所病，病病多；医之所病，病方少。其实方书汗牛充栋，方何尝少？然则方虽不少，究竟哪些是高效方呢？

明师指点，临床验证（特别是自救自疗），便能掌握高效方。

参加整理者尚有江尔康、张斯特。

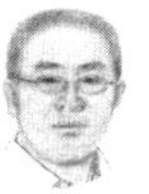

救急扶危高效方发掘记

——运用豁痰丸抢救痰热壅滞危证

豁痰丸出自唐容川《血证论》，该书云其“轻清润降，为治痰妙法”。余以此方重用竹沥治疗急性支气管肺炎、肺部感染等见痰热壅盛、堵塞气道的重危病证，每获良效。

余常用剂量为：当归 10g，知母 10g，天花粉 10g，白前根 10g，麦冬 15g，枳壳 6g，杏仁 10g，瓜蒌仁 12g，桔梗 10g，射干 10g，茯苓 10g，石斛 12g，甘草 3g，竹沥 60~150ml。

本方看似庞杂，然方义清晰：桔梗、甘草、射干、白前根、茯苓祛痰利咽，清热散结；杏仁、枳壳止咳定喘，宽胸畅膈；当归、知母、天花粉、瓜蒌、麦冬、石斛滋肺润燥，养阴生津；大剂竹沥以荡涤痰热，开气道之壅塞。兹举数例，以见一斑。

例 1 余本人四十余年前，禀赋甚差，向有痰饮宿疾。初因痰饮咳嗽、胁痛、寒热如疟，服香附旋覆花汤而愈。不久，又外感诱发，外症不彰，唯咳嗽痰多，胸部牵掣作痛，用六安煎不效，改用香附旋覆花汤亦不效，又数次更方，皆不中窾，病益剧。呼吸、活动均牵掣胸部作痛，仰卧于床，不可稍动，气喘痰鸣，痰黏稠如饴糖，七日之间，饮食不进，口干欲饮，水入则呛咳不已，病势垂危。余师陈鼎三先生主用豁痰丸。因深夜无竹沥，权用莱菔汁代之，连尝两煎，病无进退。次日仍煎豁痰丸，兑入竹沥半汤碗（约 300ml）。服后至夜半痰减少，气喘胸痛减轻，竟可翻身；再服，次晨诸症大减，气道涌塞之痰涎消失，并知饥索食。守方再进 1 剂，便可扶床行动，两天后能出门。改用气阴两补合调理脾胃方药，病遂霍然。

例 2 王某，男，1 岁。患毛细支气管肺炎，注射链霉素过敏，呼吸窒息，乃行气管切开术。稠黏之痰涎不断从切口插管向外冒出，时时堵塞管道，气逆迫促，出现紫绀，喂药则咳呛，用抗生素治疗 7 日，诸症不退，乃邀余会诊。余谓此症所致，乃痰热壅盛、气阴两亏，处以豁痰丸合生脉散，重用竹沥 100ml。奈何喂药则咳呛，鼻饲则鼻孔插有输氧管，痰随咳涌，堵塞管口，气息将停，遂用汤匙少量频灌。半夜后痰渐减少，连用此方 3 剂，涌痰消失，可喝汤水，进食藕粉、稀粥。改用调理之方，渐行康复。

例 3 涂某，女，23 岁。早产，胎盘滞留，出血较多，引起感染，高烧至 40℃，阴道流出脓性臭秽分泌物，用抗生素及清热解毒中药无效，迁延三月余。余应邀会诊，因见患者骨瘦神靡，肌肤灼手，咳喘痰鸣，痰塞气道，黄稠而干，端坐呼吸，鼻翼翕动，不能平卧，舌质嫩红，苔黄厚，两寸脉数，乃予上下兼治，用豁痰丸加银花、红藤、蒲公英、败酱草各 15g，重用竹沥 200ml，迭进 3 剂。药后即可平卧，体温恢复正常，诸症大减。调理二十余日，康复出院。1979 年随访，知 6 年来身体一直健康，不久前顺产一婴。

例 4 刘某，女，38 岁，住院号：10143。1970 年胆囊摘除，术后右上腹疼痛仍反复发作，时而放射至右肩部。1976 年 3 月 8 日食肉后疼痛加剧，伴畏寒高烧，于 3 月 14 日入院。皮肤、巩膜黄染，呼吸浅快，心率 108 次 / 分，血压 70 / 40mmHg，白细胞 15.1×10^9/L，中性 87%。诊断为阻塞性胆管炎伴中毒性休克。经抗感染和各种对症处理，病情仍进行性加重，又并发肺炎，咳嗽痰多，胸闷气促。3 月 23 日晚 20 点 40 分，突然因痰塞气管，呼吸骤停。紧急抢救，局麻切开气管，胶黏之痰从切口大量涌出，遂用电动吸痰器不断吸痰，并施抗感染、输液，患者危厄方免，然高烧持续不退，处于半昏迷状态，乃于 4 月 1 日请余会诊。余因患者神萎嗜睡，气道插管切口处仍有大量黏痰，时时呛咳气急，汤水不能下咽，汗多，舌红苔黄腻，脉滑数无力，痰热伤津之象突出，亦处以豁痰丸合生脉散，重用竹沥 250ml。1 剂后痰涎大减，吸痰器撤除，且能进食流质。原方加减连服 18 剂后，痰涎消除，4 月 29 日痊愈出院。

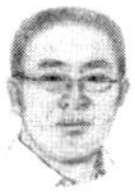

缘起

江老对“蛔厥”的理解虽系一家之言，但从中可以看出他对《伤寒论》研究之深入细致，每一个字都不放过，其自许“字斟句酌，悟出画龙点睛处”，诚非虚语。

咬文嚼字“嚼”出了什么？
——“蛔厥”刍言

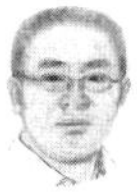

《伤寒论》厥阴篇“蛔厥”证，不少注家约皆被“蛔厥”二字印定眼目，以为蛔厥者，蛔虫所致之厥逆也。如喻昌曰：“蛔厥则时厥时顷……”程知曰：“蛔厥者，手足冷而吐蛔……”近人则多以腹痛、吐蛔、厥逆作解，而径言蛔厥与现代医学所称之胆道蛔虫病相类似。

然余临证四十余年间，尝见数例蛔厥，患者既不腹痛吐蛔，亦不厥逆，却与《伤寒论》338 条原文所述蛔厥“静而复时烦，须臾复止”之特征性证候若合符节。

如患儿江某，女，一岁半，麻疹靥后阵阵心烦，初以为麻后余热，予养阴清心之剂罔效，而烦躁益频。患儿每见家人进餐（甚至闻碗筷声）即索食，甫入口，烦躁顿作，摔碗抛匙，不容制止。余踌躇数日，不解其故。一日，余亲见患儿坐床上嬉戏自若，其母偶与桃片糕一片，方入口，便尖声呼叫，揭帽脱袜，爬下床来。余欲察其所以然，以观病儿全情，乃示其母勿止之。但见其沿地辗转滚爬呼叫，约一分钟许，复安静如常。余乃恍然大悟：此非蛔厥乎！《伤寒论》338 条云：“今病者静，而复时烦者……蛔上入其膈，故烦，须臾复止。得食而呕又烦者，蛔闻食臭出……”予乌梅丸去桂、附、姜、辛，加使君、鹤虱、槟榔等驱虫药。服一剂，翌晨，大便下如污泥，中有蛲虫无数，或死或活，从此烦躁不复作矣。

又如住院患儿王某，男，五岁，亦是麻疹靥后阵阵心烦而须臾复止，其烦时不仅咬人，且自咬手指手背，致令双手化脓感染。西医诊断为“麻后脑病”，治疗十余日无效。余亦断为蛔厥，按法投以乌梅丸加减数剂，连日便下蛔虫数十条，烦乃止。

余每忆上述验案，未尝不遥想仲景当年，若非亲睹蛔厥之临床证候特征，何能描绘得如此形象生动，精细入微！而余踏着仲景足迹论治蛔厥，亦积累了点滴体会：

1. **必须忠于仲景原文。**蛔厥证出于《伤寒论》338条，本条原为论述“脏厥”与蛔厥之鉴别诊断而设。脏厥之证候特征为“脉微而厥，至七八日肤冷，其人躁无暂安时”，乃阴寒内盛，阳气欲绝之险证。蛔厥之证候特征为“病者静，而复时烦……须臾复止，得食而呕又烦……”乃上热中寒，寒热错杂之证。名曰“蛔厥”，却未言厥逆者，盖因厥逆一证，原非蛔厥之特征性证候，亦非必然之证，故与脏厥之通体皆厥者，无鉴别意义。至若蛔厥之特征性证候与临床实际若合符节者，说明仲景原文之每一句话，甚至每一个字，都是从实践中来，都具有深刻而准确的含义。

故读仲景原文，不可顺口读过，浅尝辄止；而省疾识证，岂可浮光掠影，马虎草率，“相对斯须，便处汤药”。至若江某案，原系蛲虫为患，可见蛔厥之虫患，非止蛔虫一端也。若非躬亲体察，焉能有此发现？联想到日本多数学者，不管是主流派还是非主流派，都主张结合临床研究《伤寒论》，主张将《伤寒论》与病人结合起来研究，若为研究而研究则毫无价值。这种治学态度和方法，颇值得吾辈借鉴。

2. **正确对待后世对仲景原文的发展。**后世医家诠解蛔厥，从病因（蛔虫内扰）病机（上热中寒，寒热错杂）着眼，推论其可能出现腹痛吐蛔厥逆等证，亦有至理而不可废。近人用乌梅丸加减治胆道蛔虫病，可收安蛔驱蛔之良效，此亦源于仲景而发展之、扩充之，引伸触长之，而可师可法者也。不过应当明确者，上述证候并非仲景原文所述蛔厥之特征性证候。不晓此趣者，恐难免“数典忘祖”之讥。

3. **切忌一见“厥”字便望文生义。**仲景创造性地发展了《内经》关于厥证的理论，而将厥证总括为“凡厥者，阴阳气不相顺接，便为厥。厥者，手足逆冷者是也”（《伤寒论》337 条）。所谓“厥者，阴阳气不相顺接”，乃总论一切厥证之病机，而“厥者，手足逆冷者是也”，乃仅指寒厥与热厥之共同证候而言，非谓一切厥证都会出现手足逆冷也。如以气机逆乱，突然昏仆为主症之厥证（气、血、痰、食、暑厥等）就不一定出现手足逆冷。

究之，“厥”之含义，古今医书约指二端：一指突然昏仆，不省人事；二指肢体或手足逆冷。余以为此说虽已执住牛耳，然尚不能将诸般厥证之证候特征囊括无遗，而必须具体厥证具体分析，掌握其独具的证候特征，方能遣选针对性强的高效方药。若一见“厥”字便望文生义，而意会为必然逆冷或昏仆者，去道远矣！

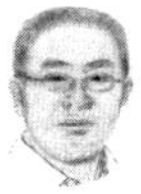

缘起

江老论治眩晕，倡风火痰虚综合为患，熔祛风清火豁痰补脾之法于一炉，自拟柴陈泽泻汤一方统治之，效如桴鼓。学用此方治疗眩晕急性发作者，绝不是“慢郎中”。

我学用此方有年，深知其速战速决效验堪夸，但难求远期疗效。而参用活血化瘀药物——轻则三七、丹皮，重则三七、生水蛭，且守法守方，坚持服散剂数月，可保两年以上不复发。

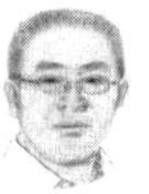

"效如桴鼓"非虚语

——眩晕速效方创制记

眩晕乃常见而多发之缠绵痼疾，根治颇难。其发作属于急症，病者头晕目眩，甚至感觉天旋地转，伴恶心、呕吐、耳鸣耳聋等。竟有卧床不起者，急需止之。也有发作可自行缓解者，临床所见极鲜。又有重证予西药安定、止吐剂及抗胆碱能药物而收效甚微者，每转诊于中医。余接治此病甚众，尝推究其不能速止之故，而出斯议。

首议正名

何谓眩晕？眩者眼目昏花，晕者头脑晕转。细检历代方书，恒有将头昏、头重足轻（无旋转之感）亦赅于其中者，广义之眩晕也。

而现代医学之"眩晕"，则分为"真性眩晕"与"假性眩晕"，堪称泾渭分明。其真性眩晕，亦称"旋转性眩晕"，由前庭神经或内耳迷路病变所致，临床表现为：头晕目眩，并感觉自身旋转，或周围景物旋转，伴恶心、呕吐、耳鸣耳聋、眼球震颤、头痛、共济失调等，此为真性眩晕之特征。

余以为中医学之眩晕，亦宜以此为龟镜，而避免定义过宽之嫌。晰言之，即将头昏、头重足轻而无旋转感者排除出"眩晕"范畴之外。名正自然言顺，识证方有准的。

关于识证

运用中医学理论辨识真性眩晕，理应参验历代医家之论说。然如前所议，方书所称之眩晕多为广义，因此，参验历代医家之论说，应予具体分析，含英咀华，切忌信手拈来，生吞活剥。

如“无风不作眩”、“无火不作眩”、“无痰不作眩”、“无虚不作眩”等学说，虽各具至理，然未免失之偏颇，且均以眩晕之广义立论，若移来阐释真性眩晕之病因病机，又难免失之笼统与抽象。

而仲景论眩，多从少阳相火上炎、痰饮上逆立论，主用小柴胡汤、苓桂术甘汤、泽泻汤、小半夏加茯苓汤等，颇与真性眩晕之特征相契。

而此等少阳火升，痰饮上逆之证，犹有扑朔迷离之处，即其脉象及舌象无定体。舌苔腻，固为痰饮之征；而不腻或竟无苔者，亦未必非痰饮也。余尝治不少病者，舌淡红苔薄白或无苔，补气血罔效，滋阴潜阳亦不效，改用涤痰逐饮、祛风清火反奏全功。

陈修园论眩，以风为中心，以火、虚、痰串解之，颇能阐幽发微，切中肯綮。其曰：“风非外来之风，指厥阴风木而言”，木旺则生风也；因厥阴风木，“与少阳相火同居，厥阴气逆，则风生而火发”也；虚者，“风生必夹木势而克土”，又“肾为肝母，肾主藏精，精虚则脑海空而头重”，子盗母气也；痰者，“土病则聚液成痰”也。究之，风火痰为眩晕之标，脾肾虚为眩晕之本，故修园总括之曰：“其言虚者，言其病根，其言实者，言其病象，理本一贯。”（《医学从众录·眩晕》）

余以为修园之论甚妙，若用来阐释真性眩晕之病因病机，可谓若合符节，然眩晕之发作，并非风、火、痰、虚四者单独为患，而是综合为患。

尝览近世之论，多有偏责于虚者。如张景岳云：“眩晕一证，虚者居其八九，而兼火兼痰者，不过十中一二耳。”（《景岳全书·眩晕》）

然证诸临床，真性眩晕发作之时，无不呈现一派风火痰上扰之象，岂独脏腑气血阴阳之虚？而修园谓虚为眩晕之病根，暗寓其为潜在之病因。“无虚不作眩”之说，即是此意。反之，唯责风火痰之标象，而不孜孜顾念其本虚者，亦为一隅之见。此识证之大要也。

治疗原则

真性眩晕系风火痰虚综合为患，属本虚标实之证，治宜标本兼顾，而历代有悖逆于标本同治者，亦可引以为鉴。

如陈修园尝讥评曰：“河间诸公，一于清火祛风豁痰，犹未知风火痰之所由作也。”又曰：“余少读景岳之书，专主补虚一说，遵之不效，再搜求古训，然后知景岳于虚实二字，认得死煞，即于风火二字，不能洞悉其所以然也。”（《医学从众录·眩晕》）

然修园治眩晕，或遵丹溪之法，单用大黄泻火；或径用一味鹿茸酒、加味左归饮、六味、八味丸补肾；或径用补中益气汤补脾，亦未尝标本同治。

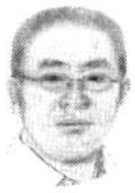

程钟龄、叶天士倡言标本同治，如健脾益气合化痰降逆，滋养肝肾合平肝潜阳等，平正公允，堪称良法。然若移来平息真性眩晕之发作，犹嫌缓不济急，难求速效。

近世论治眩晕，或偏重于治标，如从痰夹肝气上逆施治而用旋覆代赭汤，从“支饮眩冒”施治而用泽泻汤等；或倡言发作期治标用温胆汤，缓解期治本用参芪二陈汤等，各有千秋，可资参验。

余临证有异于诸贤之处者，在于其发作期即主张标本同治，熔祛风清火豁痰补脾之法于一炉，庶其迅速息止之，待眩晕息止之后，再缓治其本。

或疑曰：前言本虚，责之脾肾；今言标本同治，何补脾而遗肾乎？答曰：眩晕发作之际，痰饮上逆之象昭著，而直接补肾之药，不但缓不济急，且多有滋腻之弊，反而掣肘，难求速效，必待其息止之后，再议补肾可也。余屡见有迭用六味、八味、左归、右归以期息止眩晕者，结果收效甚微，甚至分毫无效，此非方药力微，实用之不得其时也。

故余治本，首重于脾。而所谓补脾者，运脾和胃也。运脾可化痰饮，和胃能止呕逆；脾运昌能御肝之乘，风木不得横恣；风木静，相火宁谧。如是，则风火痰上逆之标象可除。此乃直接治本而间接治标，一举两得，何乐而不为之？

方药运用

余临证既久，参验前贤论治眩晕之要，自拟柴陈泽泻汤以治眩晕。此方即小柴胡、二陈、泽泻汤合方另加天麻、钩藤、菊花而成。

药用：柴胡 10g，黄芩 6~10g，法夏 10g，党参 12~15g，甘草 3~5g，大枣 10~12g，生姜 6~10g，陈皮 10g，茯苓 15g，白术 10~15g，泽泻 10~15g，天麻 10g（轧细吞服），钩藤 12g，菊花 10g。

其中小柴胡汤旋转少阳枢机，透达郁火，升清降浊；二陈汤化痰降逆；泽泻汤涤饮利水。方中尚寓有小半夏茯苓汤，亦可降逆化痰，涤饮止呕；又寓有六君子汤，运脾和胃以治其本。加天麻、钩藤、菊花者，旨在柔润以息肝风。

以上药味虽平淡，而实具卓效。临证体验以来，凡真性眩晕之发作者，以此为基础，随证化裁，服 2~4 剂，多能迅速息止之，历用不爽，故敢确切言之。待眩晕息止之后，再详察五脏气血阴阳之虚而培补其本，以收远期之疗效。

此外，根据“异病同治”之原则，可以扩大本方之应用范围。如余曾治高血压之眩晕及脑动脉供血不足之眩晕，凡具有真性眩晕之特征性证候者，均投以本方，亦收迅速息止之效。

病案举隅

王某，女，61 岁，门诊号 224271，1985 年 4 月 29 日初诊。

患眩晕病十余年，一月之内必发 1~2 次，发时中西药并投，中药曾用过补中益气、左归、六味、三甲复脉汤等，效均不著，且停药数日，又复发如前，致令经年累月，头目几无爽慧之时，白日亦常卧床不起。

今眩晕发作已四日，起床即感天旋地转，频频呕恶，耳鸣有闭塞之感，泄泻水样便（一日 3 次），纳呆，口干苦不欲饮，舌边尖红，苔白厚欠润，脉弦弱。

此乃风火上炎，夹痰饮上蒙清窍；脾失转输，迫水饮下趋大肠所致。

苔白厚欠润者，水饮未化，而脾阴已伤之兆，投以柴陈泽泻汤加山药、滑石、白芍。

药用柴胡 10g，黄芩 6g，法夏 10g，党参 15g，甘草 5g，大枣 10g，生姜 6g，陈皮 10g，茯苓 15g，白术 15g，泽泻 15g，天麻 10g（轧细吞服），钩藤 12g，菊花 10g，山药 30g，滑石 30g，白芍 15g。3 剂。

服药一剂，眩晕息止，泄泻如泡沫状（一日 2 次）。三剂尽，泄泻止，白日不卧床，纳食增，耳鸣止，仍有闭塞感，口仍干苦不欲饮，舌尖红，苔薄白。

上方去山药、白芍，加蔓荆子10g，竹茹12g，石菖蒲6g，北沙参15g，藿梗10g。续服3剂，诸症渐退。

后服香砂六君子汤加味以治其本，连服12剂告愈。至今已近一年，眩晕未再复发。

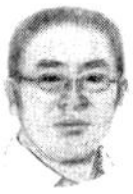

缘起

江老治痹，特色有三：一是顾念内因，即营卫气血阴阳之不足；二是推崇“王道”工夫，从来不用剧毒药，如从来不用乌头，用熟附子剂量亦小；三是擅长救误——治顽痹，综合分析患者的体质、病史与治疗史，特别是误治史，“观其脉证，知犯何逆，以法治之”，如文中两例均是。

“数次更方，皆不中病”的思考

——治痹一得

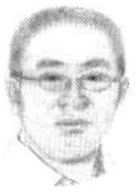

余治痹证，恒顾念内因。内因者，正气虚也，首责营卫失和，气血失调。此无他，临证所见如是，古训亦昭然。纵观历代医家之善治痹者，莫不明辨体质，匡扶正气，扶正以祛邪。而张景岳之议，尤为中肯：“风痹之证，大抵因虚者多，因寒者多。唯血气不充，故风寒得以入之；唯阴邪留滞，故经脉为之不利，此痛痹之大端也。”（《景岳全书·杂证谟·风痹》）

故余治痹证，大抵以调和营卫气血为主，祛风除湿散寒为辅，而喜用乌头汤（以熟附子易乌头）。因其方内寓芪附汤之辛甘化阳大补卫气，芍药甘草汤之酸甘化阴滋养营血，洵为调补营卫气血以祛邪外出之佳品。

痹夹热者，用《千金》三黄汤。又余治风痹、血痹，亦喜用桂枝汤加羌独活、黄芪、防风；治寒痹，喜用五积散；治湿痹，喜用防己黄芪汤加苡仁，咸属此意。至若痹证日久，缠绵难愈者，喜用三痹汤，且详察体质，孜孜以补养气血阴阳为务，不言而喻者也。聊举两案：

周某，女，36岁，患“类风湿性关节炎”10年。现证：双腕、指趾、踝关节肿大，疼痛灼热，右肘关节僵硬，不能屈伸；夜间疼热增剧，五心烦热，舌嫩红无苔，脉细数无力。询知患病之初，屡服祛风散寒除湿之剂及药酒不效；加服强的松，穴注地塞米松，肿痛可暂缓，但停药即复发，因之常年不离激素，迁延至今，失去治疗信心。

余曰：“热药久服伤阴，湿热稽留亦伤阴，当先救其阴，再议治痹。”遂嘱停用激素，予服大补阴丸（汤）10帖，烦热除，疼痛灼热减轻。

改用柔润祛风、活血通络之剂专治其痹。讵料才服2帖，疼痛灼热复作如前。

又数次更方，皆不中病。为探其底蕴，又投单味药试之：吞服玄胡粉3g，疼痛加重；吞服全蝎粉0.5g，疼痛尤剧。方知活血化瘀及虫类通络药物，均不堪用，然技亦穷矣。

恍悟芍药甘草汤，缓急止痛效堪夸。乃予服芍药甘草汤（白芍30g，生甘草15g）1帖，果然疼痛稍缓解。

继用散剂：白芍500g，生甘草250g，蛤蚧一对大者，共轧为细末，每次吞服10g，日3次。服至15日，疼痛灼热均止，但全身浮肿。

余知系甘草过多之弊，嘱其停药5日，浮肿渐退。仍用上方，唯生甘草减至125g，服法如前。连服3剂，病情稳定。追踪观察3年，唯偶尔疼痛而已。

又治王某，患者两年前乘长途火车双足肿胀，步履维艰。用温水洗足后，臀部、双足疼痛，竟按“风湿”治疗，疼痛渐甚，迁延两年。因服热药过多，左眼睑红肿，眼球微突出，视物昏花。双下肢疼痛，夜间加重；出现瘀斑半年；口干苦，大便秘，舌红瘦少津，苔薄黄而干，脉弦涩。

证属热药伤阴，络脉凝瘀，治宜养阴化瘀通络：

白芍60g，生甘草10g，生地15g，首乌20g，丹皮18g，丹参30g，怀牛膝30g，橘络6g，僵蚕15g，地龙15g，白蒺藜20g。

服3帖，疼痛大减，口中和，大便通，眼睑红肿消，又加乳香、没药、三七粉各3g（吞服），继服15帖，疼痛止，瘀斑渐消退，眼球复常，视物清晰。随访一年未复发。

缘起

江老重视清代温病学家吴鞠通的《温病条辨》，认为可以羽翼《伤寒论》，而规定为高徒班学员的必读书之一。书中有两首名方最为江老喜用：三仁汤和香附旋覆花汤。

江老运用三仁汤时去白蔻加桔梗宣发肺气，是独家心法。笔者学用江老经验后提出“阳虚湿温证”这一新概念，江老然之。

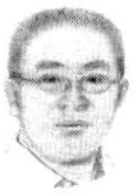

历验不爽，唯识者鉴之

——江尔逊运用三仁汤心法

江尔逊老先生崇尚仲景学说，喜用经方，而不薄时方；对时方之疗效卓著者，恒视若经方。如《温病条辨》三仁汤（由杏仁、薏仁、白蔻仁、半夏、厚朴、竹叶、白通草、滑石组成），因蜀中气候潮湿，湿热致病者一年四季皆有，运用机会较多。其疗效确切，江老颇喜用之。而运用之妙，存乎一心，其不落窠臼，领异标新之处，大有裨益于临床。兹将江老运用三仁汤心法简介如下，供临床医师借鉴。

心法一：去白蔻仁加桔梗

三仁汤乃治疗湿温初起，邪在气分之主方。后世用“三仁”之方名，演绎为杏仁宣通肺气开上焦，白蔻仁芳香悦脾畅中焦，薏仁淡渗利湿导下焦，为方中主药。江老认为，《温病条辨》作者吴鞠通虽未出详细方解，却也未将杏仁、白蔻仁、薏仁 3 味药等量齐观，他说：“唯以三仁汤开上焦肺气，盖肺主一身之气，气化则湿亦遍化也。”盖因湿温病初起，病位主要在上焦。既然如此，则开宣肺气的杏仁便是主药。

江老认为，吴鞠通创制三仁汤之际，必借鉴于叶天士。叶天士治疗湿阻气分，中焦失运，“虽有脘中痞闷，宜从开泄，宣通气滞，以达归于肺，如近俗之杏、蔻、橘、桔，是轻若微辛，具流动之品可耳”（叶天士《外感温热篇》）。而三仁汤之宣通肺气也，是倚重于杏仁，辅之以白蔻仁，其宣肺之力明显不足。何以言之？江老指出，白蔻仁首载于宋代《开宝本草》，其功效为“主积气，止吐逆，反胃，消谷下气”，这明显系温化中焦寒湿之药。或谓白蔻仁芳香，可助杏仁宣肺。但《内经》明言五臭（实为五气）所入，香入脾，非入肺也。若此杏仁宣肺之力本不足，白蔻仁助之又不及，当以何药代之？江老体验有年，倡导以桔梗代白蔻仁。桔梗味苦辛，性平，专入肺经，开宣肺气功专效宏，古人称为“药之舟楫”。而《神农本草经》谓其“主胸胁痛若刀刺，腹满肠鸣幽幽，惊恐悸气”，则桔梗主上焦，又兼入中下焦矣。所以江老使用三仁汤时，多去白蔻仁加桔梗。若舌苔白厚，中焦湿亦盛者，则加桔梗而保留白蔻仁（白蔻壳尤宜），历验不爽，唯识者鉴之！

心法二：加附子、干姜

或谓三仁汤乃治湿温之方，加入大辛大热的附子、干姜，岂不贻人笑柄？江老指出，三仁汤加附子、干姜，适用于阳虚湿热证。何谓“阳虚湿热证”？素体阳虚，感受湿热；或湿遏热伏，伤人阳气，均可形成阳虚湿热证。

叶天士曾谆谆告诫治疗湿温之际，“如面色白者，须要顾其阳气，湿胜则阳微也”。叶氏深究湿热病之体质病因，且举酒客患湿温之例：“酒客里湿素盛，外邪入里，里湿为合。在阳旺之躯，胃湿恒多；在阴盛之体，脾湿亦不少，然其化热则一。”而阳旺胃湿化热，必是热重于湿；阴盛脾湿化热，必是湿重于热。江老指出，治疗湿重于热之证，不可过用寒凉，恐伤阳气；若素体阴盛阳虚，感受湿热之邪，服清热利湿药无效，又见畏寒、泄泻者，使用三仁汤时加入附子、干姜，则清热利湿与温阳化气不唯并行不悖，且两擅其长。

三仁汤加附子、干姜，其理论渊源可以上溯到《伤寒论》治疗热痞兼阳虚的附子泻心汤证："心下痞，而复恶寒汗出者，附子泻心汤主之。"（《伤寒论》第155条）附子泻心汤中，大黄、黄连、黄芩之大苦大寒与附子之大辛大热合用，共奏泻热消痞、扶阳固表之功。尤在泾评论此方用药法度："寒热补泻并投互治，诚不得已之苦心。"江老用三仁汤时加附子、干姜，亦是不得已而用之，何贻笑柄乎？

典型病例（三仁汤加附子、干姜治疗高热）

患者，女，50岁，淋雨后恶寒发热，输液3天，热势反升至39.6℃，急投柴葛解肌汤（重用生石膏40g），服2帖，体温降至37.5℃，但增腹痛、泄泻。停药后，体温又升至39.8℃，急服扑热息痛，高热暂降，但大汗淋漓，倦怠无力，泄泻水样便。经胸透及血、尿、便常规检查无异常。

刻诊：肠鸣腹痛，泄水样便，每日十余次，畏寒，困倦，汗出粘衣，口干喜热饮，舌质淡，苔白黄相兼厚腻，脉濡数。细询之，10岁时曾患过肠伤寒，脾胃素虚，畏寒凉。

考虑为阳虚之体，湿热之证，予三仁汤加减：杏仁10g，薏苡仁30g，桔梗10g，苍术15g，厚朴15g，法夏10g，青蒿15g，熟附片10g，干姜10g，服3帖，畏寒减轻，泄泻减为一日3~4次，体温降至38.5℃。效不更方，上方熟附子、干姜各加至15g，再加广藿香、葛根各30g，又服3帖，诸症大减，体温降至37.3℃。继予参苓白术散加减善后。

心法三：舍舌从症，舍脉从症

三仁汤证的舌象和脉象，《温病条辨》明示为"舌白……脉弦细而濡"。据临床观察，此乃湿温病初起的舌与脉。而三仁汤通过适当的加减，可以推广运用于湿热所致的诸多时病与杂病。这些湿热病证，其舌质或淡或偏红，舌苔白或白黄相兼或灰褐，并无定体；其脉或濡或滑，亦无定体。江老指出，凡湿热证舌象或脉象不符合或不完全符合者，应当舍舌从症，舍脉从症。

典型病例（三仁汤治咳嗽）

患者，男，36岁。感冒后，咳嗽缠绵，已历月余，曾经输液，服多种西药抗菌消炎，止咳祛痰；中药曾用过桑菊饮、止嗽散等十余帖，均乏效。

刻诊：胸膈满闷，咳声重浊，痰黏量多，小便黄，大便黏滞，口干，舌质红，苔黄白相间而厚腻，脉滑。

辨证为湿热咳嗽，邪恋三焦，治宜宣畅三焦，化痰清热，虽非“舌白……脉弦细而濡”，仍宜用三仁汤化裁：杏仁 15g，薏苡仁 30g，桔梗 10g，法夏 15g，柴胡 15g，黄芩 10g，车前草 30g，鱼腥草 30g，瓜壳 10g，服 3 帖，咳嗽大减，厚腻苔消退强半；上方加仙鹤草 30g，又服 3 帖咳止。

心法四：三仁汤宜与小柴胡汤合用

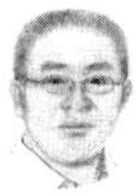

三仁汤苦辛芳香，轻宣淡渗，流畅气机，化湿清热，适用于湿温初起，病在上焦，吴鞠通所谓“病势不甚显张”之证。若治疗湿热内外俱盛，或湿热久羁的时病与杂病，则有“轻描淡写”，力薄不堪重任之虞。江老认为此时若合用小柴胡汤（去方中之生姜、大枣、人参、甘草）便无斯虞，并阐释其机理云：小柴胡汤作为少阳病主方，却首先出现在《伤寒论》太阳病篇，乃因小柴胡汤具有特殊的旋转少阳枢机之功，服之能使“上焦得通，津液得下，胃气因和”（《伤寒论》第 230 条），从而引领诸经邪气外出。临床实践证明，三仁汤与小柴胡汤合用，能使三仁汤宣上畅中渗下之作用显著增强。

缘起

补中益气汤是江老常用的著名时方，用此补气升陷之方治冠心病、胆石病、肾石病等，必是四诊合参，而见气虚之证；或者有鉴前失（唯事攻邪不知扶正）。

若为西医诊断印定眼目，唯知活血祛瘀治冠心病，利胆排石治胆石病，通淋排石治肾石病，则绝不是真正的中医，而是“使用中药的医生”（干祖望语）。

此文由“江尔逊高徒班”学员王东来撰写初稿，作者尚有该班学员赵典联。

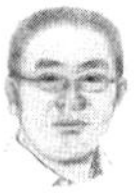

不为西医诊断印定眼目

——江尔逊运用补中益气汤的经验

补中益气汤乃补脾升陷之名方，常用于治疗劳倦，或饮食内伤而致脾胃气虚、中气下陷之证，如脱肛、子宫下垂、久痢、久疟等。江老根据本方作用特点，在临床常用于冠心病、胆石、肾石等慢性疾病，每获良效。

用于冠心病

冠心病属中医之胸痹、心痛范畴，多见于中老年患者。而以活血化瘀、通阳逐痰开闭为常规治法。江老认为：胸痹、心痛，固为痰瘀阻塞，阳郁不宣，但痰瘀之生，无不缘于心脾气虚，无力推动血行。每多发于五八、六八之年，形体脏气渐衰。若恣食肥甘，好逸恶劳，或起居无节，操劳过度，便极易罹此。又气本属阳，气虚日久，必致阳虚寒凝，益加重瘀阻。故病标属实，其本属虚，江老有鉴于此，乃以补中益气汤作为本病之常用方。

方中重用黄芪、人参升补脾气，而助血行；当归补心血，而充脉道；白术、甘草补脾胃，资生气血而增化源；柴胡、升麻、陈皮升清降浊而宣畅气机。

若胸中刺痛，发作欲死者，加三七、丹参、郁金以活血行瘀。

心中痞气、胸满、胁下逆抢心者，加瓜蒌、薤白、枳实、桂枝、厚朴等行气通阳。

胸膈满闷、咳唾短气者，加瓜蒌、薤白、半夏、白酒以消痰散结。

四肢逆冷、唇青者，加附子、干姜、桂枝以温阳通脉。

如肖某，男，71岁。

素患胸闷气短，四个月前因“冠心病”、“脑血管硬化”住市医院四十余日，好转出院。出院后一直服中药，一周前，胸闷气短加重，心累心烦，背心痛，纳差便溏，疲乏无力，心中有空悬感，动则发热汗出，诸症加剧，唇舌淡、苔白滑，脉短涩无力。

此系心脾气虚，无力推动血行，致胸阳闭阻，不能宣达，故宜治以健脾益气、养心通脉，用补中益气汤合生脉散加减：

党参、黄芪各24g，炙甘草、升麻各6g，白术、陈皮各10g，柴胡10g，麦冬12g，丹参15g，五味子、川芎各9g。

服两剂，精神好转，胸闷、气短、心累、心中空悬感减轻；背心仍痛，自汗出，脉涩无力。上方去麦冬、五味子，加瓜蒌15g，薤白12g，半夏10g，服10剂后，症续好转，乃嘱其常服上方，兼服复方丹参片。五个月来病情稳定。

用于胆石病

胆石病属中医胁痛，或胃脘痛范畴。常在进食高脂、蛋白，或受凉后复发。病者以壮年、老年为多。

方书恒责之肝胆湿热瘀积，而倡清肝利胆排石法，药取苦寒攻伐之品。然对于反复发作及年老体弱、不耐攻伐之人，用之往往徒伤正气。

江老认为：胆石患者中，正虚之人不少，若以攻邪之法治虚人，纵能暂缓，而复发益频。其复发也，或因于受寒，邪乘虚入，致肝胆疏泄失调。若正气旺盛，邪则无从入；脾胃强壮，升降有度，则馨饪之邪不生矣。

故对年老体弱、发作频繁、不耐攻伐之人，应补脾益气升清以治本，故用补中益气汤，即使不能排出结石，亦可减少复发。

若证见剧痛，腹胀满，便秘尿黄赤者，加大黄、茵陈、山栀子、厚朴、枳实、金铃子、郁金等疏肝利胆，通腑泄浊。

因进食高脂、蛋白而发者，加山楂肉、鸡内金、建神曲、麦芽、茵陈等消积利胆疏肝。

受寒即发者，可加苏叶、防风、藿香、香附、枳壳等畅气解表。

如屠某，女，52岁，1986年2月诊治。

四年前因右上腹部绞痛，B超检查发现胆囊结石（直径1.7cm）。因不愿手术治疗，故用中药清肝利胆排石，以及抗菌消炎、解痉止痛而暂缓。稍进油腻或蛋类之品，或受凉，其病即发，日渐加剧。平素因便秘，数日一行，常服上清丸、牛黄丸、大黄苏打片。

诊见：心下偏右疼痛胀满，全身乏力，欲睡，但夜间又失眠，纳差，口淡无味，大便干燥，唇舌淡、苔白，脉弦无力。

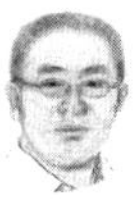

此皆因脾胃气虚，无力运转使然。

乃予补中益气丸，以观后效。服药两瓶（每瓶100g）后痛减，肢软、疲乏除，唯仍失眠，改服归脾丸两瓶，俟后又常服补中益气丸，迄今半年余再未大发作。

用于肾石病

肾石病属中医砂淋、石淋、尿血、腰痛等范畴。方书恒责之下焦湿热阻遏，壅滞日久，积而成石，亦可因肾阳虚衰，阳不化气，气机失畅，郁而成石。故以清热利湿，通淋排石，或温阳化气为正治。

江老认为：无论湿热，还是肾虚，终由局部壅滞，气机不畅，积久成石。病始正盛邪实，当以通淋化气排石为治，然久病体弱，或年老之人，反复发作，当大补其气，气旺则自消，水自行，仲景所论“大气一转，其气乃散”是也。

若尿血涩痛者，加滑石、大蓟、小蓟、琥珀、海金沙。

腰痛甚者，加乳香、没药、白芍、牛膝等。

肢冷、夜尿多，或尿失禁者，加补骨脂、菟丝子、桂枝、制附片等。

如江某，男，62岁，1978年12月17日诊治。

患者素无腰痛史，于两天前，夜间突发左腰绞痛，欲小便，自以为受寒，用热水袋敷痛处，疼痛缓解，唯时欲小便，每次数滴而涩痛，日 20~30 次，尿色微红（镜检发现红细胞，疑为尿路结石）。

此属淋证，当以清热利湿通淋为治。然患者年过花甲，形体素差，神疲，舌淡、苔白，脉数少力。证属中气不足，正虚邪实。治以补气扶正，兼以通淋。

乃用补中益气汤加味：黄芪、金钱草各 30g，党参 15g，升麻、白术、当归、炙甘草、陈皮、琥珀（冲服）各 6g，海金沙 12g，枳壳、柴胡、鸡内金各 10g，水煎。

服两剂后，尿意更频而强忍之，最后实在憋胀难忍，临厕用力，突由尿道内冲出比绿豆大结石一枚，小便豁然而通，顿感畅然，其病若失，迄未再发作。

又如李某，男，53 岁，1986 年 7 月 31 日诊治。

20 天前突然血尿，外科收入住院，经拍片发现左输尿管结石如黄豆大一枚，左肾中度积水，建议中药治疗。

现证：尿频、尿急、色红，无腰痛，频欲大便，量少而不溏，四肢无力，消瘦（体重日减），舌淡红、苔白，脉无力。

病属血尿，为气虚不能统摄。治以补中益气汤加减：黄芪、菟丝子各 30g，枳壳、牛膝、党参各 15g，白术、升麻、柴胡、鸡内金（冲服）各 10g，萆薢 24g，当归、杜仲、乌药各 12g。

服 4 剂，尿量猛增，经武警医院 B 超复查：双肾位置大小形态已正常，结石（0.4~0.5cm）已下至膀胱。小便仍见红，乃仍用上方加三七（冲服）6g，白茅根、金钱草、仙鹤草各 30g 治疗。

缘起

海边拾贝，得之偶然；欢乐之余，便欲展示之。

继承整理江老治尿路结石和慢性肾炎的经验，本拟各撰一文，但发现理论部分，前人之述备矣，有如李白不能题诗咏黄鹤楼：“眼前有景道不得，崔颢题诗在上头。”故只简介方药之运用。

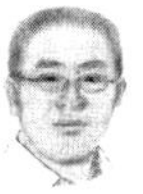

江尔逊经验拾贝

“中气不足，溲便为之变”
——江尔逊治疗尿路结石

江老治尿路结石的经验，主要集中在对四逆散、补中益气汤及自拟“通淋化石散”的恰当运用上。

如肾及输尿管结石伴感染者，突然发生腰部绞痛，少腹拘急，尿痛，尿频，排尿中断或尿血，江老常用四逆散合金铃子散疏肝行气泻火。

药用：柴胡 10~12g，枳壳 10~15g，白芍 30~60g，生甘草 10~20g，金铃子 10g，延胡索 6g（研细吞服）。

发热加青蒿 15g，银花、紫花地丁各 30g。

呕吐加旋覆花 10g（包煎），生赭石 30g，竹茹 15g。

尿血加小蓟、白茅根各 30g，三七粉 3g（吞服）。

若肾及输尿管结石无感染、无严重临床表现者，江老常用补中益气汤配合吞服通淋化石散。

其理论依据是：“中气不足，溲便为之变。”（《灵枢·口问》）

江老认为，中气不足之临床表现多端，并非独指少气乏力，气短懒言等特征性症状。凡尿路结石时间较长，或劳累后原有症状加重，或久服通淋化石方药乏效等，均可考虑为中气不足而试用补中益气汤，俾中气健而复其升降之权，易于排出结石。

方中重用黄芪 30g，试服二至四剂，如无明显不适，便可坚持服用，黄芪用量亦可逐渐增加，最多可至 100g。

口渴、夜热者加石斛、生地、二至丸。

胁肋或少腹隐痛者加白芍、薄荷（即合逍遥散）。

大便干燥者，去白术、枳壳，加山药、陈皮、麻仁。

尿血加花蕊石、白茅根、三七粉（吞服）。

腰骶酸痛加杜仲、续断、怀牛膝。

同时吞服通淋化石散：琥珀末、海金沙、鸡内金（研细）、炒车前子（研细）。四药各等分和匀，早晚各服 6g。

连服一月，如仍无结石排出，便停药，考虑改用其他方法。

另外，据江老长期体验，车前子炒熟研细吞服，通淋化石效果较好，水煎则效差。

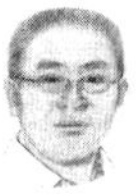

宏观辨证与微观辨证相结合
——江尔逊治疗慢性肾炎

江老认为慢性肾炎多属虚中夹实之证，临床尤以脾肺气虚、三焦湿热蕴结和肝肾阴虚、下焦湿热稽留两种证型最为常见。

1. **脾肺气虚、三焦湿热蕴结。**证见面目及下肢微肿，面色白或淡黄，气短乏力，腰脊酸软、酸重或酸痛，脘闷纳呆，大便微溏，小便微黄量少，舌质偏淡，苔白或微黄而腻，脉濡，蛋白尿经久不消失等。

治宜补脾益肺与宣畅气机、渗利湿热并举。江老常用防己黄芪汤合三仁汤化裁：

黄芪 30~60g，防己 10g，白术 12g，茯苓 15g，杏仁 10g，薏苡仁

20g，桔梗10g（江老之独特经验：桔梗代白蔻宣畅肺气，助黄芪升补脾气，为不可挪移之品），法夏10g，厚朴12g，通草10g，滑石15g，白茅根30g。

蛋白尿经久不消失者，加玉米须、谷精草各60g，生山药30g（平时常用玉米须、谷精草煎汤代茶）。

舌苔厚腻者，加藿梗、佩兰各15g。

腰脊酸痛明显者加杜仲15g，菟丝子、续断各12g。

2. **肝肾阴虚、下焦湿热稽留**。证见面目及下肢微肿，面色晦暗，腰脊酸痛，头晕耳鸣，少寐多梦，小便黄少，口干不欲饮，舌偏红，苔薄黄欠润，脉细数，尿中红细胞长期存在，多有血压升高。

治宜滋补肝肾，渗利下焦湿热。但需注意渗利不伤阴，选药要慎重。

江老常用杞菊地黄汤加怀牛膝、白芍、白茅根，水煎服。

同时用车前子10g，炒熟轧细，分三次吞服，服后小便增多，水肿消退较快。

如腰脊酸痛甚者，加杜仲、续断、骨碎补。

尿中红细胞长期存在者，加花蕊石、茜草，另用三七粉3g、琥珀末6g和匀分三次吞服，连服半月以上。

血压高者加石决明、夏枯草。

头痛、齿衄者合玉女煎。

江老体验，慢性肾炎属纯虚者极少，有的患者舌象正常，看似无湿热稽留，但若纯用补益之药，往往加重病情。实践证明，蛋白尿经久不消失者，亦不可唯事补养与固摄；尿中红细胞长期存在者，忌用温补肾命与耗血动血之药。

缘起

我从1978年起自愿做江尔逊老中医的助手，学习继承和整理研究其学术经验。古人云：“取法乎上，仅得乎中。”然既饮上池之水，感受就是不同。我常常在质疑问难，江老释疑解惑之后，或在共同商讨，江老谈锋奇健，妙语如珠之时，感觉醍醐灌顶，茅塞顿开，胜读十年书！

当年曾经提出过“振兴中医”、“抢救继承”等响当当的口号，也为不少名老中医配备了助手，但成效不尽如人意。记得在1986年“全国中医药学术发展战略研讨会”上，全国名医焦树德老先生曾经发言说：“自己数十年积累的学术经验，如要和盘托出，可能用不了一周就会讲完。但这可是我毕生心血的结晶呀！如果助手、学生们不重视，瞧不起，我会深感痛心的！”我曾亲耳聆听，当时就有晚唐诗人贾岛的名句浮现在脑际：“二句三年得，一吟双泪流；知音如不赏，归卧故山丘！”

此文写于1986年，先由成都中医学院内部刊物《中医高教研究》杂志全文发表，后由《中医杂志》摘要发表。

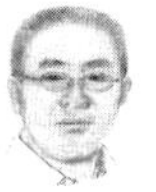

怎样做好名老中医的助手

岁月不饶人，刻下名老中医愈来愈少，为了抢救其宝贵的学术经验，各地纷纷为之配备了助手。名老中医的助手，肩负着学习继承和整理研究其学术经验的双重任务，担子非轻，当好不易。兹结合本人几年来充当江尔逊老中医助手的工作实践，不惧贻笑大方，谈谈粗浅体会，以期抛砖引玉。

尊师重道　虚心学习

韩愈有云："道之所存，师之所存也。"助手虽不是徒弟，但无论从临床经验、理论造诣，还是从年龄、阅历诸方面综合考虑，名老中医都堪为吾师，应当尊师重道，虚心学习。"一勺一饭，来之不易"，名老中医的学术经验，往往是在几十年治病救人和救己的临床实践中，经过反复摸索、验证和领悟后才积累起来的，因而弥觉珍贵。例如江尔逊副主任医师，现年七十岁，临证五十年，精于仲景学说，针、药并擅，善治疑难重证。因其青中年时体弱多疾，故其所积累的大量临床经验中，就有不少是先从自己身上验证，获得佳效后才广施于他人的。如用香附旋覆花汤、控涎丹治悬饮，用自拟"柴陈泽泻汤"治眩晕，用豁痰丸抢救痰热壅肺伤津危证等均是。江老深有感触而言曰："救治疑难重证先从自己身上取得经

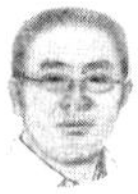

验最好，可惜我不能广患诸疾！”他还引用孙思邈的话说：“‘人命至重，贵于千金，一方济之，德踰于此。’作为一个年轻医生，纵无切身体验，也得治病救人，这就免不了要担些风险。”由于江老早年折节读书，功底深厚，有胆有识，所以新中国成立前他还很年轻时，便不仅在其业师陈鼎三先生指导下救治过多例风痱危证，而且还敢担风险，独立地救治过不少寒温急重证。阅历既多，便是轻车熟路。新中国成立后他曾在西医病房开展中医工作二十余年，运用中医中药救治的疑难重证更不知凡几，遐迩闻名，有口皆碑。像江老这样学验俱丰、德高望重的名老中医，各地都有。他们毕生的宝贵经验，难道不值得助手们肃然起敬、心悦诚服吗？倘若助手不尊师重道、虚心学习，有的名老中医便会守口如瓶，不泄“天机”，助手便无从学，亦无从助之矣。然则亦须明确，尊师重道不是盲从，不是否定助手的独立见解。倘若助手的某些学术见解与名老中医存在着差异，可以开展讨论和辩论，倘若仍然统一不起来，则各自保留之，大可不必曲意逢迎，不必违心地自我否定。比如关于伤寒与温病的关系，江老力主寒温统一，伤寒统温病；我则反对寒温统一，力主伤寒与温病学说各自独立发展。我遵循江老思路撰写文章时阐述前一种观点，经江老修改审定后署他的名交流或发表；我独立发表的文章所阐述的则是后一种观点。求同存异，各得其所，丝毫也不影响继承整理工作。实践证明，即使学术见解有所差异，也不会妨碍成为名老中医的称职的助手。

铢积寸累 重视验证

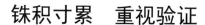

搜集整理名老中医的学术经验，倘能集中大块时间，由名老中医叙述讲解，助手“有闻必录”，走笔成章，固为捷径。但名老中医大多年事已高，精力不济，有的还不善于滔滔不绝地口头表达，因此助手须做“有心人”，处处留心名老中医的医疗活动，着意于铢积寸累，集腋成裘。具体办法，一是临证记录。在跟随名老中医门诊、查房和会诊过程中，随时随地记录，搜集具有整理价值的病案资料。对于疑难重证的救治，不仅要静观默察名老中医在辨证论治的原则性和理法方药的连贯性方面的过硬功夫，而且要困心衡虑其随证施治的灵活性和独辟蹊径的“绝招”。二是质疑问难。助手在临床实践、理论研究、学术争鸣中遇到疑难问题时，应随时主动地以漫谈形式向名老中医请教。问题要提得具体、细致、深入，切忌抽象、笼统，不着边际，一次不要提得太多。只要你善于提问，善于引起名老中医的兴趣，则他们在答疑释难中，常可“思风发于胸臆，言泉流于唇齿”，从而娓娓道来，谈言微中的，其中必然包含着他的学术经验。三是激发回忆。名老中医对眼前事物记忆不牢，但对自己行医的历史，却能记忆犹新。故在了解其生平的基础上，激发他们回忆以往的医疗活动，常可获得珍贵的资料。我几年来搜罗搜辑江老的学术资料，便常常采用以上三种办法。然而古人有云：“行得一事，即知一事，所谓真知矣。”凡属名老中医的临床经验，一有机会就要进行验证。只有亲自验证过，心中才有底，做起文章来才感到踏实。江老治疗悬饮、眩晕、慢性肾炎、尿路结石、消化性溃疡、咳喘等多种疾病的经验，以及桂枝汤、小柴胡汤扩大运用范围的经验等，我都是通过反复验证后才着手撰写文章发表的。当然，人不能事事躬亲实践，助手不可能在短期内将名老中医的临床经验一一验证完毕，但是应该重视验证工作，不放过开展验证的任何一次机会，这是不言而喻的。

系统整理　突出特色

系统整理，是指助手在比较全面、详细地占有名老中医学术资料的基础上，通过去粗取精、由此及彼、由表及里、由现象到本质的探微索隐、改造制作功夫，务求分门别类地抽象、概括出系统的带规律性的认识，一般包括临床经验、学术思想和治学方法三个组成部分。而在系统整理过程中，必须注意突出特色。所谓突出特色，即是突出名老中医读书治学、审疾识证的个人风格，运用理法方药的独到之处。①临床经验：中医学是实践性极强的应用科学，所以助手应集中精力首先系统整理名老中医的临床经验。面对大量的临床资料，怎样分类取舍，重点整理哪些？可依素材的具体内容而定，不必画地为牢，规定统一的模式。但是“大匠诲人必以规矩”，所以一定要揭示辨证论治和理法方药的规律，一定要突出特色，

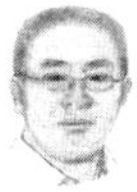

避免低水平的重复，避免平庸肤浅、现象罗列，如个案汇编、验方新编之类。同时，还要实事求是，切忌拔高溢美，“文以纪实，浮文在所必删”。对江老的临床资料，我们拟筛选最能反映他的“方证相对”这一重要学术思想的医案，一个病种一个病种地总结，从中探讨方证相对的原则性和随证施治的灵活性。对较为典型的无效医案，也要总结，找出失败原因，警己亦复警人。②学术思想：名老中医在几十年临床实践和读书治学过程中所形成的较为成熟的学术见解，不论是属于独创性的，还是借鉴古人的，都要结合临床经验系统整理。有的同志不太重视名老中医学术见解中借鉴于古人的部分，认为古已有之，有书可查，整理不出什么新意。这种认识是不全面的。有一则谚语说：同一句格言，从青年人口中说出来和从老年人口中说出来，含义迥然不同。古已有之的学术见解而为名老中医所赞成、提倡和强调，并经得起临床实践检验者，将激发我们进一步去深入探讨，穷原竟委，何况名老中医参验先贤于临床实践时，还往往妙识玄通、频添新意哩！这就更具有深入研究、整理提高的价值了。至于江老的学术思想，除了前已提及的“方证相对”之外，比较重要的尚有：重视六经气化学说、重视复方作用、倡导仲景六经统杂病、仲景理法统时方、针药并举等，均待系统整理，突出特色。③治学方法：系统整理名老中医的治学方法，实质上是探索、研究名老中医成才的道路。名老中医金针度人之处，往往就在他的成才之路上，所以助手要重视这项工作。例如江老的治学方法，高度概括起来虽然只有两句话：“读书与临证相结合，理解与背诵不偏废”，但其中的蕴涵相当丰富。在半个世纪的读书与临证途程中，他在崎岖的小路上不畏劳苦地攀登，经历了多少苦恼与欢乐，失败与成功，曲曲折折，反反复复，直到年届古稀时才概括出这两句至理名言，确实值得深长思之，系统整理。笔者认为深入发掘、系统整理每一位名老中医的治学方法，并以之作为青年中医治学的借鉴，必将加快其成才之速度，而有裨于新一代名医之尽快涌现！

本人浅见寡闻，心拙口夯，尚蒙不弃，备位充数，岂敢捉班做势，聊呈一得之愚与一孔之见而已，识者谅之！

第二卷

尊崇“近代中医第一人”

——张锡纯医学研习记

我为什么特别尊崇张锡纯

中医学史上，高明医家群星灿烂，但我最尊崇的，除了医圣张仲景之外，便是张锡纯。

张锡纯被誉为“中国近代中医第一人”，其毕生经验的结晶——《医学衷中参西录》一书，被誉为“天下第一可法之书”。

古今高明医家所共同具有的长处，如医德高尚、医理精湛、学验宏富、擅治急危疑难重证等，张锡纯无不具备。我认为张锡纯超凡入圣之处，至少有三：

其一，始终站在时代最前列。张锡纯所处的时代，西医学刚传入中国，对中医学造成巨大冲击，中医界一片混乱。张锡纯则始终保持清醒的头脑，既不排斥，也不盲从，而是虚怀若谷，学习研讨，采撷参验，取其长处，补己之短，名曰“参西”。而他把毕生主要精力投入中医学术的研究和实践，名曰“衷中”。他在深入钻研《本经》、《内经》、《伤寒杂病论》，又广搜博采后世诸家之后说：“自晋、唐迄今，诸家著述，非不美备，然皆斤斤以传旧为务，初未尝日新月异，俾吾中华医学渐有进步。夫事贵师古者，非以古人之规矩准绳限我也，唯借其瀹我性灵，益我神智，迨至性灵神智，洋溢活泼，又贵举古人之规矩准绳而扩充之，变化之，引伸触长之，使古人所作，应叹为后生可畏……”“吾儒生当古人之后，当竟古人未竟之业，而不能与古为新，俾吾中华医学大放光明于全球之上，是吾儒之罪也！”雄心壮志，博大胸怀，崇高境界，跃然字里行间。我每读一遍，便心潮澎湃，热血沸腾！

其二，创造性的师承教育。张锡纯认为学医者耳闻不如目睹，“医学校当与医院并立，合为一事，以医院中大夫充医学校中教员。众学生平日闻于师者，及见师之临证处方与所言者若合符节，所治之病又皆能随手奏效，则学生对于经见之证，异日经手自疗，自然确有把握也。”然而当时尚无全国统编中医教材，如按传统采用《内经》、《本经》、《难经》、《伤寒杂病论》等经典作教材，则“取径太远，非阐十年之功于此等书，不能卒业，即使能卒业矣，果能得心应手乎？”所以张锡纯开展师承教育，“不敢徒慕高远，唯授以拙著《医学衷中参西录》”。此书是张锡纯毕生学术经验的结晶，且上溯中医四大经典，旁采后世诸家，穷究博考，探幽索隐，发古人所未发，堪称博大精深，详而美备，加之语言流畅，深入浅出，循循善诱，直观生动。善读其书者，有一种身临其境的感觉，所以一看就懂，一用就灵。坚持不辍，自能渐渐登堂入室，“三年期满，皆能行道救人”。

其三，医理与文理并茂。医书汗牛充栋，高低优劣判然。我乃自学中医，深知初学中医者最怕三类医书：一是语义含混，深奥难懂，读之令人头痛，或昏昏欲眠；二是机械死板，枯燥乏味，读之令人生厌；三是东剿西抄，毫无新意，读之浪费光阴，令人怀疑“开卷有益”之谚。而张锡纯之书，于探幽索隐，穷究博考之际，紧密结合临床，化繁为简，化难为易，化深奥为浅显。其为文也，逻辑缜密，无懈可击；直抒胸臆，酣畅淋漓；纵横捭阖，新意频出；而又清新自然，生动活泼，亲切感人，读之是一种精神享受，令人爱不释手。其医理与文理并茂，交相辉映，光彩照人若此，古今医家，无出其右者。

我自学中医之初，无人指点迷津，便系统自学中医高校教材，也涉猎一些古今医著，感到中医实在抽象、枯燥，但还是硬着头皮学，暗中探索，渐感心劳日拙。幸喜偶然间读到《医学衷中参西录》，眼前一亮，顿觉新风扑面，神清气爽，便一口气读下去，数年间寝馈其中。该书第一卷

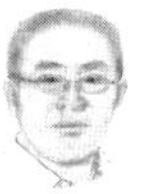

一百六十余首张氏新方，我一边精读默想，死记硬背，一边抄录原方及剂量，以及重要方解，历时三个月。得张氏精粹之后，再转而研读其他医书（包括中医四大经典），便不再有多少拦路虎了。

那时候，我的脑海里经常浮现一副佛家对联：

是谁能放开眼孔看破这大千世界

到此须立定脚跟方入此不二法门

在张锡纯的指引下，我也要立定脚跟，登堂入室！

倘若没有张锡纯，我可能会半途而废，可能不会在崎岖的中医之路上攀登四十年，而且无怨无悔！

缘起

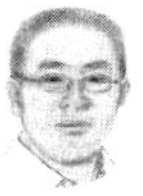

张锡纯当年名满天下，但上世纪新中国成立后至80年代，中医刊物上很少见到这一光辉的名字。

我在学习运用张氏经验屡愈疑难病证十余年之后，渐渐萌生了一种冲动和愿景：要让天下中医都来学习运用张氏的独特经验，以造福人类。

此文写于1980年，一次电影散场后，约在夜间9时动笔，12时搁笔，一气呵成。那时正在探亲，案头没有张氏之书，引文全凭记忆；后来对照原文，错误不多。时年34岁，自许“厚积薄发，一挥而就”。

文章发表在《中医杂志》1981年5期，反响很大，各地医者纷纷来信。新疆一位查姓中医每次来信都是十余页，畅谈学用张锡纯经验的感受，使我深受教益，是难得的知音；内蒙古一位牛姓外科大夫曾十余次来信商治疑难病证，还委托其亲戚（蒙古族）趁入川机会前来我供职的小医院看望我，使我深受感动！

一位学验俱丰且有专著传世的资深主任中医师（四川省名中医、成都中医学院首届研究生）曾主动告诉我：他当年撰写硕士论文时，成都中医学院一位德高望重的著名老教授曾要求他将“张锡纯论治脾胃”一文作为主要参考资料之一；还对他说：此文的写作技巧也值得借鉴。这使我受宠若惊之余，备受鼓舞和鞭策。

文中的四个小标题——扶脾阳益胃阴，并行不悖；升肝脾降胆胃曲尽其妙；补肝气实脾胃独具匠心；慎开破善补养用药独特。不少同道认为高度概括了张氏论治脾胃的独特之处。

此文发表后，一石激起千层浪，仅仅数年间，全国各地中医刊物上探讨张锡纯学术经验的文章犹如雨后春笋，令人目不暇接。

此曲只应天上有

——张锡纯论治脾胃

张锡纯（1860—1933），河北盐山县人，近代具有革新精神的著名医学家。他不仅在传统中医学术上造诣很深，而且还能顺应科学发展潮流，博采当时西医学之长处，力图沟通中西两种医学体系，名曰“衷中参西”。他一生的学术经验，荟萃于《医学衷中参西录》中。是书立意新颖，见解独特，注重实践，讲求疗效。善用其方药者，效验异常，故能流传海内外，备受欢迎。今不揣谫陋，爰采书中有关论治脾胃之独特经验，作一简介，以期抛砖引玉。

扶脾阳　益胃阴　并行不悖

中医学史上论治脾胃之名家，当首推李东垣和叶天士。李氏善升补脾阳，用药多刚燥；叶氏善滋养胃阴，用药多柔润。张氏则兼采二家之长，熔于一炉，创制了不少调补脾胃的有效方剂。如资生汤、资生通脉汤、扶中汤等。方中刚柔并用，燥润兼施，扶脾阳，益胃阴，并行不悖，两擅其长，广泛地应用于多种疾病。

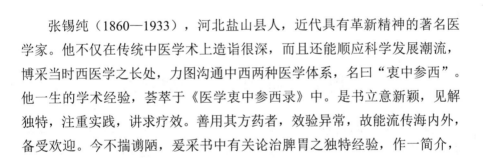

为什么张氏治疗许多疾病都要从补养脾胃入手？为什么张氏在补养脾胃时总是扶脾阳与益胃阴同时并进？我的理解是，他治疗的许多疾病，如劳瘵、经闭、膈食、久泄等，都属于慢性虚弱性疾病，证候错综复杂，气、血、阴、阳都有亏损，单纯的补气、补血、补阴、补阳等补偏救弊方法是很难奏效的，唯有从调补脾胃，重建中气入手，方能缓缓见效。《灵枢·终始篇》云：“阴阳俱不足，补阳则阴竭，泻阴则阳脱，如是者可将以甘药，不可饮以至剂”，殆即此意。仲景治虚劳证阴阳两虚之用小建中汤，健运中气，平调阴阳，已肇其端矣。张氏曾解释：“人之脾胃属土……故亦能资生一身。脾胃健壮，多能消化饮食，则全身自然健壮，何曾见有多饮多食，而病劳瘵者哉？”至于调补脾胃时必须扶脾阳与益胃阴同时并进者，盖因病至于斯，亦非单纯的脾阳虚或胃阴虚，而是或先损脾阳，阳损及阴；或先损胃阴，阴损及阳，呈现脾阳与胃阴俱虚的病状。故扶脾阳与益胃阴，必须有机地结合起来。这种方法在临床上使用的机会很多，不失为治疗慢性虚弱性疾病和某些急性病恢复期的有效方法。

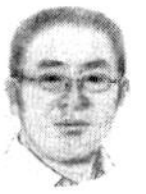

升肝脾　降胆胃　曲尽其妙

脾胃共处中焦，为人体气机升降之枢纽。脾气升，方能运化水谷精微以灌溉四旁；胃气降，方能受纳、腐熟水谷，传送糟粕于体外。张氏认为，脾升胃降，这不仅是脾胃本身功能正常的标志，而且是肝胆功能正常的标志。

为了印证他的这一重要的学术思想，他引用黄坤载说：“肝气宜升；胆火宜降。然非脾气之上行，则肝气不升；非胃气之下降，则胆火不降。”他认为黄氏的这几句名言是对《内经》“厥阴不治，求之阳明”，和《金匮》“见肝之病，知肝传脾，当先实脾”的最好的注语，并作了详尽的发挥：“欲治肝者，原当升脾降胃，培养中宫，俾中宫气化敦厚，以听肝木之自理。即有时少用理肝之药，亦不过为调理脾胃剂中辅佐之品。所以然者，五行之土原能包括金木水火四行；人之脾胃属土，其气化之敷布，亦能包括金木水火诸脏腑。所以脾气上行则肝气随之上升；胃气下行则胆火自随之下

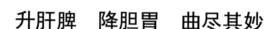

降也。”至于升肝脾、降胆胃之具体运用，约有四端：

1. **升脾降胃**。如治因肝气不舒，木郁克土，致脾胃之气不能升降，胸中满闷，常常短气之“培脾舒肝汤”，方中“白术、黄芪，为补脾胃之正药，同桂枝、柴胡，能助脾气之升，同陈皮、厚朴，能助胃气之降。清升浊降满闷自去，无事专理肝气，而肝气自理。”

其治疗肝郁脾弱，胸胁胀满，不能饮食之“升降汤”，与本方大同小异。

又如治疗气郁成臌胀，兼治脾胃虚而且郁，饮食不能运化的“鸡胵汤”，方中白术、柴胡助脾气之升，鸡内金、陈皮助胃气之降，一升一降，气自流通。若遇脾不升胃不降之证而兼肺胃津伤，或兼肝肾阴亏，不宜用升麻、柴胡、陈皮者，则以麦芽升脾（麦芽生用善升），桂枝升脾兼以降胃（气之当升者遇之则升，气之当降者遇之则降），又用花粉、玄参诸凉润药以调剂桂枝之温热，使药性归于平和，可以久服无弊。真是圆机活法，左右逢源！

2. **升肝降胃**。治肝气郁兼胃气不降：“肝主左而宜升，胃主右而宜降。……以生麦芽、茵陈（笔者按：张氏所用茵陈，实系青蒿）以升肝，生赭石、半夏、竹茹以降胃，即以安冲；用续断者，因其能补肝，可助肝气上升也；用生山药、二冬者，取其能润胃补胃，可助胃气下降也。”升肝之药，柴胡最效，然治肝不升胃不降之证，则不用柴胡，而以生麦芽代之。盖因柴胡不但升肝，且能提胃气上逆，“至生麦芽虽能升肝，实无妨胃气之下降，盖其萌芽发生之性，与肝木同气相求，能宣通肝气之郁结，使之开解而自然上升，非若柴胡之纯于升提也。”

另一方面，若遇单纯胃气不降之证，于重用赭石及鸡内金、厚朴等降胃之药时，亦配用少量柴胡（3g 以下）以升肝，因“但重用镇降之药，恐有妨于气化之自然，故少加柴胡以宣通之，所以还其气化之常也”。倘非阅历之深者，何能有此探微索隐之论！

3. **胆胃同降**。如治疗呕吐，因于胃气上逆，胆火上冲的“镇逆汤”，用青黛、龙胆草、生杭芍以清降胆火，用赭石、清半夏沉降胃气。同时仿左金丸之意，用吴萸 3g 以开达肝郁。笔者曾用此方治疗急性胆囊炎、急性胰腺炎之呕吐不止，颇有效验。

4. **肝脾同升**。张氏认为，脾居中焦，为水饮上达下输之枢机，枢机不旺，则不待上达而即下输，小便不禁之证生焉。“然水饮降下之路不一，《内经》又谓：‘肝热病者，小便先黄’，又谓：‘肝壅两胠满，卧则惊悸，不得小便。’且芍药为理肝之主药，而善利小便。由斯观之，是水饮又由胃入肝，而下达膀胱也。”故制“醒脾升陷汤”，治疗脾气虚极下陷，小便不禁。“方中用黄芪、白术、甘草以升补脾气，即用黄芪同寄生、续断以升补肝气，更用龙骨、牡蛎、萸肉、萆薢以固涩小肠也。”

笔者治此证，恒加用菟丝子30g，或将菟丝子炒熟轧细，用药汁送服，每次10g，奏效甚捷。

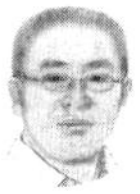

补肝气　实脾胃　独具匠心

补肝气，即可以实脾胃，这是张锡纯重要的学术思想。但“肝气”一词，传统上只作为病理概念使用，故鲜有言补肝气者。张氏对于补肝气则别有会心，且言之成理，容易使人信服：“肝属木而应春令，其气温而性喜条达，黄芪性温而升，以之补肝，原有同气相求之妙用。愚自临证以来，凡遇肝气虚弱，不能条达，一切补肝之药不效者，重用黄芪为主，而少佐理气之品，服之，复杯之顷，即见效验……是知谓肝虚无补法者，非见道之言也。”而补肝气，即可以实脾胃。“因五行之理，木能侮土，木亦能疏土也。曾治有饮食不能消化，服健脾暖胃之药百剂不效。诊其左关太弱，知系肝阳不振（笔者按：张氏有时将肝气与肝阳混称），投以黄芪一两，桂枝尖三钱，数剂而愈。又治黄疸，诊其左关特弱，重用黄芪煎汤，送服金匮黄疸门硝石矾石散而愈。”

张氏之反复强调补肝气以实脾胃这一个侧面，实有感于当时医界之流弊也。他不无激愤地批评道：“世俗医者，动曰平肝，故遇肝郁之证，多用开破肝气之药”，“不知人之元气，根基于肾，而萌芽于肝。凡物之萌芽，皆嫩脆易于伤损，肝既为元气萌芽之脏，而开破之若是，独不虑损伤元气之萌芽乎？”笔者认为，张氏的这种批评在今天仍未失去现实意义。

慎开破　善补养　用药独特

阳明胃气以息息下行为顺，若胃气一旦壅塞，必转而上逆，上为胀满，下为便结，治之者必投以开破气分之药。倘若选药不当，往往无效，甚至愈开破则愈壅塞，且元气受戕，变证丛生。是以张氏治此证尤其小心谨慎，谆谆告诫医者切勿滥用开破套药，如半夏、苏子、蒌仁、竹茹、厚朴、枳实等类，而喜重用赭石降胃镇冲，往往随手取效。并认为赭石药性平和，降胃而不损胃，非重用不能治大病。他亦不喜用消导套药，如炒三仙、莱菔子等，而喜用生鸡内金，认为生鸡内金降胃、消食、磨积、活血之力俱备，为消导药之最佳者。他还认为，医界传统习用的理气破气药物，如香附、郁金、木香、青皮、陈皮等，常规处方用量很轻，或几分，或一二钱，短时服之，难显其弊，久久服之，必暗耗人身之元气，必须引起警惕！而对于传统习惯认为比较猛峻的破气破血药物，如三棱、莪术、乳香、没药、䗪虫、水蛭等，却认为药性平和，恒喜用之。他的这些经验，需要进一步在临床实践中验证。另一方面，他又善用补养药物治疗脾胃虚弱之证，积累了丰富的经验，至少有两点是别具一格的：

第一，善于重用补养药。如重用山药、白术、黄芪等。其中山药不仅味甘归脾，且色白入肺，液浓入肾。能滋胃阴又能利湿，能滑润又能收涩，性甚平和，非重用不能建功，多服常服，毫无流弊。张氏治热痢下重，亦敢放胆用之。

白术善健脾胃，消痰水，止泄泻。因其质重，须重用方显良效。如张氏治一少年，咽喉常发干，饮水连连不能解渴，诊其脉微弱迟濡，当系脾胃寒湿，不能健运，以致气化不升也，投以四君子汤加干姜、桂枝尖，方中重用白术两许，一剂渴即止。又治一妇人行经下血不止，四诊合参，属脾胃虚甚，中焦不摄，下焦不固，于治下血方中加白术30g、鸡内金30g，服一剂血即止。

黄芪，前人谓其补脾肺两脏，张氏独具只眼，谓其补肝脾肺三脏，而升补肝脾之气，为其特长。凡遇肝虚脾弱，廉于饮食，不耐风寒、劳累之证，恒于健补脾胃方中，重用黄芪温升肝脾之气，收效颇捷（笔者按：《神农本草经》载黄芪主“小儿百病”，叶天士注：“小儿稚阳也，稚阳为少阳，少阳生气条达，小儿何病之有？黄芪入少阳，补生生之元气，所以概主小儿百病也”。虽未明言黄芪补肝气，却有弦外之音。故张氏之见解不无所本）。

此外，张氏还喜重用芍药配甘草，即“芍甘汤”，认为酸甘化阴而能滋阴，酸甘化合，甲己化土，味近人参，大有益于脾胃。

第二，善将补养药与开破药合用。如喜以参、芪、术与三棱、莪术并用，“大能开胃进食，又愚所屡试屡效者也。”治脾胃虚弱，不能饮食而生痰之证，用生白术、生鸡内金各60g，轧细焙熟蜜丸服。治痿废，遵“治痿独取阳明”之旨，拟“振颓汤”，方中以参、芪、术补脾胃，当归、乳香、没药、威灵仙等流通气血，祛风消痰。治腿疼、腰疼，其饮食减少者，方中亦重用白术，辅以当归、乳香、没药、陈皮、厚朴等。治胃气不降，胸膈满闷，大便干结，用生熟山药各21g，赭石30g。

至于补养药与开破药之配合，如何才能恰到好处，张氏亦深有体会。他说：“尝权衡黄芪之补力，与三棱、莪术之破力，等分用之原无轩轾。尝用三棱、莪术各三钱，治脏腑间一切癥瘕积聚，恐其伤气，而以黄芪六钱佐之，服至数十剂，病去而气分不伤，且有愈服而愈觉强壮者。若遇气分甚虚者，才服数剂，即觉气难支持，必须加黄芪，或减三棱、莪术，方可久服。盖虚弱之人，补药难为功，而破药易见过也。若其人气壮而更兼郁者，又必须多用三棱、莪术，或少用黄芪，而后服之不致满闷”。这些来自数十年医疗实践的直接经验，实属宝贵之至。

通过以上介绍可以看出，张锡纯之论治脾胃，确有其独特的见解：脾阳与胃阴并重；升肝脾与降胆胃兼施；补肝气即是实脾胃；补养与开破结合，用药独特，而恰到好处。这些宝贵的经验都值得我们在临床上反复验证，在理论上认真研究，整理提高。

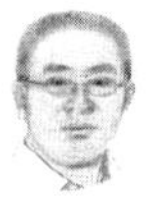

缘起

张锡纯的大气下陷学说，虽源于《内经》，也属于原创精品，他所创制的升补大气的升陷汤，比补中益气汤更为纯正。

此文先投一家地方性中医刊物，被退稿；转而高投《中医杂志》，幸蒙采用，发表后曾被多次引用。

那时我在农村基层医院工作，但《中医杂志》认稿不认人，发表拙文多篇，还赐函指点迷津，使我深受鼓舞和鞭策。时至今日，该刊仍不收审稿费和版面费，鹤立鸡群，芳林独步，令人肃然起敬！

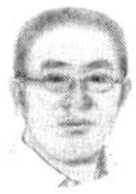

“近代中医第一人”的独创

——张锡纯对大气下陷证的鉴别诊断

张锡纯《医学衷中参西录》对大气下陷证的论说，具有深远的理论意义和临床价值。张氏认为，大气充满胸中，即是《内经》所言之宗气。他说：“夫均是气也，至胸中之气，独名为大气者，诚以其能撑持全身，为诸气之纲领，包举肺外，司呼吸之枢机，故郑而重之曰大气。”大气发生于先天肾气，培养于后天水谷之气，积贮于胸膺空旷之府。大气不但为诸气之纲领，而且为周身血脉之纲领。举凡营卫之敷布，中气之化谷，三焦之决渎，以及五脏六腑、肢体百骸之气血阴阳生生不已，莫不赖乎大气之统摄。故与先天元气同为紧要者。

张氏认为，大气之主要病理，就是因虚而下陷。他说：“此气一虚，呼吸即觉不利，而且肢体痠懒，精神昏聩，脑力心思，为之顿减。若其气虚而且陷，或下陷过甚者，其人即呼吸顿停，昏然罔觉。”在他看来，《内经》所谓“上气不足，脑为之不满，耳为之苦鸣，头为之苦倾，目为之眩”，就是大气下陷之证。张氏从临证中体验到此证“多得之力小任重或枵腹力作，或病后气力未复，勤于动作，或因泄泻日久，或服破气药太过，或气分虚极自下陷……”

张氏指出，大气下陷之主症为“气短不足以息，或努力呼吸，有似乎 喘，或气息将停，危在顷刻”。其常见脉象为“沉迟微弱，关前尤甚。其剧者，或六脉不全，或参伍不调”。这类脉证，无论在内伤慢性衰弱性病证，或外感急难危重病证过程中，均可见到，实系心肺功能极度低下，全身衰竭所致，若认证不确而投以开破气分之药，往往祸不旋踵。并指出其主要兼证，或为寒热往来：大气初陷，阳气郁而不畅则作寒；既陷之后，阳气蓄而欲宣则作热。迨阳气蓄极而通，仍复些些上达，则又微汗而热解，如是循环往复，不可误认为柴胡汤证。或为咽干作渴：大气陷后，津液不能随气上潮，不可误认为热盛津伤。或为满闷怔忡：大气陷后，心肺失却包举，呼吸不利则自觉满闷，不可误认为气逆胸中；心无所丽则怔忡，不可单作心气心血不足观。或为神昏健忘：大气陷后，不能上达于脑，脑髓神经无所凭借，不可单从心肾虚弱上求治法。

大气下陷有其特定的证因脉治规律，这是容易为医者掌握和运用的。然而在有的患者身上，往往会出现一些似是而非的症状，容易误诊误治。综观张氏之说，约有如下数端：

1. **喘证**。张氏指出，大气下陷者，气短不足以息，或努力呼吸，有似乎喘。医者不识病因，犹误认为气逆作喘，而用降气之药，则陷者益陷，凶危立见矣。

鉴别要点：

喘证，“无论内伤外感，其剧者必然肩息（《内经》谓喘而肩动者为肩息）。

大气下陷者，虽至呼吸有声，必不肩息。盖肩息者，因喘者之吸气难。不肩息者，因大气下陷之呼气难也……又喘者之脉多数，或有浮滑之象，或尺弱寸强。大气下陷之脉，皆与此成反比例，尤其明征。”

按：张氏此处所鉴别之喘证，系指实喘与上盛下虚之喘，而不包括肺气虚之喘。盖因肺气虚之喘，亦可出现呼气难也。不过，肺气虚之喘与大气下陷，其基本病理原相通，故张氏不复赘言。

2. **寒饮结胸**。张氏指出，大气下陷者脉象沉迟微弱，胸中短气，与寒饮结胸颇相似。

鉴别要点：

“诊其脉似寒凉，而询之果畏寒凉，且觉短气者，寒饮结胸也。

诊其脉似寒凉，而询之不畏寒凉，唯觉短气者，大气下陷也。”

“寒饮结胸短气，似觉有物压之。大气下陷之短气，常觉上气与下气不相接续。”是医者不可无问诊，而唯凭脉诊以决之也。

3. **血上溢**。张氏指出，方书谓吐衄、倒经等血上溢之证，多缘于血随气升，而用降气止血之药，不知大气下陷亦可致血上溢也。“夫大气为诸气之纲领，大气陷后，诸气无所统摄，或更易于上干。且更有逆气上干过甚，排挤胸中大气下陷者……又转有因大气下陷，而经血倒行，吐血衄血者。是知大气既陷，诸经之气无所统摄，而或上或下错乱妄行，有不能一律论者”。

按：张氏此论，虽未尝指出鉴别要点，然纵观其医案，凡血上溢之证，若同时具备一派大气下陷之主症主脉者，即应按法治之。

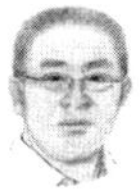

4. **气郁**。张氏指出，方书谓气郁者常太息，即呼吸之间，时出长气一口，以畅其气机也。然大气下陷者，胸中必觉短气，故亦常太息以舒其气也。若投理气开郁之药，必然愈开愈陷。故张氏谆谆告诫曰：“愚愿业医者，凡遇气分不舒之证，宜先存一大气下陷理想，以细心体察……”确为阅历之言！

5. **中消**。张氏指出，方书谓中消者恒多食善饥，当责诸胃热。然大气下陷者，胃中之气亦可速于下行，饮食亦因之速下而多食善饥。若不细心鉴别而按中消论治，焉望中窾！

6. **中气下陷**。张氏指出，中气下陷与大气下陷，既有区别又有联系。大气为诸气之纲领，中气自在大气统摄之中。大气一陷，中气失其统摄，亦可下陷；大气以水谷精微为养料，中气一陷，水谷精微匮乏，大气失其养料，亦可虚而下陷。故大气下陷与中气下陷之病理虽相通，但前者往往比后者严重。

在他看来，东垣精于中气下陷而不识大气下陷，“……东垣于大气下陷证，亦多认为中气下陷，故方中用白术以健补脾胃，而后来之调补脾胃者，皆以东垣为法。夫中气诚有下陷之时，然不若大气下陷之尤属危险。间有因中气下陷，泄泻日久，或转至大气下陷者，可仿补中益气汤之意于拙拟升陷汤中，去知母加白术数钱。若但大气下陷，而中气不下陷者，白术亦可不用，恐其气分或有郁结，而芪术并用，易生胀满也。”笔者认为升陷汤较补中益气汤更纯正，就是从这个意义上而说的。

综上所述，张锡纯对大气下陷证之鉴别诊断，经验宏富，说理透彻，并通过不少翔实可信的鉴别诊断验案，向我们提供了宝贵的临证经验，值得我们进一步学习。

缘起

此文1986年发表于《中医杂志》。当年审稿编辑来信说初步决定采用，同时又严厉批评道：“文章要用白话写，半文半白，文白夹杂，读之令人生厌！”我将此批评广泛告知同道，皆不以为然，有人还说：“‘读之令人生厌’句，也是文白夹杂。”

但我细想批评有合理之处，故四年后我应邀为《中国乡村医生》（《中国社区医师》）杂志撰写“名师垂教”专栏文章时，便时时告诫自己：千万不要读来令人生厌！

“名师垂教”系列文章获得了广泛的认可，这还得衷心感谢当年那位不知姓名的编辑先生！

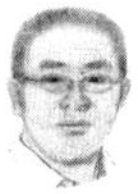

真假难辨怎么办?

——张锡纯运用塞因塞用法的经验

塞因塞用，即用补药治疗假实真虚证的方法。近代名医张锡纯颇擅斯法。兹采《医学衷中参西录》中运用塞因塞用法治疗满闷、癃闭、水肿之独特经验，略作探析，介绍于下。

满　闷

胸脯或胸腹满闷之证，实者居多，然亦不乏假实而真虚者。张氏体验，脾胃真气外泄与大气下陷者，均可致之，倘误作实证而用开通之药，往往凶危立见；误作虚中夹实而用攻补兼施之法，亦利少弊多，宜用塞因塞用法。

1. **脾虚气泄**。张氏认为，胸腹满闷之属于脾虚气泄者，其脉象较特殊："大而弦，按之似有力，非真有力。"何谓似有力非真有力？张氏曰："脉之真有力者，皆有洪滑之象"，"既无起伏之势，又无贯珠之形，虽大而有力，实非真有力也。"弦为肝脉，肝木横恣，必侵侮脾土；而冲脉上隶阳明，脾胃气虚，冲气即易于上逆，"此时脾胃气化不固，既有外越之势，冲气

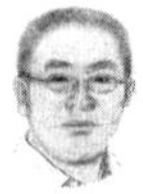

复上干而排挤之，而其势益外越，故其脉又兼大也。”张氏认为，胸腹满闷之证，倘脉大而弦，按之似有力非真有力者，乃脾胃真气外泄、冲气上逆之确征。故张氏主以塞因塞用之法，制“镇摄汤”，以野台参、生芡实、生山药、萸肉、茯苓等补摄脾胃之真气，辅以生赭石、清半夏降胃镇冲，而不用开通气分之品。其中赭石一味，其性甚平和，虽降逆气而不伤正气，无开破之弊。

笔者临证体会，此证乃患者自觉堵塞，而无胀感，亦少嗳气、矢气，用四君子或六君子汤均难取效。因脾胃真气外泄，与脾胃气虚或脾胃气虚夹痰气者，实不能等同。

2. **大气下陷**。大气下陷之主症为气短不足以息，因呼吸不利而自觉胸膈满闷。据张氏经验，大气下陷所致之满闷，其脉微细迟弱。此证易与寒饮结胸相混淆，不可不辨。其一，辨是否畏寒凉：“诊其脉似寒凉，而询之果畏寒凉，且觉短气者，寒饮结胸也；诊其脉似寒凉，而询之不畏寒凉，唯觉短气者，大气下陷也。”其二，辨胸膈有无压迫之感：“寒饮结胸短气，似觉有物压之；大气下陷短气，常觉上气与下气不相接续。”寒饮结胸之满闷，乃因寒饮溢于膈上，或结于胃口，故畏寒凉而有压迫之感；大气下陷之满闷，乃因大气虚而下陷，不能紧紧包举肺外，故不畏寒凉，而有上气与下气不相接续之感，若妄投开破之药，祸不旋踵。

张氏曾载一案：有兄弟二人，冬日烤火，闭户塞牖，迨至春初，二人皆觉胸中满闷，呼吸短气。医者不知病因，竟投以开破之药。数剂之后，其兄竟至不起。其弟服药亦增剧，改延张氏，张氏投以升陷汤（生黄芪、知母、柴胡、桔梗、升麻）去知母加干姜，数剂而满闷消失。

癃　闭

癃闭之证，乃下焦之气化失职，病位在膀胱，宜通利之法。然亦有假实真虚而宜塞因塞用之法者。张氏认为，阳分虚损，气弱不能宣通，或阴分虚损，血亏不能濡润，均可导致癃闭。故宗塞因塞用之旨，制“宣阳汤”，重用人参大补阳气，少佐地肤子，以治阳虚之癃闭；制“济阴汤”，重用熟地大滋阴液，亦少佐地肤子，以治阴虚之癃闭。

张氏治一癃闭重证，小便滴沥全无，全身水肿，衰惫日甚，其脉数而无力，断为阴阳俱虚，气化伤损，予上二方轮流服之。先服济阴汤三剂，小便稍利，次服宣阳汤三剂，小便大利；再服济阴汤，小便如泉涌，肿遂尽消。以塞因塞用法治假实真虚之癃闭，不可纯用补药。因癃闭毕竟属于闭塞之证，故于重用补药之时，亦宜少佐通利之品，俾补药直达病所而奏效。

水　肿

张氏治水肿，尤着意于塞因塞用之法。他认为水肿有虚有实，而虚者居多——“盖病至积成水肿，即病因实者，其气血至此，亦有亏损”，日久天长，未有不损及阴阳者。气血阴阳愈虚，水肿愈甚，当详辨其气血阴阳之虚而重用补药。张氏说：“对于此证，纵不用除湿猛剂，亦恒多用利水之品。不知阴虚者，多用利水之药，则伤阴；阳虚者，多用利水之药亦伤阳。夫利水之药，非不可用，然贵深究病因，而为根本之调治。利水之药，不过用作向导而已。”

1. **阴虚水肿。**阴虚水肿患者，身形虽浮肿，然必有阴虚之象，如咽干口燥、舌红少苔或无苔、脉细数等。张氏或用八味丸去附子，加知母、白芍取效；或重用滋阴之品，兼取阳生阴长之义，而以黄芪辅之。

尝载一案：一妇人因阴虚小便不利，积成水肿甚剧，大便旬日不通，一老中医投以八正散不效，张氏之友用生白芍 180g，煎汁两大碗，再用阿胶 60g，熔化其中，尽剂而二便皆通，肿亦顿消。张氏释之曰：“此必阴虚不能化阳，以致二便闭塞。白芍善利小便，阿胶能滑大便，二药兼用，又大能滋补真阴，使阴分充足，以化其下焦偏胜之阳，则二便能通利也。”

可知治阴虚水肿用塞因塞用之法时，须重用塞（滋阴）、通（利小便）兼擅之药，除白芍、阿胶外，其他如山药、百合、薏苡仁、生扁豆、猪苓、泽泻、石斛、车前子、白茅根、滑石、琥珀等，皆可酌选。

2. **阳虚水肿。**“人之水饮，非阳气不能宣通”。张氏则制“加味苓桂术甘汤”，以通补心脾肾三脏阳气。“上焦阳虚者，水饮停于膈上。中焦阳虚者，水饮停于脾胃。下焦阳虚者，水饮停于膀胱。水饮停蓄既久逐渐渍于周身，而头面四肢皆肿……”心脾肾三脏之阳气，原是一以贯之，虚则皆虚，故张氏同时温补心脾肾三脏之阳气，其自注：“用苓桂术甘汤，以助上焦之阳。即用甘草协同人参、干姜，以助中焦之阳。又人参同附子，名参附汤（能固下焦元阳将脱），协同桂枝，更能助下焦之阳。”

3. **气虚水肿**。张氏治气虚水肿，必重用黄芪，因其补气力颇宏，且能升气，“大气一转，其结乃散”。

他曾治一人，小便不利，周身漫肿，自腰以下尤甚，起坐则连连喘息，脉沉濡，乃断为大气虚而下陷之水肿，以升陷汤加味重用黄芪，一剂小便通利，数剂水肿全消。

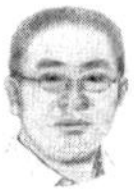

横空过雨千峰出

——张锡纯治寒温经验钩玄

寒温，包括伤寒与温病。近代名医张锡纯曾以善治寒温闻名于世。综观其治疗经验，虽不算全面系统，详而美备，却也自成风格，初具规模。盖因其毕生注重实践，讲求疗效，事非躬亲，不敢立言。而一旦立言，必是迭经验证的真知灼见，语无虚发，掷地有声，切中肯綮，足资师法。兹采《医学衷中参西录》中有关寒温证治之经验，勒要钩玄，略作探讨。悖谬之处，尚祈同道指正。

外因内因一体论　顾念内因

寒温之病因，分内因（体质）、外因（邪气）两端，前贤早有论述。而侈谈外因，忽视内因者，往往治不中窾。张锡纯针对此等时弊而重申之曰："外感之着人，恒视人体之禀赋为转移，有如时气之流行，受病者或同室同时，而其病之偏凉偏热，或迥有不同，盖人脏腑素有积热者，外感触动之则其热益甚；其素有积寒者，外感触动之则其寒益甚也。"既"视人体之禀赋为转移"，则内因是决定性的，是发病之根据；外因是非决定性的，是发病之条件。张氏对寒温之论治，即是以此种病因学说为其基本的出发点。

张氏认为，诊治寒温，若发病之初不顾念体质病因，等到病入三阴，或入营动血、虚象毕露时才考虑体质而思图救，则难矣。若发病之初，即留心脏腑经脉、气血津液之盈亏或乖顺，辄易于遣选的当之方药，促其早愈。

如桂枝汤证，“乃卫气虚弱，不能护卫其营分，外感之风直透卫而入营……”而“推原其卫气不能卫护之故，实由于胸中大气之虚损”。盖因“营卫原与胸中大气息息相通，而大气实为营卫内部之大都会……大气虚者，其营卫即不能护卫于外而汗出淋漓……”故张氏用桂枝汤时，恒加黄芪以升补胸中大气。

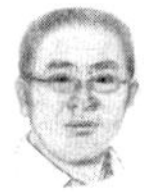

麻黄汤证：张氏用麻黄汤治伤寒有效有不效，其不效者，服药汗出后其病恒转入阳明也。“后乃悟今人禀赋多阴亏”。遂于方中加知母以滋阴退热，服之皆效。间有阳气虚者，又加补气药以助之出汗。而麻黄之用量，亦因人而异。如劳碌风尘，与长居室中者，其肌肤之厚薄强弱原不相同，岂能一视同仁哉！

大青龙汤证，“原系胸中先有蕴热，又为风寒锢其外表，致胸中之蕴热有蓄积外越之势”。

少阳病：张氏指出，偶受外感，即口苦、心烦、寒热往来者，必“其人胆中素有积热”。“凡人得少阳病，其未病之先，肝胆恒有病不舒，木病侮土，脾胃亦恒先受其扰”。少阳病主方——小柴胡汤，清代医者多畏用之，“诚以古今之人，禀赋实有不同……今人体质多上盛下虚，上焦多浮热……”而忌柴胡之升提也。

至若温病初起，即宜顾念体质病因者，张氏尤三致意焉。“盖内虚之人，易受外感，而阴虚蕴热之人，尤易受温病。故无论风温、春温，兼阴虚者，当其发表、清解、降下之时，皆宜佐以滋阴之品……”

检索张氏治温病初起之验案，知其不特以顾念阴津为务，若兼大气下陷者，必加升补气分之药；兼气虚气郁者，辅以补气舒郁之品，均细察精详，顾念内因，药证合拍，故能早期治愈，殊少发生传变者。

变通古方制新方　大出巧手

张锡纯认为，治寒温之方药，古已大备。然运气不齐，古今异轨，证候多变，难拘一格。若临证疏方，唯事师古，“斤斤以传旧为务”，焉能切中肯綮，应变无穷！“夫事贵师古者，非以古人之规矩准绳限我也……贵举古人之规矩准绳而扩充之，变化之，引伸触长之……”张氏治寒温之变通古方，或创制新方，皆能立足实践，大出巧手，频添新意，发古人所未发。

张氏之变通古方，固系独家之心法，今人鲜有重复验证者；然其心灵手巧处，又不无启人智慧者，至少亦可以“聊备一格”。

如前述“麻黄加知母汤”，辛温发表之中兼寓清热，自无汗后不解之虞。“加味桂枝代粥汤”，即桂枝汤加黄芪、防风、知母，不需啜粥。盖因世人服桂枝汤，多不啜粥，所以无效，病转内陷，故王清任深诋桂枝汤无用。“非无用也，不啜粥故也，是以愚用此方时，加黄芪以升补大气，以代粥补益之力，防风宣通营卫，以代粥发表之力……而又恐黄芪温补之性，服后易至生热，故又加知母，以预为之防也”。

“通变大柴胡汤”，治伤寒温病，表证未罢，大便已实者。方以大黄泄热通便；薄荷、防风散表邪以防其内陷；柴胡升提以防邪之下陷。

“加味越婢加半夏汤”，即越婢加半夏汤再加山药、玄参、麦冬、牛蒡子，治素患劳嗽，因外感袭肺，而劳嗽益甚，或兼喘逆，痰涎壅滞者，“此内伤外感兼治之方也。”

值得一提者，张氏治寒温之用石膏，必用生者；而此方中之石膏却煅用，欲借其收敛之力，将肺中之痰涎凝结成块，易于吐出，而试之果效。其巧如斯，令人折服。

张氏之创制新方　微旨有三

一曰补阙。如少阴热化证，心中烦不得卧者，黄连阿胶汤主之。“若其为日既久，而热浸加增，或其肾经素有蕴热，因有伏气之热激发之则其热益甚，以致心肾皆热，其壮热充斥于上下，又非此方何能胜任矣”。

乃制“坎离互根汤”补其阙，俾大清其壮热，立复其真阴，引肾水上升与心火相济。

又如温病中之阴亏滑泻证，“其人胃阴素亏，阳明府证未成，已燥渴多饮，饮水过多，不能运化，遂成滑泻，而燥渴益甚”。治此证者，无现成古方可供化裁。若清其燥热，则滑泻愈甚；若止其滑泻，则燥热愈甚。张氏大出巧手，制“滋阴清燥汤”，用山药滋阴退热止泻，滑石清燥热而利水止泻，佐白芍滋阴血、利小便，甘草燮理阴阳和中宫，亦为清热止泻之品，汇集成方，效验异常。若表证未解，或温疹兼此证者，去山药，加连翘、蝉蜕（滋阴宣解汤）。又若服开破之药伤其气分，致滑泻不止者，上方加熟地、党参、酸石榴或煅牡蛎（滋阴固下汤）以救其误。

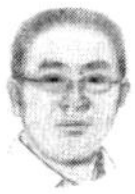

二曰代用。治寒温重证，原有的当之方，因方中有猛峻之药，人多畏而不敢用，因循致误者多矣。张氏深晓此等流俗，颇难一时荡尽，而又为救人之热肠所迫，故竭精殚虑，匠心独运，另制代用之方。

如大结胸证，本宜大陷胸汤，“后世治结胸证敢用此方者，实百无二三。一畏方中甘遂有毒，一疑提纲论脉处，原明言数则为虚，恐不堪此猛烈之剂，夫人之畏其方不敢用者，愚实难以相强……”为用其方而去甘遂，加葶苈、赭石。若犹畏其猛者，则用自制“荡胸汤”，方中不但无甘遂，且无大黄，亦可奏效。

又如治寒实结胸，以胡椒代白散。张氏曾治一寒实结胸，其人已昏厥，取药无及，急用胡椒 9g 捣碎，煎二三沸，徐徐灌下，顿觉呼吸顺利，不再昏厥，继用他药调治而安。

三曰增效。制新方羽翼古方以增强疗效，或尾随古方以收全功。

如用小青龙汤（或加生石膏）治外感痰喘，间有愈而复发，再用原方不效者，乃制“从龙汤”，重用龙骨、牡蛎敛正气，半夏、牛蒡子利痰，苏子降气，白芍清热兼利小便，以为邪之出路，用在小青龙汤之后，待青龙驱邪殆尽，而以从龙敛正收全功。是青龙得从龙，则首尾相应，免却后顾之忧；从龙辅青龙，则轻易收功，更是人前显贵！

截断寒温传变路　鏖战阳明

张锡纯治疗寒温，独重阳明。若病入阳明，必力争全愈于此，而截断其传入下焦之路。盖因阳明如市，胃为十二经之海，土者万物之所归，故“无论中风伤寒，入阳明后皆化为温……”“伤寒与温病，始异而终同”。所谓“终同”者，殆指病入阳明之后，同是温热为患也。而温热伤阴，胃阴首当其冲，撤热存阴，势不可缓也。不尔，温热久羁，胃阴告罄，转耗肾阴，深入下焦而缠绵难愈矣。张氏深谙此中利害，故凡遇阳明重证，必曲运神机，使出浑身解数，精选至当方药而鏖战，以“毕其功于一役”，绝不放其传入下焦。通观张氏治寒温阳明重证之验案，纵险象丛生，惊心动魄，一经其精心调治，约皆化险为夷，迅速痊愈。而其所用之方药，亦不过为传统所用之白虎汤或白虎加人参汤而已。张氏才高识妙处，在于敢委白虎或白虎加人参汤以重任，且擅长灵活化裁，为虎添翼，俾其大显威风，力挽狂澜，出神入化，此乃张氏治寒温之“绝招”也。爰分述之：

1. 阳明实热，必用白虎汤。世谓白虎汤治阳明经病，承气汤才治阳明腑病。而张氏治阳明实热，无论经病、腑病，均用白虎汤（或白虎汤化裁，如“仙露汤”、“石膏粳米汤”、“镇逆白虎汤”等），从不轻用承气，亦屡奏凯歌。历验既多，彻然会悟，乃断言白虎汤“为治阳明腑病之药，而兼治阳明经病……”

是说也，原不无所本焉。如吴瑭《温病条辨》中焦篇第一条，即属阳明腑病，或用白虎，或用承气，唯凭脉象而定。“二脉浮洪躁甚者，白虎汤主之；脉沉数有力，甚则脉体反小而实者，大承气汤主之”（《温病条辨》）。然吴瑭设白虎“四禁”，几置之于无用之地。张氏则直诋其中两禁（汗不出者、口不渴者均不可与）之非，还白虎以扶危救颠之权。再推原世人之不轻赏白虎者，畏石膏之寒凉也。焉知石膏性本微寒，凉而能散，有透表解肌之力，治“外有实热者，放胆用之，直胜金丹”。

张氏用生石膏，无论单用，或与他药同用，轻则30g，重则90g以上。又仿古义，煎汤三四盅，分数次徐徐温饮下，热退不必尽剂。又谓白虎汤以生石膏为君，不唯长于清热，且能达热出表，或导热下行而通便，用之得法，直可代承气汤。“诚以承气汤力猛，倘或审证不确，即足偾事。愚治寒温三十余年，得一避难就易之法。凡遇阳明应下之证，亦先投以大剂白虎汤一两剂，大便往往得通，病亦遂愈”。间有服后大便不通者，可用玄明粉 9g，加蜂蜜或柿霜 30g，开水调服；若仍不通者，单用生大黄末 3g，蜜水调服必通。“且通大便于白虎汤之后，更无下后不解之虞……此亦愚百用不至一失之法也”。

至于白虎汤证之脉象及其机理，以及灵活化裁之法，张氏比吴瑭更有会心：脉洪滑者，寒温悉归阳明，用白虎汤原方，服后出凉汗而愈，或不出凉汗，其热亦可暗消于无形；脉浮洪者病犹连表，加薄荷叶或连翘、蝉蜕，服后由汗而解；脉滑而厥者，病连厥阴，用白茅根煮汤煎药，服后厥回而病愈。又凡服白虎汤吐者，均加赭石以镇胃气之逆。若斯处置，病即愈于阳明，不复传变矣。“此愚平生经验所得，故敢确切言之，以补古书之未备也”。

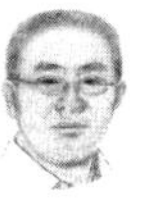

2. 阳明实热，真阴亏损者，必用白虎加人参汤。“白虎加人参汤所主之证，或渴、或烦、或舌干，固由内陷之热邪所伤，实亦由其人真阴之亏损也。人参补气之药非滋阴之药，而加于白虎汤中，实能于邪火炽盛之时立复真阴……”张氏曾指出，此汤证之脉象，或弦硬，或细数，或虚弱不任重按。而学问之道，贵与年俱进。张氏临证日多，发现白虎加人参汤之适应范围，比前人记载者宽广得多，乃对前说作了重大修正，曰：“凡用白虎汤而宜加人参者，不必其脉现虚弱之象也。凡谂知其人劳心过度，或劳力过度，或在老年，或有宿疾，或热已入阳明之腑，脉象虽实，而无洪滑之象，或脉有实热，而至数甚数者，用白虎汤时，皆宜酌加人参。”“愚愿世之用白虎汤者，常存一加人参之想也。”若斯者，观显测隐，见微知著，未雨绸缪，“先安未受邪之地”，岂有传入下焦之虞哉！

而运用之妙，存乎一心，因证制宜，圆机活法，务与病情丝丝入扣者，又为张氏独得之秘也。比如，凡脉过六至者，以山药代粳米，不仅调胃，且大能滋阴补肾；兼下痢者，以白芍代知母，不仅凉润滋阴，且善清肝热以除里急后重；病在产后者，亦以山药代粳米，又必以玄参代知母，乃取山药补产后之肾虚，玄参治产乳余疾；若因误治，或其人真阴太亏，病已传入下焦，则重用滋阴之药（如熟地、山药、枸杞、阿胶、鸡子黄等）辅佐白虎加人参汤；若元气将脱者，则重加净萸肉以救脱。

细检《医学衷中参西录》，张氏治寒温之经验，远不止于上述。笔者勒要钩玄处——在病因学上，不以外感印定眼目，而孜孜顾念其体质病因；在方药学上，不以古方束缚手足，而着意于变通与创制，推陈出新；在治疗学上，掌握时机，寓防于治，全力争取中期（中焦）治愈，截断其传入晚期（下焦）之路。凡此数端，纵不算独树一帜，占尽风光，却也是熠熠生辉，光彩照人，值得我们认真地继承与借鉴者。而通过这些经验可以看出，张氏作为具有革新和首创精神的一代名医，不唯学问渊博，根基深厚，而且尊重实践，勤于临证，勤于探索，加以巨眼卓识，思深虑远，故能有所突破，有所前进。这样的治学道路，正是我们今天所应遵循的。

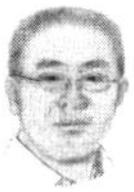

“宁治十男子，不治一妇人”的困境

——张锡纯治疗月经病

近代名医张锡纯不唯在内科疾病造诣精深，而且擅治妇科病。爰采《医学衷中参西录》数则经验，略予探析，冀其有裨于临证。悖谬之处，尚盼指正。

月经短少

月经短少，方书恒责之血虚、肾虚或血瘀，治以养血、补肾、祛瘀之剂。而《医学衷中参西录·治女科方》第一方——玉烛汤之主治，实际上补出了月经短少的另一种证型，即月经短少与寒热往来或先寒后热并见之证。张氏认为，此证之寒热往来或先寒后热，既非阳虚或阴虚，亦非邪在少阳，而是缘于“妇女性多忧思，以致脏腑、经络多有郁结闭塞之处，阻遏阳气不能外达……”其月经短少者，乃因“血随气行，气郁则血必瘀，故往来寒热者，其月事恒多不调，经血恒多虚损”。换言之，此等月经短少之基本病机，在于阳气抑遏，阴血亏虚。

故张氏制“玉烛汤”，取黄芪之补气更能升气为主，辅以柴胡之升举，香附之宣通，以敷畅阳气；复取当归、生地滋养阴血，知母、玄参与甘草苦甘化阴以济之。

笔者揆度张氏之制斯方也，连方名亦颇考究。“玉烛”者，四季调和之意（《尔雅》释：“四时和谓之玉烛”），观玉烛汤动静结合，刚柔相济，但得阳气壮旺而敷畅，阴血充盈，则阴阳燮理，寒热调和，月经复常矣。可惜张氏未尝附载验案，今人也鲜用之者。笔者近年来，治过若干月经短少患者，行经期间自觉先寒后热，一日发作数次甚至数十次，每次 1~2 分钟即止，均用此方化裁，疗效尚称满意。

倒经

张氏认为倒经之病位在冲脉。故陈修园借用《金匮要略》麦门冬汤治倒经，张氏盛赞为“特识”，而阐发其机理云：冲为血海，其脉上隶阳明，下连少阴。若少阴肾虚不能闭藏以收摄冲气，阳明胃虚不能下行以镇安冲气，致冲气上干，冲中之血亦随之上逆，倒经作矣。

麦门冬汤大补中气以生津液，有半夏一味降胃安冲，故可借用治倒经。但方中无补肾敛冲、活血化瘀之品，是其所短。故张氏制“加味麦门冬汤”，即在原方基础上，以山药代粳米补肾敛冲，加芍药、丹参、桃仁活血通经，开其下行之路。

张氏还承认，用此方治倒经间有不效。如倒经者兼大气下陷，其人脉象微弱，或微弱兼迟，两寸不起，呼吸自觉短气者，便用升陷汤治之，短气愈，倒经亦愈。

崩漏

张氏认为，崩漏与倒经之病势相反，但病位亦在冲脉。方书将崩漏之病因病机归纳为血热、血瘀、脾虚、肾虚等，然必为冲脉损伤，气化不固而下陷者，方有崩漏之虞。故张氏治崩漏，独重冲脉，制“安冲汤”，安

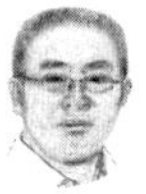

定冲气以治漏下，“固冲汤”固摄冲气以治血崩，实有执简驭繁、驾轻就熟之妙。

其中安冲汤用黄芪、白术升补中气，冲脉上隶阳明也；用续断、生地补肾滋阴，冲脉下连少阴也；复用白芍敛肝，生龙骨、生牡蛎、海螵蛸、茜草固涩冲脉。因血崩重于漏下，固冲汤便在此基础上加重白术，重用萸肉易续断、生地，龙骨、牡蛎皆用煅者，复加棕边炭、五倍子收敛止血。脉象有热者加生地；凉者加乌附子；大怒之后，因肝气冲激血崩者，加柴胡。若服两剂不愈，去棕边炭，加真阿胶。

尤其值得称道者，张氏博览群书，择善而从，反复推荐《傅青主女科》治老妇血崩方，即“加味当归补血汤”，其方用生黄芪、当归各30g，桑叶14片，三七末9g（药汁送服），若觉热者，加生地30g。经张氏多次验证，此方治少妇血崩亦甚效。

笔者早年治血崩恒喜用固冲汤，对初患血崩者，投之辄效。但对反复发作者，收效甚微，甚至无效。后遵张氏之荐，用傅青主之方，加生地30g，共救治十余例血崩者，一般服2~4剂，均能止血，血止后再缓图澄源、复旧，迄今尚无一例复发者。

闭经

张氏从《素问·上古天真论》“太冲脉盛，月事以时下”，推导出冲脉瘀阻，月经多闭的结论。故一如倒经、崩漏然，闭经之病位亦在冲脉。其治疗自应以调理冲脉为主。

张氏制“理冲汤”，特别推重三棱、莪术、鸡内金化瘀消癥通冲脉之功，同时配伍党参、黄芪诸补养药保护气血，俾瘀血去而气血不伤。且参、芪能补气，得三棱、莪术、鸡内金以流通之，元气愈旺；元气愈旺，愈能鼓舞三棱、莪术、鸡内金化瘀消癥通冲脉之力。所以，他对医者调气行血习用香附，而不习用三棱、莪术的状况颇有微词。

当然，他也承认单用及重用三棱、莪术有伤耗气血之弊，但他不仅能从药物配伍的角度，而且更能从脏腑整体恒动观的高度为自己习用三棱、莪术进行雄辩的阐释："人之脏腑，一气贯之，若营垒连络，互为犄角，一处受攻，则他处可为之救应。故用药攻病，宜确审病根结聚之处，用对证之药一二味，专攻其处。即其处气血偶有伤损，他脏腑气血犹可为之输将贯注，亦犹相连营垒之相救应也。又加补药以为之佐使，是以邪去而正气无伤损。"若病人身体羸弱，脉象虚数者，宜去三棱、莪术，加重鸡内金，因其能化瘀血，又不伤正气。

又制"理冲丸"，方中不仅有三棱、莪术，且有生水蛭，他认为"生水蛭最善食人之血，而性又迟缓善入。迟缓则生血不伤，善入则坚积易破，借其力以消既久之滞，自有利而无害也"。

以上两方，乃治实证闭经之属冲脉瘀阻者。倘因血枯经闭，饮食减少，灼热咳嗽，则用"资生通脉汤"扶脾阳、益胃阴、补肝肾，活血通冲脉。

综观张锡纯治疗月经病的经验，约有以下特色：

1. 治病求本，以恢复冲脉之功能为治疗之重心。冲脉虚者补之，谓之"安冲"、"固冲"；瘀者祛之，谓之"理冲"；虚而兼瘀者，以补虚为主，辅以祛瘀，谓之"资生通脉"；冲气上逆者，镇之、摄之，可谓"镇冲"、"摄冲"。

2. 重视气血，尤其重视阳气之壮旺与敷畅。因气旺则血盈，气行血亦行。

3. 识精胆大，擅用祛瘀药。如三棱、莪术、生水蛭等，人多畏其猛峻，张氏竟委之以重任，屡奏殊功；又擅将祛瘀药与补养药如黄芪、党参等合用，且对合用之比例精心体察，反复验证，务令恰到好处，俾瘀血去而正气不伤。

4. 独具慧眼，善于发掘古方。如《内经》四乌鲗骨一茹丸（即海螵蛸、茜草），原治女子伤肝之病，时时前后血。经张氏深入发掘，穷究博考后，将海螵蛸、茜草作为药对入于治崩漏方中，功效卓著，且经临床对照，确知其为不可挪移之品。足见张氏不唯功底深厚，慧眼卓识，而且勤于实践，勤于探索，故能有所开拓，有所建树。

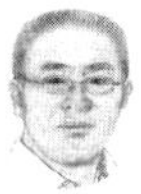

让中医“如虎添翼”的思路

——张锡纯体质观简介

体质因素在防病治病中的重要地位，向为历代医家所重视。近代名医张锡纯的体质观，得诸临床实践，语无虚发，蕴涵甚为丰富，颇有借鉴价值，兹简介如次：

体质与发病

人体之正气，即抗病能力，属于体质范畴，殆无疑义。《内经》“正气存内，邪不可干”；“邪之所凑，其气必虚”即从整体宏观上揭示了体质与发病的内在联系。

张锡纯则特别重视正气中的脾胃功能和元气两个方面。他说：“脾胃为后天之本，能资一身。脾胃健壮，多能消化饮食，则全身自然健壮，何曾见有多饮多食，而病劳瘵者哉？”“从来治腿疼背疼者，多责之风寒湿痹，或血瘀、气滞、痰涎凝滞……愚临证体验以来，知元气素盛之人，得此病者极少。”而致病因素虽相同，但发病之后，临床证候却各异者，亦体质因素使然也。此乃张氏着力阐发的重心。他说：“外感之着人，恒视人体之禀赋为转移，有如时气之流行，受病者或同室、同时，而病之偏凉、偏热，或迥有不同。盖人脏腑素有积热者，外感触动之则其热益甚；其素有积寒者，外感触动之则其寒益甚也。”如少阳病：“其人胆中素有积热，偶受外感，即可口苦、心烦、寒热往来。”“凡人得少阳病，其未病之先，肝胆恒有不舒，木病侮土，脾胃恒先受其扰。”桂枝汤证：“乃卫气虚弱，不能护卫其营分，外感之风直透卫而入营……推原其卫气不能护卫之故，实由于胸中大气之虚损。”又如温病：“大凡病温之人，多系内有蕴热。”伏气温病：“冬不藏精之人，必有阴虚，所生之热积于脏腑，而其为外感所拘束而发动，与内蕴实热者同也。”

从张锡纯关于体质与发病关系的大量论述中，不难概括出他所坚持的两个基本观点：一是发病与否决定于体质之强弱，二是证候特点决定于体质之类型。

体质与治疗

体质与治疗的内在联系，是辨证论治学说中不可分割的组成部分，应当引起医者足够的重视。张锡纯在这一领域积累了丰富的经验，颇能拓宽视野，启人心智。

1. **体质强壮者，刚药易为功**。张氏“曾治一少年，项侧起一瘰疬，其大如茄。上连耳，下至缺盆。求医治疗，言服药百剂，亦不能保其必愈……然其人甚强壮，饮食甚多，俾于一日三餐之时，先用饭汤送服煅牡蛎细末七八钱，一月之间消无芥蒂。”

又曾治一青年，热冲脑部，头巅有似肿胀，时作眩晕，医治年余无效。“其脉洪滑，饮食照常，身体亦不软弱”，“俾日用生石膏细末四两，煮水当茶饮之”。共服六七斤，上冲之热即见轻。

2. **体质虚弱者，外感亦可补**。如伤寒、温病邪气在表，或兼表者，皆宜汗解之。张氏体验，若“其人气体弱者，可用补气之药助之出汗”（如麻黄汤加黄芪）；“阴分虚损者，可用滋阴之药助之出汗”（如麻黄汤加山药、北沙参）；“阳分阴分俱虚，又宜并补其阴阳助之出汗”。

凡遇当用小青龙汤而脉稍弱，服后即以补药继之，或加人参于汤中。又如“其人真阴太亏，不能支持外感之热者，于治寒温药中，放胆加熟地以滋真阴，恒能挽回人命于顷刻。”

3. **体质见差异，方药须权变**。张氏强调：“人之禀赋随天地之气化为转移，古今之气化或有不同，则今人与古人之禀赋，其强弱厚薄偏阴偏阳之际不无差池，是以古方用于今日，正不妨因时制宜而为之变通加减也。”

如大承气汤泻热通腑，仲景明言其脉迟。张氏认为：“此乃病者身体素壮，阴分犹充足之脉”，“今之大承气汤如此脉象者实不多见。”倘其脉不迟而数，或热实脉虚者，便须斟酌。如仿调胃承气汤之义，不用枳实、厚朴，“外加生赭石细末五六钱，其攻下之力不减大承气汤原方，而较诸原方用之实为稳妥也”。

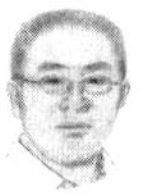

又如张氏自拟“醴泉饮”治虚劳发热，或喘或嗽，脉数而弱者，“若其人胸中素觉短气，或大便易滑泻者。又当预防其大气下陷，用醴泉饮时，宜减赭石、牛蒡子；并一切苏子、蒌仁、紫菀、杏仁，治咳喘套药皆不宜用”。

再如张氏治疟疾，虽以柴胡为主药，但又详辨阴虚、燥热、气虚等不同体质类型。“是以愚治疟疾有重用生地、熟地治愈者；有重用生石膏、知母治愈者；又有重用参、芪治愈者”。

治水肿，亦不可不辨体质，而袭用利水消肿方药。“若其人平素阴虚，以致小便不利，积成水肿者，宜重用熟地黄两半，与茅根同煎服”。

4. **欲求病速已，务令脾胃健**。盖因“后天资生纳谷为宝，无论何病，凡服药后饮食渐增者易治，饮食渐减者难治”。

张氏治腿疼、腰疼、饮食减少者，用“振中汤”。方中“重用白术以健补脾胃，脾胃健则气化自能旁达”。

治崩漏：“一妇人因行经下血不止，服药旬余无效，势极危殆……知其脾胃虚甚……遂于治下血药中加白术一两，生鸡内金一两，服一剂血即止。”

对疮疡破后不能化腐生肌者，不可不辨体质而贸然投以八珍、十全大补汤，“此等药若遇阳分素虚之人服之犹可，若非阴分素虚或兼有虚热者，连服数剂有不满闷烦热，饮食顿减者乎……而治疮疡者，欲使肌肉速生，先令饮食顿减，斯犹欲树之茂而先戕其根也”。

滥用温补，贻害如斯，但若反其道而行之，“开破与寒凉并用，虽脾胃坚壮者，亦断不能久服，此其殆害尤甚也”。

5. 脏腑一整体，攻补贵相宜。对此，张氏有一段鞭辟入里的论述：“人之脏腑，一气贯通，若营垒连络，互为犄角。一处受攻，则他处可为之救应。故用药攻病，宜确审病根结聚之处，用对证之药一二味，专攻其处。即其处气血偶有伤损，他脏腑气血犹可为之输将贯注，亦犹相连营垒之相救应也。又加补药以为之佐使，是以邪去正气无伤损。”

如张氏用“理冲汤”治妇女经闭，或产后恶露不尽，结为癥瘕者，方中“用三棱、莪术以消冲中瘀血，而即用参、芪诸药以保护气血，则瘀血去而气血不至伤损。且参、芪能补气，得三棱、莪术以流通之，则补而不滞，而元气愈旺。元气既旺，愈能鼓舞三棱、莪术之力以消癥瘕……”不晓此中三昧者，“唯是混开混破……服之令人脏腑之气皆乱”。

综观张氏之论治诸多疾病，无不是在辨证准确且研精覃思脏腑整体自稳调节功能的基础上，轻车熟路地遣选精专效宏、攻补相宜之方药而奏厥功的。这是张氏体质治疗经验的精华部分，空谷足音，值得我们深长思之！

三年期满，皆能行道救人

——略论张锡纯的中医教育思想

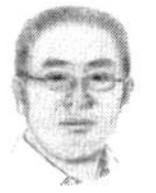

在中医学史上，被誉为“中国近代中医第一人”的张锡纯是一位值得称道的著名医学家。他不唯学术思想独特，理论造诣深邃，临床经验宏富，就连他的中医教育思想，亦是光彩照人的。爰采张氏《医学衷中参西录》中有关中医教育的论述，略作探讨，作为引玉之砖。

事岐黄须有大愿力

张锡纯在《医学衷中参西录·自序》中开宗明义地写道：“人生有大愿力，而后有大建树……医虽小道，实济世活人之一端。故学医者，为身家温饱计则愿力小，为济世活人计则愿力大。”这是张锡纯对学医者所进的一句金玉良言。他自己之所以能对中医学作出不朽的贡献，正是由于他自始至终躬亲实践了这一句金玉良言。

张锡纯出身于书香门第，自幼习儒。但他常怀“济世活人”的大愿力，故在两试秋闱不第后，虽在壮年，即淡于仕进，遂尽废举子业，而广求方书，远至农轩，近至清代诸家著述，约共百余种，朝夕诵读，刻意精研，终于渐渐登堂入室。及其临证之顷，又常忆念其先慈的谆谆教诲：“病家盼医，如溺水求援，汝果能治，宜急往救之，然临证时，须多加小心，慎勿鲁莽误人。”因之惴惴小心，如临千谷，殚精竭虑，穷究博考。故其疏方，辄能得心应手，挽回人命于顷刻。

张锡纯行医的时代，中医的处境是相当艰难的。那时，西医学已在中国流行，一些人以西医之长，比中医之短，怀疑甚至否定中医的科学性。社会上崇西轻中之风，日渐隆盛。而反动政府疯狂推行民族虚无主义，一再取缔中医的行医权和教育权。这股来势汹汹的逆流，把中医界一小部分人冲击得晕头转向。中医学何去何从？如何正确处理中、西两种医学的关系？这是迫在眉睫的两个要害问题。由于张锡纯具有济世活人的大愿力，故能始终保持清醒的头脑，并勇于挺身而出，与一批有志有识之士一道，顺应时代的潮流，主张中、西医并举，相互为用，取长补短，振兴中医学。他说：“医学以治人为宗旨，原不宜有中西之界限存于胸中。在中医不妨取西医之所长（如实验器械化学等），以补中医之所短；在西医犹当精研气化（如脏腑各有性情及手足六经分主六气等），视中医深奥之理原为形上之道，而非空谈无实际也。”所以，“当今之世，欲求医学登峰造极，诚非沟通中西不可也。”他将自己毕生临床经验的结晶命名为《医学衷中参西录》，也是寓有这种深意的。他再三申明他的所谓“衷中”，绝不是要求学医者钻进古籍堆里去当蛀书虫，食古不化，抱残守阙，“夫事古师古者，非以古人之规矩准绳限我也，唯借以瀹我性灵，益我神智，迨至性灵神智，洋溢活泼，又贵举古人之规矩准绳而扩充之，变化之，引伸触长之，使古人可作，应叹为后生可畏……”为什么同时又要“参西”呢？因为处在19、20世纪的中医，面对西医学的长处及其对中医学的渗透，岂能装聋作哑，视而不见，夜郎自大，故步自封！“若吾人仍故步自封，不知采取西药之所长，以补吾中药之所短，是甘让西人进步矣。夫天演之理，物竞天择，我则不竞又何怨天之不择乎？”他甚至大声疾呼曰：“吾儒生当古人之后，当竟古人未竟之业，而不能与古为新，俾吾中华医学大放光明于全球之上，是吾儒之罪也！”其愿力之宏大，真可感天地泣鬼神矣！

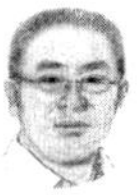

尊经典毋忘玉中瑕

张锡纯学医伊始，即尊崇经典著作，尤其尊崇《黄帝内经》和《神农本草经》。他说："本经与内经……为医学之鼻祖，实即医学之渊海也。""本经、内经之包括医理，至精至奥，神妙无穷。""内经精纯之处，其光华流露，如日月经天，朗朗照人，令人心目俱爽。"凡两书中紧要之处，他皆搜罗于《医学衷中参西录》中，深刻阐发，以教导学生。比如《本经》载桂枝治"上气吐吸"，山茱萸治"往来寒热"，后世本草不载，张氏便不厌其烦地列举治验，向学生强调本经记载之真确可信。他还别有会心地指出："神农本经365味，每味皆有主治之要点。其所主治者，乃其本品独具之良能，恒有不由气味推测者，后世本草对于此等处，恒疑而删去，及取其药性试之，其效验原与经文若合符节。"换言之，不能单凭药物的四气、五味、归经等理论来概括药物的全部功能与主治。这种观点在今天看来确是颇有见地的。又如深研《内经》有关"大气"、"宗气"的大量论述，结合临床实践，明确揭示宗气即胸中之大气，并深刻阐发大气下陷之病因病理及其辨证论治与鉴别诊断，创制"升陷汤"等方药以升补胸中大气。此等卓见，虽有采于喻嘉言、孙一奎、李东垣诸家而更精当，其理论意义与临床实用价值，以及开导末学之功岂可忽视哉！

张锡纯尊崇经典，但不迷信经典，不忘玉中藏瑕。他认为，《内经》"代远年湮，不无残缺。古时相传多以口授，尤易亡失"。"是以内经之文有非圣神不能言者，有近于战国策士夸张之语殊鲜实际者"，"而注之者，必皆一一视为圣神语录，逐句细为诠解，此谬误穿凿之所由来也"，"是以愚读《内经》，虽挨篇遍读，实非遍记，亦不留意注疏"。这就是说，张锡纯虽尊崇经典，却不像有的医家那样，以为经典上句句珠玑，字字金玉，不可挪移一字，甚至对于明显错讹之处亦要穿凿附会，牵强诠解，以致谬种流传，贻误后学。在中医教育史上，像他这样能恰如其分地对经典著作"一分为二"，从而取其精华，弃其糟粕的著名医家，尚不多见。

重实践宜推陈出新

中医教育必须注重实践，推陈出新，这是张锡纯中医教育思想的重要组成部分。

首先，张锡纯认为，教材内容必须切合实用，推陈出新。他在《复冉雪峰问创建医学堂规则书》一文中，明确反对把《内经》、《难经》、《伤寒论》、《金匮要略》四大经典全本充作医学教材，认为把经典全本充作教材，“取径太远，非阐十年之功于此等书，不能卒业，即使能卒业矣，果能得心应手乎”？他所使用的教材，就是《医学衷中参西录》。他自我辩解道：“此非谓内经、难经诸书可废也，因古籍紧要处，已粗搜罗于拙著之中而便于领会也。”他还满怀激情地勉励冉雪峰编写这样的中医新教材：“广搜群籍撷其精，参以西学择其粹，独出见解，发古人所未发，补中西所未备，撰为医学新讲义，以教导生徒，诚千古之慧业也，济世之仁术也，岂不美哉！”

其次，张锡纯认为，教学方法必须学用结合，讲实效。他说：“医学校当与医院并立，合为一事，以医院中大夫充医学校中教员。众学生平日闻于师者，及见师之临证处方与所言者若合符节，所治之病又皆能随手奏效，则学生对于经见之证，并且经手治疗，自然确有把握也。”不但此也，他还以切身经历为学生说法，强调学医者取得直接经验之极端重要性：“凡药皆亲自尝试，即毒如巴豆甘遂，亦曾少少尝之。犹忆曾嚼服甘遂一钱，连泻十余次之后，所下者皆为痰水，由此悟为开顽痰之主药，唯后恶心呕吐，遂与赭石并用，以开心下热痰……”他运用西药，“实先考其原质性味，知其与所伍中药毫无龃龉，而后敢于一试，及试之屡效，而后敢笔之于书也”。他用这样的方法教导学生，“是以三年期满，皆能行道救人”。

综上所论，张锡纯作为中西汇通学派的代表人物之一，作为充满革新和进取精神的一代名中医，顺应时代潮流，激流勇进，对中医教育事业做出了卓越的贡献。他的光彩照人、行之有效的中医教育思想，不仅在当时是先进的，比较科学的，即使在已经明确提出了“中医、西医、中西医结合三支力量都要发展，并将长期并存”的方针的今天，仍有值得我们研究、继承和借鉴之处。择其善者而从之，就是站在巨人的肩膀上！这就是笔者草撰此文的宗旨。

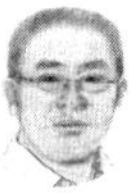

缘起

1971年9月，我被分配到远离四川夹江县城47公里的山区小医院当中医，医院虽小，但人才济济，读书风气浓厚，特别是从广东汕头医专毕业分配来的两位西医，博学多才，医术高明，又热爱中医学。

此文写于1973年，是我第一次撰写学术文章，也是第一次书面总结学用张锡纯学术经验的体会。初稿完成后，请汕头来的林科贤医生提意见。林氏文章功底扎实，他说：洋洋洒洒五千余字，要大砍大删！林便与我一道删繁就简，约得三千余字。林又写得一手好字，便由他抄寄《新中医》杂志，幸被采用（该刊1974年第2期）。从此开始了我的临证－读书－写作生涯，光阴荏苒，转瞬三十余年矣。

我的处女作得以顺利地公开发表，首先要感谢张锡纯的启迪与熏陶，也要感谢林科贤的精诚合作！

高效方"失灵"时怎么办?

——运用燮理汤加鸦胆子治热痢下重的体会

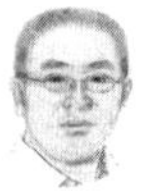

热痢下重为痢疾中常见的一种类型。其临床特征为腹痛，里急后重，下痢赤多白少，或纯为赤色，或脓血相杂，苔黄，脉数。倘治不如法，往往转为噤口痢、虚寒痢、休息痢。其中噤口痢多凶险，而虚寒痢、休息痢则缠绵难愈。因此，对于热痢下重的治疗，不能不引起我们的重视。

中医学对于热痢下重的治疗积累了丰富的经验，方药也颇多。如白头翁汤、葛根黄芩黄连汤、黄芩汤、芍药汤等，都各有其不同程度的疗效。其中尤以白头翁汤，因其清热解毒、凉血止痢之功卓著而为历代医家所推崇，成为治热痢下重的代表方。笔者也常喜欢用，在临证时察患者热之多寡，毒之浅深，瘀滞之轻重，随证加入银花、地榆、桃仁、赤芍、丹皮、生地等药物。实践证明，在大多数情况下，灵活运用本方辨证施治，往往可取得相当的疗效。根据笔者用白头翁汤加味对90例热痢下重的治疗分析，总有效率达83.4%（见表2-1）。

但在临证体验中，常发现一些热痢下重，用白头翁汤治之疗效不高，甚至无效。特别是那些痢证兼虚者，或高年患痢，或痢下数日，用西药治疗无效者，更是如此。可见白头翁汤虽不失为治热痢下重的著名方剂，而其不足的地方仍不能忽视。

怎样来弥补白头翁汤的不足呢？通过几年来的实践和比较，发现近人张锡纯所著《医学衷中参西录》中的燮理汤，再加鸦胆子，诚为治热痢下重的良方，足可补白头翁汤的不足。

燮理汤的组成是：生山药八钱，白芍六钱，金银花五钱，牛蒡子二钱（炒捣），甘草二钱，黄连一钱半，肉桂一钱半。方义：黄连、肉桂寒热并用，以治热痢之寒火凝结；黄连、金银花、鸦胆子、牛蒡子清热解毒，白芍泻肝和血；甘草调中缓急；尤重用山药大滋脏腑之真阴，固摄气化。其用法是：①热痢下重数日者，可煎服此汤，另加鸦胆子（去壳）40~80 粒（去壳时仁破者不用），用温开水分两次囫囵吞服。通常只需 1~2 剂，大便即由赤转白，腹痛、里急后重也可大大减轻或消失。②如属热痢下重已久，或迁延失治，造成肠黏膜严重损害，所下之痢色紫腥臭，杂以脂膜，则宜再加三七粉三钱，用温开水分两次吞服，则多能止住脓血。

我们在临证中体验到：凡属热痢下重数日，服白头翁汤有效者，服此方也有效；服白头翁汤无效者，服此方却多能奏效。根据笔者用燮理汤加鸦胆子对 90 例热痢下重的疗效分析，总有效率达 96.7%。

表 2-1　　　90 例热痢下重的疗效分析

	痊愈	好转	无效	总有效率
白头翁汤加味	69 例	6 例	15 例	83.4%
燮理汤加鸦胆子	82 例	5 例	3 例	96.7%

说明：①痊愈：脓血便停止，腹痛、里急后重消失，大便形状恢复正常。②好转：脓血便减少，腹痛、里急后重减轻。⑧无效：脓血便、腹痛、里急后重均无改善。

病例举例：

病例 1：江某，女，5 岁。热痢下重，赤多白少，腹痛，里急后重，一昼夜十余次，初用氯霉素、黄连素治疗一天，无效。次晨病转剧，面色青灰，数次惊厥，时呕吐咖啡色物，但神志尚清，急以静脉补液纠正失水及酸中毒以后，上述症状略缓解，但脓血便仍频繁，肛门灼热，苔黄燥，脉数无力。

遂投以燮理汤。并重用山药二两，加鸦胆子 30 粒（去壳），三七粉一钱（鸦、三七粉二味药分两次，用温开水吞服）。服完一剂，所下之痢即由赤转白，诸症大减。遂去三七、鸦胆子，又服一剂痊愈。

病例 2：刘某，女，73 岁。热痢下重，脓血淋漓，于某医院用氯霉素、四环素、黄连素等药治疗 3 天无效。改服中药白头翁汤合葛根黄芩黄连汤加味亦无效，迁延一个多月，仍腹痛，里急后重，脓血不断，一昼夜二十余次，精神极度疲乏，饮食不进已 7 日，舌质红，苔黄燥，脉弦数无力。

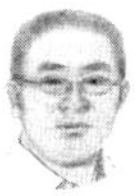

此属噤口痢，是由于热痢下重迁延失治，里热蕴结未化，上攻于胃，胃失和降，转而上逆，不能进食，气血大伤之证。仍投以燮理汤，并重用山药四两，加鸦胆子 80 粒（去壳），三七粉三钱（鸦、三七粉二味药均用温开水分两次吞服），一剂诸症大减，但仍有少许脓血，再投以原方，鸦胆子减为 50 粒，并加生地榆四钱，痢遂止。但精神困倦，小腹、腰部坠胀，口燥咽干，舌质嫩红，脉虚数无力，此属痢久营阴大亏，气虚下陷之候。处方：北沙参五钱，阿胶三钱（烊化），丹皮炭三钱，胡黄连一钱，白芍三钱，当归三钱，山药一两。服后诸症减轻，调理半月康复。

讨论

1. 既言燮理汤加鸦胆子治热痢下重，何以要用大辛大热的肉桂？这主要是抓住热痢下重的临床特征——腹痛、里急后重、脓血相杂是由于寒火凝结下焦所致。既为寒火凝结，理应寒热并用以调理。故肉桂与黄连等分并用，是以肉桂治其寒，黄连治其热。若单用肉桂则失之于热，与黄连等分并用，其热力究不敌黄连之寒，况重用白芍、金银花与黄连相配伍，又加鸦胆子，使既调理寒火，又能清火解毒。寒火除，肝热清，腹痛后重及脓血便自愈。

可惜而今在治热痢下重时，似乎存在着一种倾向，就是绝对忌用热药。如用《宣明论》芍药汤时，必减去肉桂；用白头翁汤时，尤恐其凉性不大，必再加一系列苦寒药物。当然我们并非说治热痢用清热解毒药不对，而是说世界上的事物是复杂的，疾病也是复杂的，看问题不能只从单方面去看，而应从多方面去看。

2.既言燮理汤加鸦胆子治热痢下重，何以要重用一味补养药（淮山药）？岂热痢下重还可补养么？我们重用补养药（淮山药），意在扶正。当然，热痢下重可不可以扶正？这个问题是值得研究的。不过在这一点上，现代医学的理论对我们是有启发的。现代医学认为，痢疾的产生是由于痢疾杆菌或阿米巴原虫进入胃肠道产生病变所致。但并非进入后就一定会发病，而是取决于机体的情况，特别是胃肠道的机能情况。如果胃肠道机能正常，侵入的病菌易被胃液杀灭，不致发病；反之，胃肠道机能不正常，细菌进入小肠后就会大量繁殖、裂解，并释放出毒素，产生痢疾。可见人是否患痢疾病，与人体正气的强弱关系甚大。《内经》也说："邪之所凑，其气必虚。"当然，虚的程度，有所不同。因此并非治疗一切的疾病都要扶正。

但是倘若热痢之明显兼虚者，或痢下数日，用西药或中药驱邪疗效不佳或无效者，宜当以扶正。但扶正药也不能滥用。譬如参、芪、术之类，温补而壅滞，不宜用于热痢下重。至于淮山药，药性甘、平，补脾胃，益肺滋肾，用之得当，有利无弊。事实上，燮理汤加鸦胆子用于热痢下重而兼虚者、年迈者，或痢下数日，服西药或中药白头翁汤等治热痢之方无效者，特别适宜。若痢下日久，虚甚者，山药用至数两，也未见其弊。至于白头翁汤，尽为却病邪之药，而无扶正之药，且黄连黄柏并用，其苦寒之性妨碍脾胃，过浸下焦，用于热痢下重之兼虚者实不相宜。可见燮理汤之长处，足可补白头翁汤之短处。

［注］鸦胆子（苦木科，学名 Brucea Javanica L.Merr）治热痢下重，特别是热毒深陷血分，纯下血痢之证，疗效颇佳。

缘起

这是我与林科贤合写的第二篇文章，1975 年发表于《新中医》。数年后林氏移居香港，再无合作机会，惜哉！

我在贫困山区行医时，因当地细粮匮乏，缺医少药，屡遇小儿久泻伤阴重证，乃学用张锡纯的滋阴清燥汤及吴鞠通的椒梅汤、连梅汤，屡奏捷效。

此文将小儿久泻伤阴分为“伤脾阴”、“伤肝阴”、“伤肾阴”三种证型，系独家体会。

二十余年后，此文被人抄袭（几乎是全文“克隆”）发表。这种事情多次发生，我从来不予追究，因为它从另一种角度证明了拙文的新颖性。

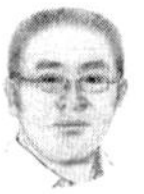

面对教科书的“盲区”

——小儿久泻伤阴的辨证论治

概　说

小儿泄泻，为儿科常见病之一。治小儿泄泻之法，前人论之甚详，无需赘述。至于小儿久泻伤阴，论述尚少，而临床上却并非少见。其特征为：泄泻日久不愈，眼眶凹陷，皮肤干枯松弛，失去弹性；小便涩少或闭，低热，口燥，咽干，舌红绛无津，脉数无力等。倘治不如法，往往可导致阴伤及阳，或阴阳两伤，而成危证。

小儿久泻伤阴之证，大多系由热泻转化而来。夫热泻者，或因脏腑素有积热，或因夏令伤暑受热，热夹水湿，直趋大肠，而呈“暴注下迫”，泻出如射，阴液随之大量耗失。倘不能及时治愈，则热泻日久，阴液之耗失过大，这对于气血未充，脏腑娇嫩，阴常不足，阳常有余之小儿，本来阴已不足，又复大量耗失，如此则成伤阴之证。

辨证施治

小儿久泻伤阴之临床症状已如上述，其治法自应以治泻救阴为急务。然由于个体之差异性，除共同症状之外，还可出现一些特殊症状，这便需要进行辨证施治。

伤脾阴

素体脾热之小儿，热泻日久，最易伤及脾阴。其证泄泻频繁，水多粪少，或纯下稀水，口极燥渴，频欲饮水，然愈饮愈泻，愈泻愈渴，遂成恶性循环。缘由久泻伤及脾阴，必燥渴多饮，而脾阴亏损者，运化与转输之功能失职，小便常不利，以致所饮之水尽归大肠，因之泄泻愈甚，而脾阴愈伤。

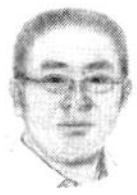

治宜滋脾阴，泻湿热，利小便，固大便。可用张锡纯“滋阴清燥汤”：

山药一两，滑石一两，白芍六钱，甘草三钱。山药滋脾阴，固大便；滑石泻湿热，利小便；芍药与甘草同用名芍药甘草汤，酸甘化合，能补益阴分之亏损。而芍药又善滋阴利小便，甘草又善补脾胃固大便。汇集四味为方，以治伤脾阴之久泻，疗效颇佳。

病例：骆某，女，2岁，1971年秋患热泻，服药无效。13天以后，两眼凹陷，枯瘦如柴，小便闭塞，频频饮水，然愈饮愈渴，一昼夜泻二十多次。抬至我院时，闭目而喘，昏昏似睡，纹色紫，已至命关。

急投以滋阴清燥汤，并重用山药二两。服两剂泻止，小便通利，口渴大大减轻。但仍喜饮，时干呕，舌上津少。遂用山药、鲜石斛、鲜芦根各二两，煎汤500ml代茶，服完诸症皆愈。但第三天，又泄泻两次，夹杂未消化之乳片。此因久泻脾胃功能虚弱之故。为善后调理计，取山药六两，鸡内金三钱，轧为极细末，白糖三两，共和匀分10包，每次1包，日2次，煮粥服之。半月后追访，一切正常。

伤肝阴

素体肝热之小儿，热泻日久，最易伤及肝阴。其证便下稠黏，或见青色，口渴烦躁，胃脘胀满，呕恶不食，时热时寒；面色青灰，舌绛无津，纹色青紫，脉弦数无力。

缘由久泻伤及肝阴，而肝乃厥阴风木之脏，中藏相火，体阴用阳，肝阴耗伤，相火亢盛，必然冲逆犯胃，而呈上述种种土败木乘之象。

治宜滋肝阴，泻肝火，扶脾胃。可用加味椒梅汤：

乌梅五钱，川椒一钱，黄芩二钱，黄连二钱，法夏二钱，炮姜一钱半，潞党参三钱，枳实二钱，白芍六钱，山药一两。乌梅、白芍之酸，敛肝柔肝；川椒、炮姜之辛温，佐以黄芩、黄连之苦寒，寒热并用，以调理厥阴阴分伤损之后，寒热错杂之证；潞党参扶脾气，山药滋脾阴；枳实、法夏降胃气。如是则脾升胃降，气化复常，中焦得治。此即所谓“厥阴不治，求之阳明”之意。

病例：王某；男，一岁半，1973年夏患暑泻，服西药6天无效，随之出现失水及酸中毒现象。给予静脉补液后，精神虽略转佳，然泻仍不止，转服中药。其时便下稠黏，一昼夜十多次，泻时啼叫，口燥唇红，干呕，四肢厥冷，数次惊厥，舌绛无津，纹色青紫。

遂投以加味椒梅汤，加生扁豆三钱。连服两剂后，四肢转温，泄泻减至每日三次，诸症亦均减轻。然口中津液仍少，时干呕，小便短黄。处方：山药一两，石斛三钱，生扁豆三钱，白芍三钱，竹茹二钱，鲜芦根二两，甘草一钱，连服两剂，泻止，诸症痊愈。

伤肾阴

素体肾阴不足之小儿，热泻日久，最易进一步耗伤肾阴。或素体虽健，然热泻缠绵过久，也能耗伤肾阴，此即“久病必及于肾”之意。其证泻出量少，或泻已止，身热，汗多，手足心灼热，烦躁不安，口齿干燥，渴喜冷饮，呼吸气粗，舌光绛干瘪，纹色紫暗，脉细数或虚数。

缘由久泻伤及肾阴，阳无所附，而成阴虚液涸，虚阳外越之证。

治宜大滋肾阴，固摄气化。可用连梅汤加味：

黄连一钱，乌梅五钱，生地一两，麦冬五钱，山药二两，阿胶三钱，鸡子黄二枚。用法：诸药煮取300ml，内阿胶烊尽，再内鸡子黄，搅匀即可，为一日量，视小儿年龄大小，分3~5次温服。肾阴，即真阴、元阴。肾阴耗伤，非大队养阴药不足以复其阴；于大队养阴药中少佐以黄连者，因此证由热泻转化而来，防其余焰复起。但只宜少用，少用则坚阴，多用则化燥。

病例：席某，女，4 岁。平素夜间盗汗，但肺部曾透视两次，均未见病变。1973 年秋患热泻，经服西药后泻止，不几天又泻，再服西药，泻又止。过十多天，热泻又起，服西药无效，遂改服中药。一中医投以凉膈散合茵陈五苓散，服后反加重，一昼夜竟泻至二十多次，遂不敢再服。住院经西药治疗并予静脉补液，泄泻仍时轻时重，迁延二十余日后，泻方告止。然全身低热，汗出不止，口渴烦躁，手足扰动，舌光绛瘦瘪，脉虚数。

遂投以连梅汤加山药、鸡子黄，服一剂患儿即能安睡。但仍低热、汗出。遂去黄连，加浮小麦、龙骨、牡蛎各一两，服后热退汗止。第二天，泄泻又作，泻出量少而频。因思此证，肾阴虽初复，而气化尚不固。处方：生山药八两，煮取浓汁 500ml，熟鸡子黄四枚，捻碎搀入药汁中，调以白糖令适口，不拘时服。翌日泻止，精神转佳，脉亦趋平和而痊愈。

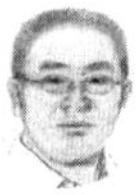

讨　论

1. 古云伤阴之证，最忌渗利，因愈渗利则阴愈伤。今脾阴既伤，尤重用滑石以渗利，其义何在？笔者认为：伤阴证忌渗利，系指热病津乏，或阴虚火旺之证，因其无湿可渗，是以渗利必更伤阴。至于久泻伤脾阴之证，却是有湿可渗，且非渗不可。因患热泻之小儿，必口渴多饮，小便不利。脾阴伤，则运化与转输之功能失职，小便尤不利，所饮之水遂尽归大肠，因之热泻愈甚，脾阴愈伤。此即现代医学所称“恶性循环”。

此时若非滋脾阴而辅以渗利，从而切断此种恶性循环，便不足以助脾阴之恢复。况滑石甘寒，渗利而不伤阴。近人张锡纯谓：“内伤阴虚作热，宜用六味地黄汤以滋阴者，亦可少加滑石以代苓、泽，则退热较速。”笔者曾试用之，确有效验。况小儿久泻伤脾阴之证，脾阴虽伤，而热泻未愈，湿热犹存，滑石为清利湿热之要药，故用之而能取效。

2. 加味椒梅汤中除乌梅、白芍、山药之外，余皆非养阴之药，何能治久泻伤肝阴之证？笔者认为，小儿久泻伤肝阴，与内伤杂病中之肝阴虚（肝阴不足）有所不同。内伤杂病中之肝阴虚，系血不养肝所致，属于慢性虚损，宜治以补血、滋阴、养肝之药。至于小儿久泻伤肝阴，乃是厥阴肝木之阴分损伤，肝中所藏之相火因之亢盛，从而侵犯阳明胃土之证。治以加味椒梅汤，寒热刚柔之药并用，乃酸苦与辛甘复法，即仲景乌梅丸法，亦即治厥阴阴分伤损之正法。

众所周知，仲景列乌梅丸于厥阴篇，并自注云："又主久利。"吴鞠通在《温病条辨》中云："久痢伤及厥阴，上犯阳明，气上撞心，饥不欲食，干呕腹痛，乌梅丸主之。"笔者在临证中体验到，仲景所言之"久利"，与吴氏所言之"久痢伤及厥阴"，皆属伤肝阴之证。

笔者过去治此证时，亦投以乌梅丸汤剂，确有疗效，然不甚满意。后投以加味椒梅汤，疗效颇佳。此中道理是：乌梅丸寒热刚柔之药并用，是治厥阴、防少阳、护阳明之方剂，是以投之有效。然疗效不甚满意者，因方中某些药物与此证不相符，既有不符，就必须加减化裁，使之更能切中病情。

譬如名医叶天士，便颇善活用古方，其治木邪犯土之疟和痢，必用乌梅丸加减化裁。一般属肝阴虚者，加白芍、木瓜之类柔性药物以养肝阴；肝气郁结者，加吴茱萸、香附之类刚性药物以疏肝气。多不用桂枝、细辛、黄柏，因这三味药，既不入厥阴肝经，也不入太阴脾经和阳明胃经，用之无所裨益。

吴鞠通之椒梅汤，也是从乌梅丸演变而来的，亦即乌梅丸去桂枝、细辛、黄柏、附子、当归；加黄芩、法夏、枳实、白芍。《温病条辨》云："暑邪深入厥阴，舌灰，消渴，心下板实，呕恶吐蛔，寒热，下利血水，甚至声音不出，上下格拒者，椒梅汤主之。"吴氏自注云：此证之病机为"土败木乘，正虚邪炽，最危之候。"此与小儿久泻伤肝阴之病机相同，故可借用之。

可惜吴氏未出详细方解。笔者体会，吴氏在制定椒梅汤之时，从乌梅丸减去桂枝、细辛、黄柏者，必有借鉴于叶氏；减去附子与当归者，因附子辛热燥烈，其性浮而不沉，其用走而不守，不宜用于肝阴伤损之证；当归滑肠，中满及泄泻者忌之。至于加白芍者，系使之与乌梅相配伍，敛肝、柔肝，即养肝阴；加法夏、枳实者，降胃镇逆、固护阳明；加黄芩者，《药性本草》谓其“主热毒骨蒸，寒热往来……解热渴”，为少阳正药，可平抑少阳相火之亢盛。

笔者在运用椒梅汤治小儿久泻伤肝阴时，常以炮姜易干姜，因干姜有发表之性，炮姜则守中而不移；加淮山药并重用，系使之与潞党参相配伍，以大滋脏腑之真阴，补益气化之虚损。如是，加味椒梅汤与乌梅丸虽皆为寒热刚柔并用之方，立法相同，治疗之病机亦同，然治疗小儿久泻伤肝阴之证，前者更能切中病情，是以疗效更佳。

3. 淮山药乃养阴之妙品，为治小儿久泻伤阴必用之药，且为寻常服食之营养佳品。小儿久泻伤阴之时，且因脾胃功能薄弱，吃母乳易滑肠而增泻，若喂以饭食则又不易消化，最难调治。笔者治此证时，常于服药之外，另用山药数两，鸡内金少许，轧为极细末，每次用五钱至一两，煮粥，配以适量白糖，以代乳食，不仅补充其营养，且可加速伤阴症状之改善。

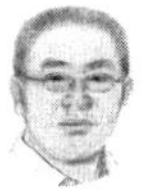

缘起

此文写于1979年，曾被某刊大删大削得支离破碎、面目全非发表，读来枯燥乏味，毫无拙文风格，令喜读拙文者甚感讶异，有来信质疑者。

我另投一刊物，幸蒙垂青，一字不改原文照发。唯原文标题为“试论张介宾对脾胃学说的重要贡献”。

聆听“振聋发聩”的医学妙论

——张介宾的“脾胃含五脏”学说

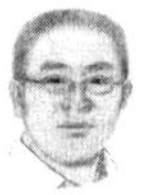

明代杰出医家张介宾作为先天肾命学说的集大成者而受到后世越来越广泛的推崇。与此恰成对照的是，张氏对后天脾胃学说的重要贡献尚未引起足够的重视。兹不揣谫陋，略作探讨。挂一漏万之处，尚盼同道教正。

祖述《内经》　发皇古义

脾胃学说奠基于《内经》，而在中医理论中占有特殊的重要地位。“五脏者皆禀气于胃，胃者五脏之本也”。（《素问·玉机真脏论》）“人无胃气曰逆，逆者死”。“脉无胃气亦死”。（《素问·平人气象论》）张介宾之论治脾胃也，以《内经》为依归，而处处突出“脾胃为后天之本”，“以后天养先天”之极端重要性。他说：“人之自生至老，凡先天之有不足者，但得后天培养之力，则补天之功，亦可居其强半。”“土气为万物之源，胃气为养生之本……养生家必以脾胃为先。”（《景岳全书·杂证谟·脾胃》）

为什么津津乐道于先天肾命的张介宾竟将后天脾胃之功能提到如此的

高度呢？因为在他看来，人之始生，本乎精血之源；人之既生，由乎水谷之养。非精血无以立形体之基，非水谷无以成形体之壮。精血之司在命门，水谷之司在脾胃。先天精血亏虚，岂可不补，然补药纵有回天之力，若非凭借脾胃为之运化与转输，岂可息息达于命门乎！不但此也，脾胃之关于人者，可谓无所不至，即脏腑、声、色、脉、形等，无不皆刻刻蕴涵脾胃之气。脾胃之气若失，凶候立见。

脏腑与脾胃

张氏认为，脾胃含五脏之气，五脏亦含脾胃之气。是以脾胃调则五脏安，反之，五脏安则脾胃和。五脏所含脾胃之气一失，败证来矣：肺之脾胃病——凡气短气夺而声哑喘急者，肺之脾胃败也；心之脾胃病——凡神魂失守，昏昧日甚，而畏寒异常者，心之脾胃败也；肝胆之脾胃病——凡躁扰烦剧，囊缩痉强，而恐惧无已者，肝胆之脾胃败也；脾之脾胃病——凡胀满不能运，饮食不能化，肉脱痰壅，而服药不应者，脾之脾胃败也；肾之脾胃病——凡关门不能禁，水泉不能化，热蒸不能退，骨痛极不能解者，肾之脾胃败也。

五色与脾胃

张氏认为，人之气色，无论青红黑白，皆宜兼苍黄明润，为有胃气之象。若色赤如赭，或如衃血；色青如兰，或如草滋；色白如盐，或如枯骨；色黄如枳实，或如黄土；色黑如炱，或如地苍，而加之沉晦者，是皆五色之脾胃败也。

脉象与脾胃

张氏认为，脉象无论浮沉迟数，皆宜兼见缓滑，方是脉中有胃气。若见但弦但钩但毛但石，或弦搏之极而全无和气，或微渺之极而全无神气，总云真脏脉见，是皆脉象之脾胃败也，

性情气质与脾胃

张氏认为，土性本厚重，故其人性情轻薄者少胃气；土色本苍固，故其人面色夭嫩者少胃气。

张氏由此得出结论：脾胃与人体一切脏腑组织竟是浑然一体，互为相

使，可分而不可分。故善治脾胃者，能调五脏，即所以治脾胃；能治脾胃而使食进胃强，即所以安五脏。盖因五脏之邪皆通脾胃也。如肝邪之犯脾者，肝脾俱实，单平肝气可也，肝强脾弱，舍肝而救脾；心邪之犯脾者，心火炽盛，则清火以安脾，心火不足，则补火以生土；肺邪之犯脾者，肺气壅塞，则泄肺以苏脾之滞，肺气不足，则补肺以防脾之虚；肾邪之犯脾者，脾虚则水能反克，救脾为主，肾虚则启闭无权，壮肾为先。若不晓此中真趣而活法圆机，唯止于脾与胃一脏一腑上求治法，只知参苓枳术楂麦曲朴之类为治脾胃之药，是画地为牢，作茧自缚也。张氏重申：“脾胃受伤，但使能去伤脾者，即俱是脾胃之药。”（《景岳全书·杂证谟·脾胃》）纵猛如承气、抵当之类，又何能例外！此等名论，在当时实有振聋发聩之力，在今朝仍未失去其现实意义。

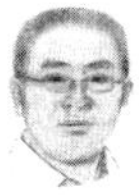

推崇东垣　纠偏去弊

张氏作为温补名家，自然与擅长甘温补中的李东垣一拍即合，而对其学说推崇备至。

“人以水谷为本，故脾胃为养生之本，唯东垣独知其义”。（同上篇）称道东垣所揭示的脾胃病之四种成因（即阳气烦劳、收藏令行、胆气不升、气机乖错）至精至当，“垂训后世，开导末学之功不小”。盛赞补中益气汤“乃东垣独得之心法”。然而张氏毕竟是理论密切结合实践的杰出医家，他不仅不为尊者、贤者讳，反而针对东垣学说之偏弊，大胆地展开了学术争鸣。

张氏认为，东垣以“火与元气不两立”立论，不仅语焉不详，含糊其辞，而且自相矛盾，难以自圆其说，致令后世研习阴火学说者，如坠五里雾中。从而非之曰：“元气既损，多见生阳日缩，神气日消，何以反助心火？脾胃属土，得火则生，何谓火胜反乘其土位？”（同上篇）寒为元气之贼，寒伤脾胃阳气者尤酷尤烈，“何不曰寒与元气不两立，而反云火与元气不两立乎？”（同上篇）依张氏之见，东垣在其著作中喋喋不休地谈论的“阴火”，其实非火，而是寒。此说一出，医林反应强烈。其说当否，自当别论，而启迪后学广开思路，从不同角度研讨阴火之实质，其功亦不可殁焉。

张氏认为，东垣之方小而杂，“以二三分之芩连，固未必即败阳气，而以五七分之参术，果能斡旋元气乎”！（同上篇）后世之用甘温补中方药者，参芪术必重用才显效，是景岳之说不无依据也。

张氏认为，东垣拟补中益气汤泛治劳倦内伤发热之证，“虽曰为助阳也，非发汗也，然实有不散而散之意”。（《景岳全书·杂证谟·饮食门》）“若全无表邪寒热，而但有中气亏甚者，则升柴之类，大非所宜，何也？盖升柴之味皆苦寒，升柴之性皆疏散……唯有邪者固可因升而散之，使或无邪，能不因散而愈耗其中气乎”！（同上篇）他面对当时一些人滥用此方以幸中，相沿故习以寡过，获益则归功此方，遗患则始终不悔之现状，目击神伤，感慨系之，乃以其丰富的临床经验为基础，不无激愤地开列补中益气汤七禁曰：“表不固而汗不敛者不可用；外无表邪而阴虚发热者不可用；阳气无根而格阳戴阳者不可用；脾肺虚甚而气促似喘者不可用；命门火衰而虚寒泄泻者不可用；水亏火亢而吐血衄血者不可用；四肢厥逆而阳虚欲脱者不可用。总之，元气虚极者毫不可泄，阴阳下竭者毫不可升……”（同上篇）诚然，如此“七禁”，以及他对补中益气汤之全部评议，固有待临床实践反复验证，但联系到明清以来，有的医者一直存在滥用补中益气汤的倾向，则景岳之谆谆告诫，不是值得我们重温么！

着意温补　自成一家

张氏之论治脾胃，因是辨证求因，审因论治，寒、热、虚、实、久、暂等，靡不罗列，可谓详且备矣。然其独具只眼处，唯突出寒证与虚证，着意于温之补之而已。如治失饥伤饱、饮酒过多损及脾胃，病后胃口不开，怒气伤肝，不能食而瘦等证，以及“脾胃门”之外的诸多杂病，凡与脾胃有涉者，莫不强调以温补为主。常选用理中汤、温胃饮、大健脾丸、五味异功散、归脾汤、补中益气汤等温补方药。倘非确属积滞、停瘀、热蕴中焦之明证，从不使用苦寒、开破之剂。不唯如是，他对当时人们推崇所谓“健脾三方”（即洁古之枳术丸，东垣之平胃散及补中益气汤），以为平平和和，常服久服可以健脾养胃之流俗，亦断然力排众议而正其讹误。——补中益气汤已如上述。枳术丸：唯脾气不虚而滞者可用，若脾气已虚，不可用也。盖因枳实味苦力峻，有推墙倒壁之功。平胃散：胃强邪实，有滞有积有湿者可用，因其性燥味苦辛，能消能散也。奈何人们竟以此为常服健脾之剂，脾胃虚者亦用之，致犯虚虚之戒，可不慎哉！或谓张氏之所以突出寒证虚证者，因其为温补名家之故也。是说亦当，而失之笼统。综观张氏治脾胃突出寒证虚证之因有二：一者，深研脾胃之性情。脾胃属土，按五行相生之理，唯火能生土。而脾胃本性常恶寒喜暖，故其伤于寒凉生冷者最多，此养生家之大忌也。“昔有柳公度者善摄生，或问其致寿之术，则曰：我无他，但不以气海熟生物暖冷物……此得善养脾胃之道，所以便能致寿。”（《景岳全书·杂证谟·脾胃》）可惜世间如柳公度者几稀。二者，涤除医界陋习。当时医界受河间学说之影响颇深，矫枉过正，重热轻寒，重实轻虚，是以热证实证人皆易知，而寒证虚证人多不识。如生冷瓜果伤及脾胃而为泻为痢为痛类，人犹以为火证而恣用寒凉，是不识寒证也；脾胃不能化食之证，有人不问邪正久暂，而恣用开胃消导之剂，是不识虚证也。寒者寒之，虚者攻之，脾胃益弱，药力愈不能行，元气愈伤，病必益甚。所以张氏对于世人滥用寒凉攻伐的陋习深恶痛绝，抨击其“不知元气胃气为何物，动辄只知攻病，开口便云有火，以致败人胃气、绝人水谷者，不可胜纪。”（同上篇）

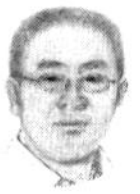

综上所述，张介宾对脾胃学说的重要贡献在于：强调以脾胃为养生之本，养后天以补先天；脾胃含五脏之气，调脾胃即所以安五脏，五脏含脾胃之气，治五脏即所以和脾胃；补中益气汤虽佳，岂可滥用；寒凉攻伐损脾败胃，医者病者慎之！如此不磨之论，良由在雄厚的实践经验基础上，深研《内经》而扩充之，引伸而触长之，取法东垣而善者从之、不善者纠之补之而来，故其能有所建树而蔚然自成一家，值得我们深入发掘与认真研究。

缘起

清代名医陈修园被归入“保守”派医家类，但《女科要旨》虽尊经崇古，却非食古不化。其善用经方，不薄时方，平正通达，简切实用，读之颇受教益。尤有难能可贵者，书中坦言临证失误，现身说法，责己警人，其大医风范，令人肃然起敬！

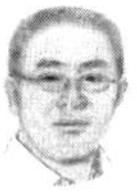

令人“一读三叹”的警世名著
——陈修园《女科要旨》评述

清代名医陈修园不唯视时弊如仇而痛加针砭，且不为己韪，而勇于披露己过。如丹溪以黄芩、白术为安胎之圣药，修园信而不疑，竟祸及其妻。其自述云：“余内子每得胎，三月必坠，遵丹溪法，用药连坠五次。后余赴省应试，内子胎适三个月，漏红欲坠。先慈延族伯字延义，以四物汤加鹿胶、补骨脂、杜仲、续断各二钱，一服而安。令每旬一次。余归已六个月矣，阅其方大为一骇！叹曰：补骨脂，《本草》载其坠胎，又合鹿角胶、杜仲之温，芎䓖之行以助之，竟能如此之效！设余在家，势必力争，又以黄芩、白术坠之矣！此后凡遇胎漏欲坠之症，不敢专主凉血。”身为名医，不掩其眚，责己以警世，真令人一读三叹！

陈修园《女科要旨》一书，论治妇人之疾，探本溯源，会通诸家，择善以从，崇尚实践，简切堪用。兹不揣冒昧，聊作粗浅评述如次：

调脾胃　雅俗共赏

妇人以血为本，血之生化在脾胃，故历代女科著述，莫不重视脾胃。

而《女科要旨》之重脾胃，开门见山，删繁芟冗，唯从经血之本源上立论，深入浅出。治从俗尚，不拘经方时方，尤善遣选浅近方药以治本，雅俗共赏，大有裨益于临床。

修园以月经专主于脾胃，宣称系从《素问》“二阳之病发心脾”一节悟出。又从月信之“信”字，悟出一番新意：“古人以月经名为月信，不止命名确切，而月事之有无、多少、迟速，及一切治疗之原委，莫不包括于‘信’字之中。”信者何也？盖“脾为阴土，胃为阳土，而皆属信；信则以时下，不衍其期。”是以月经病虽证候多端，而广涉心肝肾及冲任督带诸脏腑经脉，然其病因病理与治疗之重心，自应以脾胃为主。修园强调指出，调理脾胃，无须矜奇玄异以惊俗，宜于浅近方药中求之：

虚实：土太过则敦阜，为实，则令除去，宜平胃散加味；土不及则卑监，为虚，则令培补，宜六君子汤加味，“加归芍之类，便是调经之的方。”二阳之病发心脾者，均属虚。其中女子不月，或传为风消者，用归脾汤加味；传为息贲者，用麦门冬汤加味；若虚及奇经八脉者，则重加血肉之品大补精血。

修园曾治一女，始因经闭，服行经之药不效，后泄泻不止、食少、骨瘦如柴，服四神、八味之类，泻益甚，便后带血。乃主用《金匮》黄土汤，每服加生鹿茸 15g，连服八剂而经通，又服五剂，泻血均止，“可知鹿茸入冲任督三脉，大能补血，非无情之草木所可比也”。修园称此为“深一层治法”。

寒热：脾为太阴湿土，多寒湿；胃为阳明燥土，多燥热。此固一偏之盛也，而均以四物汤加香附、茯神、炙甘草为主。阴盛再加姜、桂、附、吴萸及桃仁、红花之类；阳盛再加知、柏、芩、连、门冬之类，于平平浅浅之中，亦可治其本而奏效。

其他：治倒经，则借用《金匮》麦门冬汤，“盖以此方专入阳明。阳明之脉，以下行为顺，上行为逆；冲任之脉，丽于阳明，三经主血，故以此方为正治之法。”修园还不无自信地宣称：“《金匮》温经汤一方，无论阴阳、虚实、闭塞、崩漏、老少，善用者无不应手取效。允为统治一切月经病之方，何以故耶？缘方中之吴萸驱阳明中土之寒，麦冬滋阳明中土之燥，姜去秽而胃气安，夏降逆而胃气顺，其余诸药皆相辅而成温养之用，俾中土安而经自调也。”又有书载不属月经病范畴者，如避年、暗经、胎垢等，修园竟以属之焉。盖因“彼皆以妄为常，而中土失于主信之道……大抵妇人患此，性情亦必乖张”，暗寓怡情养性，调畅脾胃以复其主信之道，值得玩味。

尊《金匮》 阐幽发微

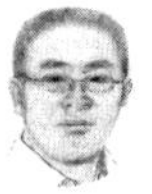

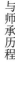

修园对《金匮要略》妇人病三篇，尊崇备至，竟全书录载，以小注串讲之，其阐幽发微之论，跃然纸上。

《妊娠病篇》云：“妇人怀妊六七月，脉弦发热，其胎愈胀……”修园从“愈”字悟出真谛：“‘愈’者，‘更加’之意也。吾于此一字，而知此妇人本脏素属虚者，常有微胀，今因病而增胀，故曰‘愈’也。且可因此一字而定其脉，弦为阴盛于内，发热为格阳于外也”，故仲景出附子汤以温其脏。是释也，明白无误，而一隅三反，新人耳目。

至若篇中所载胞阻、漏下、半产、半产后下血不绝等病证，修园一言以蔽之曰：病虽异而源则同也。何哉？“皆阴阳失于抱负，坤土失于堤防所致”，《金匮》出胶艾汤统治之，乃厥阴、少阴、阳明及冲任兼治之神剂，调经、止漏、安胎、养血之良方。“后人去甘草、阿胶、艾叶，名为四物汤，则板实而不灵矣”。

《产后病篇》谓新产妇人有三病——痉、郁冒、大便难。修园释之曰：“三者不同，为其亡血、伤津则一也。此为产后提出三病以为纲，非谓产后止此三病也”，其中郁冒、大便难两病均主以小柴胡汤者，乃因“阳明属胃，为血海，血不自生，生于所纳之水谷。”人但知消导和中为平胃，降逆顺气为安胃，甘寒柔润为补胃，而不知小柴胡汤为和胃深一层治法，与《伤寒论》小柴胡汤方后注云：“上焦得通，津液得下，胃气因和三句，移来此一节，堪为此症之铁板注足也”。出语不凡，掷地作金石声！

对“病解能食，七八日更发热者，此为胃实，大承气汤主之”一节，修园注曰：“此言大虚之后有实证，即当以实治之也。若畏承气之峻而不敢用，恐因循致虚，病变百出……若畏承气之峻，而用麦芽、山楂、神曲之类消耗胃气，亦为害事。”

对产后瘀血内阻兼阳明里实之证，修园抓住“至夜则愈”四字为辨证大眼目云：“盖昼为阳而主气，暮为阴而主血……至夜则愈，知其病不专在血分也”；“若但治其血而遗其胃，则血虽去而热不除，即血亦未必能去也”。

又诠释“阳旦证”，谓桂枝证更进一层，便是阳旦证；桂枝汤加桂枝宣通其阳，加附子固少阴之根，便是阳旦汤。此乃从《伤寒论》太阳病篇“因加附子参其间，增桂令汗出”一节悟出，为阳旦证之“又一说也”。

修园尊崇《金匮》，却无食古不化之嫌。如半产漏下，《金匮》出旋覆花汤治之。修园曰：“但此方与虚实之旨不合……半产、漏下，气已下陷，焉有用旋覆花以下气之理？”又如妇人胞系了戾，《金匮》出肾气丸治之。修园曰：“转胞之病，亦不尽此，或中焦脾虚，不能散精于胞；及上焦肺虚，不能下输于胞；或胎重压其胞；或忍溺入房，皆能致此，当求其所因而治之也。”观此平正通达之论，岂食古不化，死于句下者流所能望其项背哉！

采诸家　针砭时弊

或谓修园批评医界同人，言辞尖刻，失之过激。此诚难为其韪矣。然修园对当时流行的不少主观臆说、迷信思想、陈规陋习等时弊痛加针砭，其主流是应当肯定的。而其博采诸家，择善以从，则又堪为后学之楷模矣。

如调经之说，修园称道萧慎斋之言：“先因病而后经不调，当先治病，病去经自调；先因经不调而后生病，当先调经，则经调病自除”。治胎前之病，修园采撷王海藏“胎前气血和平，则百病不生”，汪石山“凡胎前总以养血健脾，清热疏气为主”，以及赵养葵“胎前宜实脾固肾”等说，赞其“平易近人，行道人不可不俯而相就”。辨妊娠脉象，则从乎程国彭之论。临产将护及救治，又取乎亟斋居士《达生篇》之法。治产后之病，竟广搜博采二十三家之言，上自晋·王叔和《脉经》，下至清·单养贤《产宝新书》，荟萃诸家之精英，以昭示于后学。

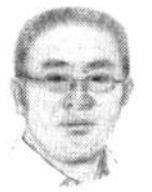

修园穷究博考，从善如流，而针砭时弊，则旗帜鲜明，一针见血。如有的医者津津乐道于成男成女之法，误人不浅。修园斥之曰："此皆一偏之言，不足以语乾坤、阴阳之道也。"又如千载迷信，以生育归诸天命，修园引《内经拾遗》之论挞伐之曰："男女媾精，万物化生，则偏阴不生，偏阳不长，则以无子而委于天命，岂不泥乎……多峻补以求诡遇，又求嗣未得，而害已随之，深可痛可惜也！"又曰："始而无子者，非天也，人自戕其天也。已而有子者，亦非天也，人定可以胜天也。"再如对十月分经养胎之说，修园斥之曰："须知妇人受胎以后，十二经气血俱翕聚以养胎元，岂有某经养某月胎之理？又岂有限于某月必见某症、必用某方施治之理？"

金无足赤。由于历史条件的限制，《女科要旨》中的一些提法和论断缺乏足够的科学根据，白璧微瑕处，似毋庸苛责焉。

第三卷

我对中医的体悟

——余国俊临证治学录

缘起

此文第一作者是杜光华——我年轻时在基层医院工作时的同事。杜扎根乡村医院30年，精勤不倦，学验俱丰。2005年被国家中医药管理局评为“全国农村基层优秀中医”。

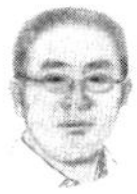

修正对《伤寒论》的“千年解读”

——《伤寒论》存津液途径初探

清·吴瑭在《温病条辨》中说：“伤寒一书始终以救阳气为主……本论始终以救阴精为主。”而今“温病伤阴，伤寒伤阳”一语，似成“医门定律”。不少医家对此“定律”发挥得淋漓尽致，而对《伤寒论》存津液问题则殊少问津。独有陈修园大声疾呼“《伤寒论》113方，以存津液三字为主”，“存津液，是真诠”。笔者通过反复学习，认为存津液与扶阳气一样，在《伤寒论》中具有同等的重要性。其主要途径约有预护阴津、直接养阴、间接养阴等三种。兹作一初探，谬误之处，尚蒙教正。

存津液之重要性

综观《伤寒论》全书，可知存津液既是阴阳自和之前提，又可截断疾病之传变。先论前者。如49条论阳虚之人，虽有表证而不可发汗曰：“须表里实，津液自和，便自汗出愈。”59条曰：“大下之后，复发汗，小便不利者，亡津液故也，勿治之，得小便利，必自愈。”58条总括之曰：“凡病，若发汗，若吐，若下，若亡血，亡津液，阴阳自和者，必自愈。”而阴阳自和之实现，不论是凭借人体内部固有的自稳调节机能，抑或用药物扶助机体，使其恢复正常的自稳调节机能，其基本前提必须是津充液足而自和。诚如柯琴所言：“欲其阴阳自和，必调其阴阳所至。阴自亡血，阳自亡津，益血生津，阴阳自和也。”既然如此，存津液之重要性可想而知矣。

再论存津液以截断疾病之传变。如 186 条论太阳转属阳明曰：“太阳病，若发汗，若下，若利小便，此亡津液，胃中干燥，因转属阳明。”有人将太阳传阳明归结为麻黄汤大青龙汤麻杏石甘汤白虎汤这样的传变途径。其中大青龙汤证与麻杏石甘汤证，都尚处于太阳病阶段，为何两方竟都使用了辛甘寒凉之石膏呢？《医宗金鉴》曰：“病太阳即用石膏者，以其辛能解肌热，寒能清胃火，甘能生津液，是预保阳明存津液之先着也。”倘这一先着走得高明，就可截断其向白虎汤证传变的途径。又如热入阳明，燥屎内结，灼津耗液，证见“目中不了了，睛不和”时，必须当机立断，釜底抽薪，以保存阴液，方能截断其传化为热极生风或虚风内动之险恶证候。

存津液之途径

预护阴津——慎用汗吐下防伤津液

《伤寒论》八法兼备，汗吐下三法尤为常用，仲景对此颇为讲究。表证用汗法，里实用下法，病在膈上当吐之。不当用而用之，或当用而过用之，均可伤津液而造成变证。

如 6 条风温就是太阳温病误用辛温发汗而成之坏证。又如病在少阳，当用和解法，与小柴胡汤使“上焦得通，津液得下，胃气因和，身濈然汗出而解。”若误用汗、吐、下，必津液大泄，变证蜂起，所以必须慎之又慎。

如何掌握法度？一者，汗而不伤津。如桂枝汤，既用桂枝、生姜辛温发汗，又用芍药、大枣、甘草酸凉合甘平敛阴液，刚柔相济，有存津液之妙用。更妙在啜热粥以助胃气，补津液，资汗源。又告诫发汗以“遍身微似有汗益佳，不可令如水流漓……若一服汗出病差，停后服，不必尽剂。”否则不仅易亡阳，亦易亡津液，如 21 条阳虚液脱者然。二者，阴血不足者慎用汗吐下。如尺脉迟、弱，咽喉干燥，淋家、疮家、衄家、亡血家、汗家等营血不足之人，纵有表证，亦不可滥施汗法。尤在泾曰：“顾人气体有虚实之殊，脏腑有阴阳之异，或素有痰饮痞气，以及咽燥淋疮汗衄之疾，适当房室金刃产后亡血之余，是同为伤寒之疾，不得竟从麻桂之法矣。”然则又以何法治之？曰：以变法治之。如62条：“发汗后，身疼痛，脉沉迟者，桂枝加芍药生姜各一两人参三两新加汤主之。”此乃仲景变解表之法，为和营益气生津之剂。夫汗血同源，夺血者无汗，夺汗者无血。生津养血以资汗源，方为正治之法。至若下法，仲景根据病人体质之差异与病情之轻重缓急，运用不同的下法以保存津液。或急下以存阴（如大承气汤），或润下以养液（如麻子仁丸、蜜煎导法）。至若吐法，虽仅有瓜蒂散一方，亦不忘存津液之旨，如方后注云：“诸亡血家不可与瓜蒂散。”

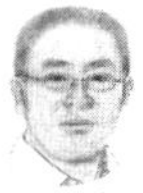

直接养阴

1. 坚阴止利。如太阳与少阳合病、少阳邪热内迫于里而下利之用黄芩汤。因热迫伤阴，下利耗液，故用黄芩清里热而坚阴，芍药、甘草酸甘化阴，和营止痛，大枣甘缓扶脾，合用共奏坚阴止利之功。本方虽为伤寒方，却为后世最讲究顾护阴津之温热家所重视，如周扬俊认为本方可治温病初起，叶天士亦推崇此说。

2. 养阴泻火。如303条：“少阴病，得之二三日以上，心中烦，不得卧，黄连阿胶汤主之。”此乃少阴邪从热化，心肾阴伤，而壮火复炽，故用芍药、阿胶、鸡子黄大滋真阴，芩、连直泻心火，务令火降水升而成既济，则心中之烦不得卧可除矣。

3. 养阴利水。若阳明病误下，余热未清，津液受伤，渴欲饮水，小便不利；或少阴病邪从热化，阴津受灼，且又水热互结，迫肺渗肠犯胃，而见下利，咳而呕渴，心烦不得眠者，均属阴伤水热互结之证而治之以猪苓汤。赵羽皇曰：“仲景制猪苓一汤，以行阳明、少阴二经水热。然其旨全在益阴，不专利水……方中阿胶质膏养阴而润燥，滑石性滑去热而利水，佐以二苓之渗泻，既疏浊热而不留其壅瘀，亦润真阴而不苦其枯燥，是利水而不伤阴之善剂也……”若非熟谙仲景直接养阴之途径者，岂能直断猪苓汤“全在益阴，不专利水”！是赵氏之诠释，洵为不磨之论。

4. 养阴润燥。如 310 条：“少阴病，下利，咽痛，胸满，心烦，猪肤汤主之。”此亦少阴邪从热化，热迫下利，耗津伤液，而致虚火上炎，心肺受灼，故咽痛、胸满、心烦等症丛生。用猪肤、白蜜之甘微寒，以养心肺肾之阴而润其燥，米粉之甘淡平以养脾阴。喻嘉言曰：“阴竭者，用猪肤润燥……”可谓一语破的。

间接养阴

1. 撤热生津。如阳明经证，全身热盛津伤之用白虎汤。若大烦渴不解，舌燥而烦，欲引水数升，微恶风寒，是因汗出过多，津气两伤，当用白虎加人参汤辛寒撤热，益气生津。若病后余热未清，气阴两伤者，宜用竹叶石膏汤清热和胃，益气生津。

2. 急下存阴。如阳明三急下证，全身热盛，邪火燔灼，与其扬汤止沸，不如釜底抽薪。又有少阴三急下证，多为素体虚衰之人，邪从热化，燥实内结阳明，灼耗肾水，亦须急下阳明之热，以救少阴之水。少阴、阳明三急下证宜互参。少阴属肾主水，阳明胃为水谷之海，主津液。故少阴、阳明两关津液。热邪不燥胃津，必耗肾液，流虽异而源则同，故两者均宜急下以存阴。程郊倩认为：“此等下之，皆为救阴而设，不在夺实。夺实之下可缓，救阴之下不可缓。”

笔者认为，“撤热”与“急下”两种间接途径之所以能达到存阴之目的，是由于热盛津伤，津伤热愈炽，两者虽互为因果，但热盛为“先因”。经云：“必伏其所主，而先其所因。”故泻其热盛，即可以补阴津之亏耗。此虽非直接养阴，却有殊途同归之妙。

3. 回阳救阴。病情恶化，如频繁呕吐，大汗淋漓，泄利无度等大量耗伤阴液，到了一定程度，阴损及阳，而出现阳亡液竭之危候。此时亟须回阳固脱，使阳生阴长而救阴液。正如陆渊雷所言：“津伤而阳不亡者，其津自能再生；阳亡而津不伤者，其津亦无后继。是以良工治病，不患津之伤，而患阳之亡。阳明病之津液干枯，津伤而阳不亡也，撤其热则津自复。少阴病之津液干枯，阳亡而津不继也，回其阳则津自生。”如 21 条：“太阳病，发汗，遂漏不止，其人恶风，小便难，四肢微急，难以屈伸者，桂枝加附子汤主之。”此因发汗太过，阳虚液漏，故用桂枝加附子汤回阳救阴。389 条：“吐已下断，汗出而厥，四肢拘急不解，脉微欲绝者，通脉四逆加猪胆汁汤主之。”此因吐利不止而致液竭阳亡，且格阳于外。不用大辛大热之品，乌足以回阳，但恐辛热之品躁动浮阳，再损阴液，故以通脉四逆汤反佐猪胆汁回阳救阴。若少阴阳衰，复下利不止，阳亡液竭者，当用四逆加人参汤回阳救逆，益气生津。陈修园独具只眼，识得《伤寒论》中诸回阳救逆方剂之妙用，其曰：“四逆汤能滋阴也。”乍一听，犹如痴人说梦，及细细思之，实振聋发聩之论也！

此外，《伤寒论》中存津液之途径，尚有温阳与滋阴并举者。如 182 条：“伤寒，脉结代，心动悸者，炙甘草汤主之。”方中虽阳药与阴药并用，但重用生地黄一斤，可知重在滋阴，轻用阳药以通其阳气，令“阴得阳升而泉源不竭”，故可通阳滋阴复脉。又如 68 条：“发汗后，病不解，反恶寒者，虚故也，芍药甘草附子汤主之。”此汗后阴阳两虚，若纯予养阴，阴液未必可复，而阳气更受戕残；若率用温热补阳，阳气虽可暂复，却有进一步燥伤阴液之弊。阴伤迟迟不与阳相维，虚脱之变甚虞，故宜用芍药甘草附子汤温阳滋阴。

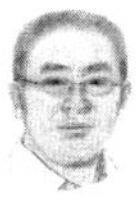

简短的结论

“存津液”在《伤寒论》中占有举足轻重的地位。对中医学之发展产生了不可估量的深远影响。可以毫不夸张地说，后世温病学派的养阴生津学说及其一整套治疗法则，都是从《伤寒论》发展衍化而来的。因此，深入研究《伤寒论》存津液的途径，有着重要的理论意义和临床实用价值。

缘起

我恪守仲景方证对应，使用吴茱萸汤原方迅速治愈顽固性头痛不下百例。纵然患者呈现一派“热象”，亦照用不误，取效快捷，从未偾事，且愈后鲜有复发。

此文由《光明中医》一字不改发表，《中医杂志》日文版摘要发表。

准确运用经方的一条“捷径”
——以吴茱萸汤治头痛为例

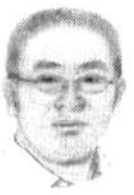

吴茱萸汤治愈头痛的报道，早已屡见不鲜。其机理，论者曰：此等头痛，缘于肝胃虚寒，浊阴上逆；吴茱萸汤暖肝温胃，升清降浊，准确地针对病机，宜其效彰。是说也，稽其言则有征，验之事亦不忒。然则肝胃虚寒，浊阴上逆之头痛，除了具备“干呕，吐涎沫”这一特征性证候之外，是否还必须具备相应的全身证候和舌脉——如四肢欠温，脘腹怯寒或冷痛，舌淡苔白滑，脉弦沉或弦迟等作为辨证之依据，才可以首选并独投吴茱萸汤呢？回答是否定的。聊举治验三则为证，旨在开拓临证思路，扩大本方运用之范围。

例1：邓某，女，38岁，岳池县妇联干部，1984年3月15日诊：头顶偏左疼痛反复发作18年，痛处有牵掣和跳动感，剧时卧床不起，两三日一发；每次发作，必服去痛片才能逐渐缓解。曾经本省数家医院检查，未予确诊；迭用中、西药物，始终未能控制发作。刻诊：近年来头痛愈发愈频，精神不振，颜面略带虚浮，纳食、二便尚可，月经基本正常，舌淡红苔薄白，脉弱。

予服补中益气汤合归脾汤加川芎、菊花、蔓荆子6剂无效。

考虑头痛有年，或宜缓图，嘱其每日朝服补中益气丸、晚服归脾丸各

10g。连服一月，面色转红润，精神亦振作，而头痛发作如故。

余颇茫然，不得已再详询病史，当问及“头痛时恶心呕吐否”时，患者答：“不呕吐，只觉恶心，痛剧时吐出清水少许。”余茅塞似开，复察其舌脉，固无寒象，然亦无任何热象。遂放胆书吴茱萸汤：吴茱萸、生姜各15g，党参、大枣各30g。嘱其试服一剂，少量频服，如有不良反应，立即停药。

一周后患者来告：“服完一剂，无不良反应，头痛已六日未发；今日痛一次，甚轻微，亦不恶心，未服去痛片，约半小时痛渐止。”效不更方，续予上方三剂，观察一月，头痛未发。为巩固计，本方小其制：吴茱萸、生姜各10g，党参、大枣各15g，劝其再服6剂。患者于6月30日返回岳池。同年12月底余曾专函追访，知其半年间安然无恙。

按：本例头痛，实无肝胃虚寒、浊阴上逆之全身证候和舌脉，却有气血不足之象。但补益气血，头痛依然如故；独投吴茱萸汤，竟获痊愈。辨证之关键，在于抓住特征性证候——头痛伴恶心、呕吐清水。

例2：刘某，女，32岁，乐山长征制药厂工人，1985年6月2日诊：头顶偏右胀痛反复发作15年，感冒必发，平时发作无明显诱因，每次发作之初，头痛不甚，呕恶亦轻微，急服麦角胺，可渐渐缓解；如不服，则持续不止，愈痛愈烈，呕恶增剧，频吐稀涎，痛处起包块如拇指大，质软。本院脑血流图提示：脑血管紧张度增高。刻诊：其人胖壮，面微发红，急躁易怒，血压有时偏高，纳食、二便、月经基本正常，舌嫩红无苔，脉弦。曾八方求医，迭服疏肝解郁、清肝泻火、平肝潜阳等方药近百剂乏效，极度悲观失望，痛剧时常号啕大哭，欲自寻短见。

余有鉴于邓案之得失，乃放胆直书吴茱萸汤：吴茱萸、生姜各15g，党参、大枣各30g。嘱其预备药物，头痛发作时试服1剂，并停服麦角胺。数日后头痛发作，急急煎服，才服头煎即渐缓解，服完1剂头痛若失。患者大喜过望，要求多服巩固疗效。窃思头痛用本方速效如斯，岂是肝郁或肝旺！虑其经常感冒，感冒必发，遂用本方小其制，合玉屏风散：吴茱萸、生姜、防风各10g，党参、大枣、白术各15g，黄芪30g，连服20剂。至今将近三年，极少感冒，血压一直正常，头痛仅发过三次，且明显轻于往昔，亦不呕恶，而照服初诊方一剂便可息止。

按：本例头痛，亦无肝胃虚寒、浊阴上逆之全身证候和舌脉。患者之性情、舌脉等颇似肝郁或肝旺；从经常感冒，感冒必发，以及服本方合玉屏风散20剂基本治愈等综合分析，显然兼夹卫阳不振之病机。然反思初服吴茱萸汤一剂头痛若失，疾病之本质便昭然若揭矣。辨证之关键，亦在于抓住特征性证候——头痛伴恶心、呕吐稀涎。

例3：陈某，男，16岁，乐山六中学生，病历号：住院9066、门诊48009，1988年1月2日诊：半年前开始头昏头痛，两月前因感冒高热（39℃），头痛陡然加剧，伴昏睡、呕吐、瞳孔散大、视物模糊、咽喉肿痛、吞咽困难，急入我院抢救。西医诊断：①病毒性脑炎；②颅内占位性病变？（后经华西医科大学、成都陆军总院CT扫描否定）住院半月间，曾两次下达病危通知。经竭力救治，以上危象消失，但头痛未止，乃出院服中药。当时主要证候是：两侧太阳穴、眉棱骨、眼眶胀痛；一昼夜发作3次，每次约2小时，疼痛时频吐稀涎，伴咽痛。先服丹栀逍遥散合银翘散加减17剂无效，改服苍耳散、升麻葛根汤、小柴胡汤合吴茱萸汤加味（复方药物多达19味，其中有吴茱萸、生姜各3g，党参、大枣各10g）20剂，亦无明显效果。刻诊：证候如前，近来更增烦躁不安，口干，连连饮水不能解渴，纳差，大便偏稀，舌质红，边尖密布小红点，苔白微黄厚腻，脉弦滑略数。

窃思头痛、呕吐稀涎，乃运用吴茱萸汤之客观指征，可惜前医小其制，又混杂于庞大复方之中，扼腕掣肘，宜其少效；曷不让其脱颖而出，任重力专以建功？然而四诊合参，明明一派热象，如何用得？用不得，方将安出？

一筹莫展，只好重询疼史，刨根究底，竟渐渐问出了所以然：患者近几年3月至10月每天坚持下河游泳，常食水果、冰制食品；又因功课紧，常饮浓茶以提神。至此余意已决，毅然出吴茱萸汤：吴茱萸、生姜各15g，党参、大枣各30g。嘱其试服两剂，如服后口干、咽痛加重，亦须坚持服完。1月4日复诊，恰余他适，由江尔逊老中医接诊：服1剂，太阳穴、眉棱骨、眼眶胀痛及咽痛均大减，已不呕吐稀涎，口干、烦躁亦减轻；

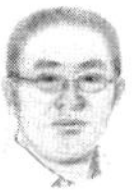

服完2剂，疼痛基本消失，但腹微满闷。江老将党参、大枣各减至15g，加厚朴15g，法夏10g，续服3剂，疼痛完全消失，纳开，腹宽松，大便转正常。余复视其舌，舌质仍如前，苔白微黄薄；诊其脉，已无数象，仍弦而带滑。乃书六君子汤（常用量）加桂枝（寓苓桂术甘汤意），嘱其多服以资巩固。因相距不远，一周追访一次，至今三月未复发。

按：本例头痛，不仅无肝胃虚寒、浊阴上逆之全身证候和舌脉，反而呈现一派热象，最能令人目眩。根据病史和药效推测，大约是寒凝冷结长期留着，体内阳气不能畅舒，转郁而作热，或阴霾寒气迫阳气上浮，故而呈现一派浮热上冲之象。其辨证之关键，一是抓住特征性证候——头痛伴呕吐稀涎；二是结合病史综合分析，透过浮热之现象，暴露阴寒之本质。

近年笔者治疗头痛伴恶心、呕吐清水或稀涎之患者，不论其是否具备肝胃虚寒、浊阴上逆之全身证候和舌脉，均首选并独投吴茱萸汤，屡用不爽，从未偾事。其粗浅体会有三：

1. 防止思维定势。《伤寒论》378条：“干呕，吐涎沫，头痛者，吴茱萸汤主之。”因本条出于厥阴篇，头痛之部位当在巅顶（厥阴肝脉与督脉会于巅），又以方测证，属寒无疑。“有诸内必形诸外”，其全身证候和舌脉，自应呈现一派寒象。而验诸临床实践，确系一般规律。但值得引起注意的是，它不能穷尽一切个别。如上述三案，虽则头痛伴恶心、呕吐清水或稀涎，却并无肝胃虚寒、浊阴上逆之全身证候和舌脉；更有出现热象，头痛之部位亦不在巅顶者。倘为一般规律印定眼目，画地为牢，安敢独投吴茱萸汤？益信临床天地广阔，防止思维定势，方能左宜右有。

2. 重视方证相对。吴茱萸汤之方证相对，殆指凡见到“干呕，吐涎沫，头痛者”，便可首选并独投吴茱萸汤，不必斤斤计较其是否具备肝胃虚寒、浊阴上逆之全身证候和舌脉，亦不必论其属外感或内伤，经络或脏腑，以及病程之久暂等。何以如斯？盖因仲景所描述的“干呕，吐涎沫，头疼”这一特征性证候，已经比较充分地反映了这种疾病的特殊本质。如成无己曰：“干呕吐涎沫者，里寒也；头痛者，寒气上攻也。与吴茱萸汤温里散寒”（《注解伤寒论》）。换言之，仲景辨析此证，已经准确无误，且已出具高效方药；但见证候相符，便可信手拈来，颇有执简驭繁、驾轻就熟之妙。上述验案均收速效的主要原因，即在于此。

当然拙意绝非拔高方证相对而贬低其他辨证方法。客观言之，两者本有互补之妙，断无对峙之情；若能有机结合，更属技高一筹。然平心而论，近年来似乎存在着一种倾向：强调辨证论治之灵活性（这是应该的），忽视方证相对之原则性。这恐怕是不利于仲景学术之继承与弘扬的。

3. 提倡运用原方。仲景“勤求古训，博采众方”，验证筛选，传之后世者，多高效经验方。有的经方，药仅三四味，甚至一两味，看似平淡无奇，实则底蕴无穷。若嫌药味少，或恐病人不相信而随意添加之，有时反而影响疗效。倘方证相对，用原方便可获佳效时，何必画蛇添足呢？纵然添加之药不影响疗效，亦须考虑刻下药材紧缺，浪费实在可惜！当然，根据病情适当化裁，亦在所必需。但若加味太多，喧宾夺主；或加减得面目全非，还曰：“经方化裁”，就不足为训了。近贤陈逊斋说：“经方以不加减为贵贯”，或寓至理。

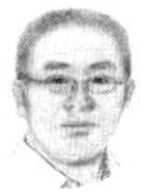

话休烦絮，吴茱萸汤原方治“干呕，吐涎沫，头痛”，其剂量究以多少为宜？笔者初步体会，初服时吴茱萸、生姜不宜少于15g，党参、大枣不宜少于30g，中病可酌减。至若仲景书中经方剂量之折算问题，迄今尚有争议。作为临床医生，何须涉讼其间！勤于验证，不断总结者，自能小大由之，镂月裁云。

缘起

此文第一作者是黄明安——我借调到四川省中医研究所工作时的同事。

文中“早期急重证”的提法及“干姜附子汤证比四逆汤证更急迫”之说比较新颖，但有待临床实践检验。

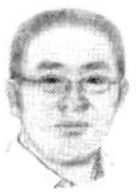

张仲景如何救治急重证？

——从“干姜附子汤证”探仲景救治早期急重证的思路

救治急重证，为《伤寒论》之重要内容。纵观全书，其急重之证，固多见于伤寒之晚期，而早期亦不少见。晚期之急重证（如少阴本证），证候多显明昭著，一般不易误诊误治。然因患者体质虚羸，救治颇为棘手，难求速效。早期之急重证，多系太阳病误治后之变证，其证候或才露端倪，或隐晦曲折。此时若辨证准确，救治及时而恰当，多能收立竿见影之效。若粗枝大叶，辨识不清，阴差阳错；或因循苟且，举棋不定，延误战机，则难免一败涂地，祸不旋踵。笔者认为，《伤寒论·太阳病篇》中之“干姜附子汤证”，便具有这样的典型意义。兹不揣谫陋，聊以该汤证为例，探仲景救治早期急重证之思路，以期抛砖引玉。

审证周详　首重病机

干姜附子汤证，见于《伤寒论·太阳病篇》第 61 条：“下之后，复发汗，昼日烦躁不得眠，夜而安静，不呕，不渴，无表证，脉沉微，身无大热者，

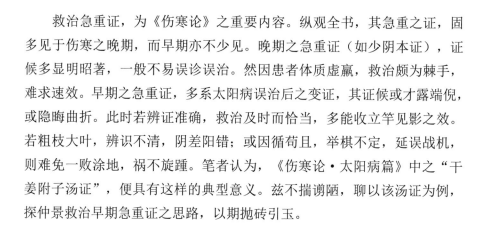

干姜附子汤主之。”不仅证因脉治俱全，且唯恐医者辨证差误，又特意示之以鉴别诊断，足见仲景对该汤证之高度重视。而此条与前面三条（58、59、60条）均属太阳病误治变证，仲景却不是等量齐观，而是“厚此薄彼”，其中幽微处，值得结合起来探索。

58条：“凡病，若发汗，若呕，若下，若亡血，亡津液，阴阳自和者，必自愈。”此条为误治预后之判断，连用四个“若”字，以强调误治之因虽异，而导致的后果——阴阳不和则同，连用两个“自”字，以强调误治后自愈之条件——阴阳自和。仲景不顾不惊，不出方药，而坐镇从容，静俟其“自和”、“自愈”者，必其阴阳不和之程度，未尝臻于严重也。

59条：“大下之后，复发汗，小便不利者，亡津液故也。勿治之，得小便利，必自愈”。

60条：“下之后，复发汗，必振寒，脉微细，所以然者，以内外俱虚故也。”前者误治伤阴，导致小便不利，仲景明言“勿治之”，暗寓“自和”、“自愈”之意，与58条同；后者误治而阴阳两伤，导致“振寒，脉微细”，仲景虽未言“勿治之”，然亦未出方药，莫非亦俟其“自和”、“自愈”？验之临床，凡阴阳两虚之证，颇难不药而愈。然则仲景之意安在哉？

再看紧接着的第61条。此条为误治而伤阳，仲景何以一反前三条之惯例，毅然出了方药？要回答这个问题，必须对整条作周密分析：

该条主症为“昼日烦躁不得眠，夜而安静”。夫人乃万物之灵，习惯于夜眠昼起。“昼日烦躁不得眠”者，说明病人白昼亦卧床不起，其病非轻可知。盖因汗下之误，致表里之阳气大伤，阴寒内盛，其病已由太阳急转少阴矣。正如柯韵伯所言：“此太阳坏病转属少阴者也。凡太阳病阳盛则入阳明，阳虚则入少阴。”（转引自《伤寒论集注》）故其烦躁者，属少阴病之烦躁也。众所周知，少阴本证为“但欲寐”，乃阳衰阴盛之象；若由“但欲寐”变为“烦躁”，则为阴盛于下，阳扰于上，阴阳不交之象，若昼夜烦躁不止者，乃阴阳始终不得相交，阴阳分离之前夕，绝证也。如300条所云：“少阴病，脉微细沉，汗出不烦，自欲吐。至五六日，自利，复烦躁不得卧寐者，死。”而太阳病误治之后，迅速出现“昼日烦躁不得眠，夜而安静”，说明微阳遇阳时之助，尚可与阴寒相争，真阴与真阳欲交而不得交，故烦躁不眠；遇阴时之抑，则不能与阴寒相争，真阴真阳均处于静寂状态，故而安静。观乎此，既非昼夜但欲寐，亦非昼夜烦躁不止，而是昼烦夜寐，乃阴阳欲交而不得交，呈现阴阳分离之先兆，属于早期急重证无疑矣。而综观历代注家之诠释，约皆仅在邪正相争，或阳虚阴盛、虚阳外扰上立言，而未在真阴真阳之离合上着眼，多不得其真谛。

该条主脉为“脉沉微”。沉为在里，微为应指模糊，极细极软，似有似无而欲绝，比“脉微细”之证更急重。因“脉微细”者，以细脉为主，“细来累累细如丝，应指沉沉无绝期”，细中见微，自比但微不细为轻。

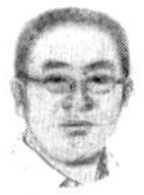

于斯可见，干姜附子汤证之基本病机，乃真阳大衰，阴寒内盛，真阴与真阳欲交而不得交，已呈现阴阳分离之先兆。换言之，其阴阳不和之程度，已经严重。此虽属太阳病误治而变之早期急重证，但倘不当机立断，及早挽救，必定很快演变成昼夜烦躁不止，阴阳很快分离之绝证，所以仲景毅然出方图救。而第 60 条虽为阴阳两伤，然其阴阳不和之程度，亦不甚严重，尤可缓缓扶阳益阴。及其遣方用药也，亦有从容选择的余地。至若干姜附子汤证，则容不得半点游移，根本不存在任何选择的余地，非用干姜附子汤急回其真阳不可！纵观《伤寒论》全书，涉及误治与救逆之条文约占全书三分之一，虽曰“观其脉证，知犯何逆，随证治之”，然尤须在辨证周详、“谨守病机”的基础上，分清轻重缓急，着意于救治急重之证。此乃于无字处读书，而此等无字之处，亦是仲景留于后世的重要遗训！

尚有值得三思者，仲景为救人热肠所迫，唯恐后世辨识不清，在证因脉治俱全的基础上，还特意示之以鉴别诊断之要点——“不呕，不渴，无表证”，“身无大热”，其目的在于彻底排除三阳证。盖因“烦躁”一证，阴经阳经均有之，而“昼日烦躁不得眠”，颇易误诊为阳证（阳邪旺于阳时），若此者，毫厘之差，必致千里之失，微乎！微乎！

立法严谨　救急扶危

病机识，治法立。仲景紧紧抓住此证之基本病机，当机立断，大胆使用回阳救逆之法。立法严谨，救急扶危，值得深长思之。

从病因看，误汗误下，未必只伤其阳，而丝毫不损及于阴？缘何不兼益其阴？从主症看，但“昼日烦躁不得眠，夜而安静”而已，未见四肢逆冷，缘何就径用回阳救逆法？

笔者认为，误汗误下，虽可伤阴，然综观其脉证，毕竟以伤阳为主。速回其阳，阳回则阴自生；若兼益其阴，反而掣肘。再者，真阳大伤之后，虽未见四肢逆冷，然而昼日烦躁夜而安静，已露阴阳分离之先兆，若不当机立断，大胆使用回阳救逆之法，速回其真阳，恐阳从上脱而阴阳离决，难以留人治病矣。而“回阳救逆”之“逆”字，非四肢逆冷之“逆”，乃病情恶化成逆证之“逆”，与“顺”证恰恰相反之谓也。近人冉雪峰氏认为此为阳虚重笃，更进一步，行将亡阳的险象。关于此汤证之立法，冉氏还精辟地指出：“盖误汗下之后，正气过伤，瞬息万变，若待达到亡阳，必致难救，故知在机先，乘其未亡救治，预防亡阳，即寓重心放在预防治疗意义。”（《冉注伤寒论》）强调此汤证之急重，变化迅速，必须见微知著，速回其阳，防患于未然。是说也，甚超妙，较诸古代注家，又胜一筹，已得仲景严谨立法以救急扶危之苦心矣。

选药精当　出奇制胜

仲景所创立的回阳救逆法，当以四逆汤为代表方。然仲景救治此证却不用四逆汤，而用干姜附子汤，只选干姜、附子两味药，大有精义。

其一，不用甘草。四逆汤证与干姜附子汤证均系真阳衰微、阴寒内盛之急重证，彼用甘草，此则不用，说明在仲景看来，干姜附子汤证纵不若四逆汤证之沉重，却更为急迫，故不用甘草之甘缓，只选干姜、附子两味，药力峻猛，单刀直入，所向披靡，急回欲绝之真阳。

其二，以干姜为君。附子为补真阳、破阴寒之猛将，何以不以之为君，反以干姜为君？盖因附子之性，辛热燥烈，通行十二经脉，走而不守，回阳之力虽急而猛，却难以使已回之真阳安居其窟宅。有如冲锋陷阵、攻城略地之猛将，善攻而不善守。而干姜乃为温中补阳之品，守而不走，温阳之力持久，既能助附子破阴回阳，又能夹制其走散，还可减低其毒性，故仲景以干姜为君，附子为臣，组成有制之师，战而必胜。

其三，一次顿服。本方用干姜一两，生附子一枚，以水三升，煮取一升，去渣，一次顿服，俾药力集中，功专效宏，其势如日丽中天，阴霾自散，真阳速回，而救急扶危于顷刻。观四逆汤用炙甘草二两，干姜一两半，生附子一枚，以水三升，煮取一升二合，去滓，分温再服。观此，亦可知干姜附子汤证，比四逆汤证更急迫矣。

证急药亦急，药味少，药力峻——兵不在多而在精；配伍惬当——有制之师；不用甘缓，一次顿服——兵贵神速，出奇制胜，这就是仲景救治早期急重证的用药法度。

缘起

“尿石病相似于中医的石淋”，这几乎是一种共识，我也长期附和此说。上世纪 80 年代末，著名中医何绍奇先生（已故）主编《现代中医内科学》一书，一反惯例，全部采用西医病名，并命我写“泌尿系结石”一节。我遍查古今文献，结合自己治尿石病之得失，方确知西医的尿石病不能与中医的石淋画等号。

有人说：读书是走别人的思想路线，写作是走自己的思想路线。又有人说：要弄懂一个问题，就得写一篇文章。

信哉！

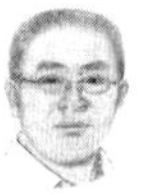

一波三折：如何试探更有效的治疗方案

——补肾法治疗尿石病

近年来，运用补肾法治愈尿石病的临床报道，虽非“屡见不鲜”，亦非“凤毛麟角”。这无疑是在通淋排石和活血化瘀的基础上，鉴古察今且另辟蹊径，因而具有独特的临床实用价值。然迄未获得足够的理解和重视，堪称一桩憾事。

逝者如斯　何须“对号入座”

近代中医治疗尿石病，首先继承和借鉴的，自然是古代医家治疗石（砂）淋的临床经验。这本来是顺理成章而无可厚非的。但若唯事鉴古而疏于察今，则难免于“对号入座”或对不上号也欣然入座之嫌。补肾法之长期“马放南山”，可能导源于此。

唐代以前的医家便已观察到，石淋作为淋证之一，除了具备淋证的一般性症状——小便频数，淋沥涩痛，痛引少腹及脐中之外，尚具有一种特异性症状——尿出砂石。如汉·张仲景便观察到“小便如粟状”；《中藏经》的作者则不仅观察到“小便中下如砂石”，并将其发病归结为“虚伤真气，邪热渐深，积聚而成砂”，且形象地譬喻为“如水煮盐，火大水少，盐渐成石”。至于形成结石的“虚”与“热”，隋·巢元方认定为“肾虚而膀胱热”。至此，石淋之主要病位与基本病机便已“一锤定音”。千载以来，并无异议。

既然如此，石淋的基本治法就应当是补肾之虚，清膀胱之热。

然而首载于唐代《千金要方》与《外台秘要》中的治疗石淋的方药，却约皆为清热利湿、通淋排石之品。如此遂开石淋之病机同治法及方药互相脱节的先河。后世宗之者众，亦不太顾念肾虚，而将清热利湿、通淋排石奉为治疗石淋的基本法则。

当然，“江山代有才人出”，其间变化因心，超凡脱俗者亦不乏其人。如宋·陈无择尝用黄芪、人参、萝卜组方治疗“五淋砂石，疼痛不可忍受者”；清·尤在泾主张“开郁行气，破血滋阴”；近贤张锡纯则冶软坚散结与补气滋阴药物于一炉等。虽则补偏救弊，启人心智，然而始终未从整体上将石淋病机同治法及方药的脱节之处紧密地勾连起来。其千载之缺憾也如此。

然而细细思量，又觉得逝者如斯，难以苛求古人。盖因古代所称之石淋，从其主要临床表现观之，大约相似于近代所称之膀胱及尿道结石，而以膀胱湿热蕴蓄之证居多。换言之，石淋虽以肾虚为本，但其“本”证多潜而不显。中医学注重辨证论治，即“观其脉证，以法治之”，当然主要针对膀胱湿热蕴蓄之显证立法制方。而对于肾虚之潜证，可以兼而顾之，亦可暂时不予兼顾。再看今人治膀胱及尿道结石，亦以清热利湿、通淋排石为基本治法，恒有效验。故而宜在继承、借鉴的基础上，进一步充实、完善而发扬光大之。

然而近代所称之尿石病，不特指膀胱及尿道结石，还包括肾及输尿管结石。而肾及输尿管结石，其急性期（结石显著移动）的主要临床表现为肾绞痛伴血尿，慢性期（结石隐匿或相对静止）的主要临床表现为腰痛或肾区叩击痛；虽亦可能尿出砂石，毕竟是或然与伴见之症，而非主症。此与石淋的主要临床表现大相径庭，焉能“对号入座”？焉能移花接木，率尔沿用治疗石淋的基本法则？

更何况肾及输尿管结石慢性期之腰痛，多为隐痛或酸痛，显属肾气亏虚，补肾犹恐不逮，更不得沿用清热利湿、通淋排石之治法。

如果换一个角度说，古代医家论治肾虚腰痛，观往知来，穷理尽性，积累了极其丰富的经验，竟未能洞悉结石这一病根，千虑之失，致令今人望石兴叹，徘徊歧路，那也要归因于历史条件的限制和中西医理论体系的差异，而不能苛求于古人。

逝者如斯，今人治疗尿石病，何须“对号入座”，或本来对不上号也要欣然入座，而置补肾法于无用武之地呢？

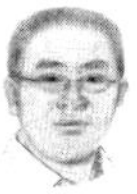

来者可追　为有源头活水

“悟以往之不谏，知来者之可追”。今人运用补肾法治疗尿石病，固然是对以往的经验教训进行反思的结果，但一开始并非自愿自觉，倒是颇有点“逼上梁山”的滋味的。所幸一旦义无反顾地上了梁山，便立即置身于源头活水，别有洞天的景观之中。

回首50年代，中医治疗尿石病，大多恪守清热利湿、通淋排石之法则，难越雷池一步，治愈率颇低。迷迷茫茫至60年代，才参用活血化瘀、软坚散结之法，显著地提高了疗效。但体虚患者，尤其是肾及输尿管结石引起积水而导致肾功能下降者，因其不耐攻伐，往往结石尚未排出，而肾气日削，愈治愈殆。

山重水复，进退维谷至70年代，不得不毅然改弦易辙，另辟蹊径，终于“峰回路转，有亭翼然”。如上海第一医学院华山医院治疗尿石嵌顿引起的肾盂积水，分别采用补肾法（药用续断、桑寄生、女贞子、旱莲草、生地、补骨脂、仙灵脾、巴戟肉、苁蓉、胡桃肉等）与分利法，各治12例，其年龄、结石部位及大小均相仿，结果补肾组之肾排泄功能和尿石排出率均较分利组为优。陆氏从1例尿石患者用“总攻”法、排石汤一月余而出现肾功能衰竭的沉痛教训中，领悟到攻泻法对正气的严重损耗。故其治尿石病之属脾肾阳虚，特别是肾阳虚患者，重用鹿角霜温肾壮阳，辅以排石、活血化瘀通络之品，疗效满意。尔后有人沿用治疗尿石病12例，证明完全经得起重复。王氏自拟具有排石和溶石功效的“鹿金饮”（方中重用鹿角霜）治疗尿石病46例，总有效率达82.6%。因古今并无鹿角霜排石和溶石作用的记载，故将方中之鹿角霜减去进行观察，结果患者竟无结石排出。如此等等，恕不一一枚举。

归纳、概括近年来的临床报道，补肾法治疗尿石病之属肾虚者，疗效显著，其不属于肾虚，或无肾虚之显证者，于当用方中重加一两味补肾药物，亦能提高疗效。何以如斯，据初步研究，补肾药物，无论温肾益气或滋肾填精，均能鼓舞肾气，促进肾功能好转，增强肾盂及输尿管的蠕动，从而改善积水，推动结石下移而排出体外。而个别补肾药物（如胡桃肉）尚具有溶石作用。

据笔者临床观察，尿石病之属肾虚者，其临床表现以腰腹部隐痛或酸痛为主，伴腿膝乏力，神疲易倦；亦可伴小便淋涩，血尿或尿浊，尺脉重按无力。此因肾之精气不足，或久服通淋排石药物耗伤肾气。唯温肾益气合滋肾填精固其根本，方为正治。但结石久滞，络脉不通，亦宜辅以化瘀通窍，以有利于消除结石。

笔者常用煨肾丸化裁：杜仲、肉苁蓉、巴戟肉、熟地、胡桃肉、怀牛膝、黄芪、当归、穿山甲、王不留行、金钱草、海金沙。

偏肾阴虚者，兼心烦夜热，舌嫩红无苔，脉细数无力，去黄芪、当归、胡桃肉，加生地、二至丸。

偏肾阳虚者，兼畏寒溲频，舌淡胖大，边有齿痕，脉沉迟无力，加鹿角霜、补骨脂（畏寒甚，再加肉桂、附子，减轻则去之）。

血尿加琥珀末、三七粉（吞服）。

尿浊加萆薢、石菖蒲。

少腹痛合芍药甘草汤。

倘服药期间，腰腹痛加重，且向少腹放射者，提示结石活动而下移，可重加芍药甘草汤缓急止痛，并酌加大黄因势利导，促使结石排出。

若此填精益气为主，化瘀通窍为辅，治疗肾虚尿石之常证，恒有效验。然亦有因个体差异而用不得化瘀通窍药物者。

如1986年9月曾治雷某，女，45岁，右腰腹隐痛一年余，偶尔小便淋沥，纳差，气短乏力，头眩耳鸣，舌淡，脉沉弱；镜检红细胞（+），尿蛋白（+），B超显示右输尿管上端有结石一粒（约0.2cm×0.5cm）。曾用西药乏效，改服中药。数次更医，皆因服药后产生副作用而辍服，商治于笔者。

笔者认为显系肾虚尿石，投以上方6剂。讵料服头煎后约半小时，患者便耳鸣如潮，头眩欲仆，腰痛加重，同时感觉有一股气流从腰腹部冲向少腹，顿时迷离恍惚，不能自持，约20分钟方止。遂不敢服二煎，而将所剩5剂药悉数带来质诸笔者。笔者讶异之余，已有会悟。乃将化瘀通窍药物全部拣出，唯留下杜仲、肉苁蓉、巴戟肉、熟地、胡桃肉、黄芪、当归7味，嘱其放心服用。服完5剂，腰腹痛减轻，无副作用；效不更方，续服30剂，腰腹痛消失，饮食正常，精神振作，若无病之象。虽未见结石排出，但经B超复查，未发现结石，镜检红细胞及尿蛋白（－）。迄今三年，身体一直健康。看来纵然认证无差，药与证合，亦难免意外之失，何况对号入座或按图索骥者乎！

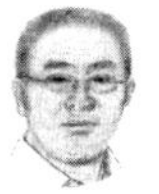

笔者在临证中还体会到，尿石病之属肾虚者，颇难凿分阳虚与阴虚，故制方遣药不可各造其偏，庶免温燥伤阴或滋阴损阳之弊。唯宜在填精益气、平补阴阳的基础上，细察其症征，酌加温阳或滋阴之品，冀其渐臻阴平阳秘，恢复机体的自稳调节功能，方有裨于彻底消除结石，且有效地防止其复发。

夫物竞天择，适者生存，不适者淘汰。而放眼临床，中医治疗尿石病之特色与优势，乃是现代手术取石或体外震波碎石所无法取而代之的。故而吾侪既不应故步自封，更不该妄自菲薄。倘若立定足跟，勤于探索，推陈出新，是完全能够面对挑战，扩大临床阵地的！

缘起

此文中的专方——柴胆牡蛎汤，乃我初学中医时的老师简裕光老中医创制，治疗单纯性口苦。我移治慢性胆囊炎时，与辨证选方相结合，效稳而高。

专方专药与辨证论治相结合

——我治慢性胆囊炎

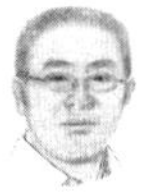

我治疗慢性胆囊炎，恒喜专方专药（柴胡10g、龙胆草10g、生牡蛎30g）与辨证论治相结合。为何要用专方专药？一者，为弥补辨证论治之不足；二者，确有使用专方专药的客观依据。因慢性胆囊炎的临床证候虽较复杂，但其总的病理机制，大多属于肝胆郁热，脾胃气化乖乱而壅遏（常证如此，变证不在此列）。故以柴胡升发肝气（肝喜升），疏肝达郁（木郁达之）；胆草大苦大寒，沉阴下降，泻肝胆实火（相火寄旺于肝胆，有泻无补，宜降不宜升）；生牡蛎寒咸软坚，散气火之凝结，去胁下之痞硬，而能浑融肝胆、脾胃之气化于一体。三味相伍，一升一降一和，专治肝胆之郁热，故能提高临床疗效。今试举验案数则以证之。

例1：陈某，女，41岁，1977年5月11日初诊。患者于1974年6月患急性胆囊炎，经中西药物保守治疗缓解后，右上腹一直胀痛并放射至右肩胛区。自言曾连服中药43剂而痛不止，伴见胸闷拒按，咳痰成丝成块，口苦如含鱼胆，苔黄腻，脉弦滑数。

此因肝胆郁热，煎熬津液成痰，窜行肩背，阻滞胸膈。治宜升肝降胆，清热化痰。予专方专药合温胆汤、小陷胸汤加花粉：柴胡10g，龙胆草10g，生牡蛎30g，法夏、云苓、枳实、炒瓜蒌仁各12g，竹茹10g，陈皮、甘草各6g，川连3g，花粉30g。服4剂痛止，诸症大减，唯右肩胛区板滞不舒，上方加地龙 10g，僵蚕 15g，又服 4 剂，临床症状消失。一年后追访未复发。

例 2：李某，女，38 岁，1974 年 2 月 27 日初诊。患慢性胆囊炎（经胆囊造影确诊）4 年，中、西药未尝间断，虽未酿成急性发作，但右上腹一直绵绵作痛，伴口腻、纳呆、便溏、多汗、白带淋沥，脉左弦右濡，苔白腻微黄。

此因肝胆郁热，兼湿热蕴结中焦，彼此胶黏，狼狈为奸。治宜升肝降胆，宣化畅中。予专方专药合三仁汤：柴胡 10g，龙胆草 10g，生牡蛎 30g，杏仁、法夏各 15g，苡仁、滑石各 18g，白蔻、通草、淡竹叶、厚朴各 6g，服 4 剂痛止，诸症亦退。以后凡右上腹开始绵绵作痛，即以此方化裁，则均可止痛，近期疗效较好。

例 3：郑某，男，56 岁，1977 年 12 月 8 日初诊。1976 年 5 月患急性胆囊炎，经保守疗法缓解后转为慢性。右上腹胀痛，时而窜及肩背作痛，痛时手足微冷。矢气频频痛可减，忧思恼怒则痛增。屡用疏肝理气药物，痛可缓而不能止，舌质红，苔薄黄干，脉弦数乏力。

此因肝胆郁热，兼气滞胸胁，有伤阴之象。治宜升肝降胆，理气开郁，护养肝阴。予专方专药合柴胡疏肝散去川芎，重用白芍：柴胡 10g，龙胆草 10g，生牡蛎 30g，白芍 30g，香附、枳壳、青皮各 10g，甘草 3g，服 4 剂痛止。半年后因事拂逆，右上腹又胀痛难忍，仍投上方，加玄胡 6g（轧细分四次吞），2 剂痛止。

例 4：王某，女，42 岁，1976 年 10 月 12 日初诊。右上腹刺痛年余，轻揉痛似减，重按痛反增。入夜呻吟，饮水觉有腥味。自言发病前，曾被牛角触痛右上腹。数次更医，均用活血祛瘀方药，诸症均减，唯右上腹痛如故。舌边紫蓝，两关脉弦涩，确有血瘀之象。但尚有口苦，进食油腻后右上腹痛与口苦加重等慢性胆囊炎证候。

乃考虑为肝胆郁热，兼瘀血留着胸胁，试投升肝降胆、祛瘀通络方药，予专方专药合丹参饮、活络效灵丹：柴胡 10g，龙胆草 10g，生牡蛎 30g，当归、丹参各 15g，乳香、没药各 10g，砂仁 6g，檀香 3g，连进 8 剂，痛渐止。不及半年，右上腹又开始刺痛，经胆囊造影确诊为慢性胆囊炎，予上方 10 剂，痛又渐止。仍感胸胁微痛，脘痞腹胀，改服柴芍六君子汤 8 剂，一切症状消失，已三年多未复发。

体　会

1. 我早年治慢性胆囊炎，未尝用专方专药，唯循辨证论治法则，分别使用疏肝理气、清胆和胃、宣化湿热、活血通络等多种治法。倘认证无差，确有效验。然终因病情变化多端，反复缠绵，难于掌握和控制。而一旦将专方专药与辨证论治相结合，就能执简驭繁，驾轻就熟，提高疗效。由此可见，辨证固然重要，辨病亦不可忽视。临证者将理论上的辨病与辨证相结合，具体落实到实践上的专方专药与辨证论治相结合，乃是提高中医诊疗水平的重要途径。

2. 慢性胆囊炎大多并发于胆石症，而非结石性慢性胆囊炎临床亦屡见不鲜。本文介绍的专方专药，原则上既适用于非结石性慢性胆囊炎，亦适用于胆石症胆囊炎。唯后者多胆热胃实，宜专方专药合泄热通腑为治。又曾用此专方专药结合辨证论治，治疗“胆道术后综合征”，可收清胆止痛之功。

3. 临床上有胆道蛔虫伴感染者，以此专方专药配合乌梅丸使用，可提高安蛔降蛔、清胆止痛之效。又有素禀肾阴亏虚体质，复患慢性胆囊炎者，可用此专方专药合高鼓峰滋水清肝饮，其效亦佳。

4. 专方专药与辨证论治相结合治慢性胆囊炎，因方药偏于苦寒，如较长时间服用，痛止之后，有的患者可出现一些脾虚气弱证候，此时切莫妄予温补。“恐炉烟虽息，灰中有火也。”宜用柴芍六君子汤疏肝扶脾，缓缓图治。又应嘱患者戒油腻及辛温香燥食物，并宜调畅情志，乐观开朗。否则，恐功成反弃，宿恙复萌也。

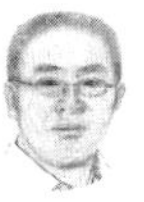

缘起

我初业医时，读《温病条辨》，见吴鞠通痛诋柴葛解肌汤，便不敢使用；而遵吴氏之说，用桑菊饮、银翘散之类治疗感冒高热，疗效不高。不得已转而试用柴葛解肌汤，疗效不同凡响。方知吴氏之激烈抨击，是先有成见，矫枉过正，不足为训！

文中评说柴葛解肌汤配伍出类拔萃之处，是“以‘药对’形式巧妙地取法或浓缩五个复方”，“故能同时兼顾外感邪热之表、里、半表半里三个病理层次，从而发越之，清泄之，引领之，直令其无所遁形”，全从长期临床中悟出，是独家体会。

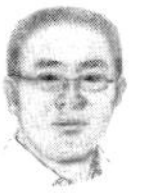

千方易得，一效难求

——柴葛解肌汤速愈小儿感冒高热

俗云“千方易得，一效难求”。笔者治小儿感冒高热，推重柴葛解肌汤，乃因临床所见，符合此汤证者不少，而本方退热相当快捷，且一般不会热退复热，经得起重复验证。或鄙其司空见惯，平淡无奇，而熟视无睹，舍近求远者，去道亦远矣。

方义新释

明·陶华创制的柴葛解肌汤，由柴胡、葛根、白芷、羌活、石膏、桔梗、黄芩、白芍、甘草、生姜、大枣 11 味药组成（《伤寒六书》），用以代葛根汤，治太阳阳明经病——恶寒渐轻，身热增盛，头痛肢楚，目痛鼻干，心烦不眠，眼眶胀痛等症。综览古今医书之诠释本方，约皆注重于单味药之性味功效，而殊少从复方化合作用之角度揆其所以。

拙意本方配伍出类拔萃之处，在于以“药对”形式巧妙地取法或浓缩五个复方，汲其精华而创制新的复方。奈何陶氏含而不露，引而不发，终未挑明斯意。今试析如次：

羌活 - 石膏，辛温配辛寒，师大青龙汤法，发越恋表之风寒，清透内蕴之实热。

葛根 - 白芷，轻清扬散，有升麻葛根汤意，善解阳明肌肉之热。

柴胡 - 黄芩，寓小柴胡汤，旋转少阳枢机，引领邪热外出。

桔梗 - 甘草，即桔梗甘草汤，轻清上浮，善除胸膈、咽嗌之浮热。

白芍 - 甘草，即芍药甘草汤，酸甘化阴，和营泄肌腠之郁热。

综合观之，柴葛解肌汤一方，因其取法或浓缩五个复方在内，故能同时兼顾外感邪热之表、里、半表半里三个病理层次，从而发越之，清泄之，引领之，直令其无所遁形。诚如是，则陶氏扎根临床，深研病机，重视复方化合、协同作用的苦心孤诣，亦彰明昭著矣。笔者临证反复体验，深知本方剂量若惬当，服药亦得法，极善退感冒初起之高热，成人小儿皆然，而小儿退热犹速。

治疗方法

符合柴葛解肌汤证的小儿感冒高热，其临床主要表现为：感冒初起，或已迁延数日，微恶寒，无汗（或汗出不透）；头额、身躯灼热，手足发凉；困倦欲眠，或烦躁不安；唇红，口干思饮，舌苔薄白或微黄，脉浮紧数，纹红带紫。

基础方药：柴胡 15~20g，葛根 15~20g，白芷 6~10g，羌活 3~6g，生石膏 30~60g（先煎半小时），黄芩 6~10g，桔梗 10g，白芍 10g，甘草 5g，大枣 10g，生姜 6g。

随症加味：咽痛加射干 6g，白马勃 10g；夹暑加香薷 10g，滑石 15g；夹食加炒莱菔子 10g；夹惊加钩藤、地龙各 10g。

服药方法：先用冷水浸泡 15 分钟，煮沸 15 分钟，连煮两次，共得药液 300~400ml，混匀，少量频频温服，6~8 小时内服完。避风寒，忌生冷、油腻食物。

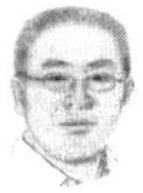

病案举隅

案 1：李某，男，6 岁半，1988 年 8 月 9 日初诊。酷热天气，外出游玩，归途淋雨，全身湿透，次日陡发高热，体温 39.5℃，输液五天，迭用退热西药、滴鼻剂、抗生素等，高热时退（始终未低于 38℃），但旋即反跳。其母惶惧，要求用中药一试。刻诊：体温 39℃，面容苍白瘦削，精神萎靡，全身无汗，头额、身躯灼热，手足冷，咽喉微痛，唇红欠润，口干思饮，纳差，大便干结，小便黄少，舌偏红，苔薄黄，脉紧数。

予本方加味：柴胡 20g，葛根 15g，白芷 6g，羌活 6g，生石膏 30g，黄芩 10g，桔梗 10g，白芍 10g，甘草 5g，大枣 10g，生姜 6g，香薷 10g，滑石 15g，射干 6g，白马勃 10g。停止输液，停用一切西药。服 1 帖，遍身微微汗出，头身热减，手足转温，二便通畅，精神稍振，体温降至 37.6℃，续服 1 帖，体温正常，精神转佳，咽痛止，唇润口和，知饥索食。转用竹叶石膏汤原方 2 帖善后。停药观察 7 天，渐康复如初。

案 2：雷某，女，1 岁 3 个月，1985 年 1 月 16 日初诊。触冒风寒，流清涕，咳嗽，曾服杏苏散加减 2 帖，诸症渐退。越二日，重复患感，又食饼干过多，高热陡起。急服退热西药，肌注抗生素，三日来高热不退。刻诊：体温 39℃，无汗，头额身躯灼热，手足发冷，夜间惊惕不安，腹部拒按，大便干燥，舌偏红，苔黄稍厚，纹红紫而滞。

予本方加味：柴胡 15g，葛根 15g，白芷 6g，羌活 3g，生石膏 30g，黄芩 10g，桔梗 10g，白芍 10g，甘草 5g，大枣 10g，生姜 6g，炒莱菔子 10g，钩藤 10g，地龙 10g，1 帖，停用一切西药。服后 2 小时，全身微微汗出，体温降至 38.8℃，服完 1 帖，降至 38℃，大便通畅，腹部柔软，当晚睡眠安稳。续服 1 帖，体温正常，精神转佳，嬉笑如常。转用竹叶石膏汤加谷芽、麦芽 2 帖善后。停药观察 6 天，安然无恙。

体　　会

1. 小儿感冒高热，纯属风寒或风热者较少，而以外寒内热或“寒包热”

居多。此与成人感冒高热者不无差异。若纯用辛温发散，外寒虽去，而内热复炽；纯用辛凉清解，则外寒留恋，内热亦无出路。

实践证明，唯主用辛温配辛寒，开通玄府，清透蕴热，辅以枢转升提，引热出外；佐以酸甘化阴，和营泄热，且先安未受邪之地，方能“毕其功于一役”。而柴葛解肌汤恰与此等法度若合符节，故而奏效快捷而平稳，经得起重复。

然则不容忽视者，温病学家对本方颇多微词，迄今尚未澄清。而近世治小儿感冒高热，绝对忌用辛温，率以桑菊、银翘为枕中鸿秘者，仍如过江之鲫。犹有甚者，一见高热，辄以退热西药、抗生素打头阵，辅以银花、板蓝根、大青叶等大队苦寒之药作后援。用之乏效，病家惶惶不安，医者方寸亦乱，于是紫雪、至宝、安宫牛黄等营血分药物亦被冒冒失失地推上第一线。此乃昧于医理，而奢望高效，何异水月镜花？

2. 柴葛解肌汤之能速愈小儿感冒高热，除了认证无差，方证对应这一先决条件之外，实与药物剂量及服药方法攸切相关。笔者体会，方中羌活、石膏、柴胡、葛根 4 味，乃不可挪移之品。羌活宜轻用（3~6g），石膏则宜重用至 30g 以上，两者比例为 1 ∶ 5~1 ∶ 10。柴胡、葛根亦宜重用至 15g 以上。

又因小儿苦于服药，若按常规日服 3 次，每次摄入量本不足，间隔时间又太长，收效必微。笔者初用本方时，亦走过此等弯路。尔后改用少量频服之法，小儿容易接受，摄入总量充足，药力亦时时相继。临床观察，一般于服药后 2 小时开始微微汗出，高热渐退。服 1~2 帖，俟体温逐渐降至正常后，转用竹叶石膏汤益气生津，续清余热。此非蛇足，唯恐炉烟虽息，死灰复燃也。

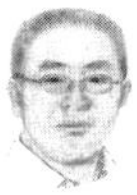

以“教科书”为起点再次攀登

——慢性咽炎证治

西医学之“慢性咽炎”，以咽后壁淋巴滤泡增生，咽部发痒、微痛、干涩、灼热、异物感等为常见症状。现代中医高校教材以本病类似于中医学之“虚火喉痹”，倡养阴清肺、滋阴降火为治疗大法。据笔者临床长期静观默察，慢性咽炎除了肺肾阴虚或阴虚火旺这一“虚火”证型之外，较为常见的倒是脾土虚弱（包括脾阴亏损与脾失健运），间有阳虚寒凝及阴虚阳浮者。

脾土虚弱

慢性咽炎何以与脾土虚弱密切相关？众所周知，咽的位置在喉的后方，下连食道，直通于胃。《内经》曰：“咽喉者，水谷之道路也……”“咽主地气。”地气者何？中焦脾土也。是以咽属脾系，殆无疑义。

《内经》又曰：“脾气散精，上归于肺……水津四布，五经并行。”若脾土虚弱，水谷之精微难化而匮乏，不特散津乏力，且亦乏津可散。如是则咽嗌缺乏津液之濡养，久之抗邪能力逐渐减弱，而酿成慢性咽炎。诚如当代中医耳鼻喉科大家干祖望老先生在揭示慢性咽炎基本病因病机时精辟地指出："凡一切慢性咽炎，主症就是咽部干燥。其所以干燥，由于液不养咽，津不濡喉。干生燥，燥生风，风生痒，痒则酿成本病……"具体言之，脾土虚弱又分脾阴亏损与脾失健运两端，前者尤为多见。

1. 脾阴亏损。慢性咽炎之脾阴亏损证型，除了咽炎常症之外，尚可具有：咽黏膜色淡欠润，咽后壁淋巴滤泡呈团状增生，口淡微干，唇干，纳差，大便干燥，舌偏淡，苔薄白少津，脉缓弱或略数。治宜滋养脾阴，兼益脾气。因病位在土脏，用药宜甘缓。而滋养脾阴，尤宜以甘淡平和，或甘凉濡润之药为主，辅以甘温益气之品，以助脾气散津，源源上达而濡养咽嗌。

笔者临床常用明代《慎柔五书》滋养脾阴之六和汤（四君子汤加山药、生扁豆），或参苓白术散去砂仁，加沙参、麦冬、百合、石斛、芦根等甘凉濡润之品。若因感冒诱发喉痒呛咳，即所谓"喉源性咳嗽"，不可与一般咳嗽混同施治。其浮邪失于表散者，可用喉科六味汤（荆芥、防风、桔梗、甘草、薄荷、僵蚕）加白马勃、射干、鲜梨皮等轻清扬散之品，待咳止后应以滋养脾阴为主，以为图本之治。

2. 脾失健运。慢性咽炎之脾失健运证型，除了咽炎常症之外，尚可具有：咽黏膜色淡多涎液，咽后壁淋巴滤泡呈团状增生、颗粒较大，晨起刷牙易恶心；或伴脘痞腹胀，肠鸣便稀，苔白或微黄，脉濡弱。治宜健运脾气，化痰利咽。

笔者临床习用香砂六君子汤加黄芪、桔梗、柿蒂等。若合并肝郁，伴有情绪易波动、胸胁不适，或咽中似有物阻，吞不下吐不出，类似于梅核气者，可加香附、柴胡、香橼、佛手等；肠鸣便稀加炮姜、防风、仙鹤草；头眩加葛根；腹胀甚加厚朴。若脾虚气陷，短气乏力者，可先服补中益气数剂，再用本方；若脾虚及心，伴惊悸、少寐者，可先服归脾汤加法半夏、夏枯草数剂，再用本方。

阳虚寒凝

慢性咽炎转属阳虚寒凝者，多因拘守"咽喉病皆属火"这一以偏概全之论，长期恣用寒凉药物，冰伏其郁热，克伐其生阳，致阳气久削，阴寒凝滞于咽嗌。亦有素体阳虚，反复感受风寒，寒凝咽嗌者。

而阳虚寒凝性咽炎，除了咽炎常症之外，尚可具有：咽黏膜淡白，咽后壁淋巴滤泡较大且晶莹透亮，咽部分泌物清稀量多，大便偏稀，怯寒，易感冒，舌质淡或淡紫，苔白润或白腻，或微黄多津，或黑润，脉沉弱等。此类患者皆迭用抗生素或寒凉药物无效，甚至加重病情。临证时仔细询问病史及治疗史，注意四诊合参，并不难辨识。治宜温阳降逆，祛寒利咽。

笔者临床习用附子理中汤、甘草干姜汤、桔梗汤、半夏散及汤合方加细辛。若新近感寒而咽痛加重者可径用麻黄附子细辛汤。若畏用热药，可先行试探疗法：取法半夏、桂枝、甘草各3g，冷水浸泡半小时，文火煮沸15分钟，约得药液100ml，嘱患者少少吞咽，半日许服完。若非阳虚寒凝者，服后咽部之不适感稍有加重，这时改弦易辙不迟；若确系阳虚寒凝，服后咽部必感舒适。此等治验渐多，感触渐深。慢性咽炎固然缠绵难愈，但更难的是冲破“咽喉病皆属火”这一根深蒂固的思维定势。

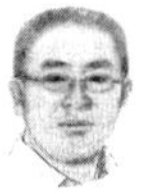

阴虚阳浮

慢性咽炎阴虚阳浮者，多因素体阴亏，或久病迁延缠绵，耗伤肾阴，日积月累，渐至肾阴大虚，阳失潜藏而浮越于上，所谓龙火升腾，上冲咽嗌是也。而阴虚阳浮之慢性咽炎，除了咽炎常症之外，尚可具有：腰膝酸软，面色潮红，手足心热，口干，色红嫩等，酷似阴虚火旺，但还可伴有头晕耳鸣，膝以下畏寒，口干不欲饮，大便不实，脉沉细无力，两尺尤甚等虚阳浮越，上热下寒之症状。

治此者，滋阴降火如知柏地黄汤等断难奏效，而宜滋阴潜阳，引火归元。笔者临床习用左归饮去枸杞，加生地、怀牛膝、广巴戟，少佐肉桂细末（每剂1.5g）吞服，屡用屡效。

治验举隅

1. 脾阴亏损咽痛案。女患，38岁，3年来咽微痛，干涩，灼热，有异物感，干咳，声嘶。西医诊为慢性咽炎，屡用抗生素乏效；加用激素及冷冻，曾一度缓解，但感冒又复发。中医曾诊为虚火喉痹，迭用知柏地黄汤、养阴清肺汤等三十余剂，诸症似减，又增纳差，脘腹发凉。刻诊：咽黏膜色淡欠润，咽后壁淋巴滤泡呈团状增生，口淡，纳差，大便干燥，舌偏淡，苔薄白少津，脉缓弱。

此显系脾阴亏损，咽失濡养之证。治宜滋养脾阴，兼益脾气，俾脾之气阴充盈而上达咽嗌。一方，六和汤加减：太子参15g，麦冬15g，茯苓12g，生、炙甘草各5g，生扁豆15g，山药20g，黄芪20g，桔梗10g，木蝴蝶10g。二方，张锡纯经验方：桑叶、薄荷、蝉衣、甘草各6g，麦冬15g，胖大海3枚，滑石30g，煎汤代茶随意饮之。上方各服6剂，二诊时咽痛、干涩及种种不适感均有所减轻。药虽中病，根治非易。仍用上方加石斛20g，郁金10g，蜂房6g，蜜丸与服。连服一月，诸症若失，声爽。望之，咽黏膜红润，咽后壁光滑。尔后两年，曾感冒3次，均未明显诱发咽炎。平时咽部偶有不适之时，辄服喉科六味汤一两剂，便可安然无恙。

2. 阳虚寒凝咽痛案。女患，58岁，两年来咽微痛，咽部堵塞感时轻时重，频吐清稀痰涎，微咳，声嘎。西医诊为慢性咽炎，用抗生素、华素片、西瓜霜、草珊瑚含片等乏效。刻诊：咽黏膜淡白，咽后壁淋巴滤泡如黄豆大，晶莹透亮；其人畏寒，动辄感冒，纳差，便溏，舌淡紫，苔白滑，脉沉弱。

审系阳虚寒凝性咽炎，投以熟附片20g（先煎），党参15g，白术15g，干姜10g，炙甘草10g，半夏15g，桂枝10g，北细辛6g。服方8剂，咽痛及堵塞感、咳嗽、咳痰等显著减轻。效不更方，上方加黄芪30g，防风10g，续服至25剂后，咽后壁淋巴滤泡消失，咽黏膜红润，咽部不适之感荡然无存，且声音清亮，饮食俱佳，判若两人。

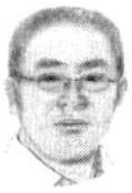

思悟投方之失
——半夏厚朴汤运用得失谈

失

《金匮要略》半夏厚朴汤治梅核气之属痰气阻滞者，疗效确切。倘不属痰气阻滞，或虽属之，但伴有阴伤之象者，不宜用之。又有胸膈或胃脘或腹部满闷胀，舌苔黄厚腻，看似痰气阻滞，但其舌质偏淡，病涉气虚或阳虚者，亦须慎用。聊举两案，以证失误之情。

案1：朱某，女，35岁，1984年10月12日诊：大龄未婚，顾影自怜，愁肠百结。纳谷不馨，夜梦纷纭，月经先后无定期。近三月来渐觉咽部不适，如有物阻，吐不出吞不下。经五官科检查，未见异常。舌质偏红，苔薄黄，脉弦细。

予半夏厚朴汤加味：法夏12g，厚朴15g，苏叶10g，茯苓12g，生姜6g，枣仁10g，桔梗6g，旋覆花6g，生甘草3g，3剂。

服一剂，即感咽干鼻燥；续服一剂，更增胃脘灼热，心烦不安，咽部异物感益甚，急来复诊。察其舌质红，边尖密布小红点，苔薄黄少津，脉弦细稍数。反思投方之失误，在于未尝虑及肝郁日久可能化火伤阴的潜在病机，亦无视乎舌质偏红，苔薄黄，脉弦细等，已露化火伤阴之端倪。于是歉然曰：药方不对证，幸迷途未远。改投滋水清肝饮合二至丸、一贯煎化裁：

柴胡 10g，白芍 12g，焦栀 5g，枣仁 10g，生地 15g，山药 15g，女贞子 15g，旱莲草 15g，当归 10g，枸杞 12g，北沙参 15g，麦冬 15g，金铃炭 6g。服 2 剂，心烦止，咽干鼻燥、胃脘灼热大减。续此方去焦栀、金铃炭、生地、山药，加百合 30g，白蒺藜 10g，玉竹 15g，连服 36 剂，咽中异物感消失，纳增寝安。续予调经之剂。

案 2：刘某，男，75 岁，1984 年 9 月 26 日诊：宿患肺气肿，冠心病。刻诊：长期胸闷，短气，纳呆，口腻，大便偏稀，舌质淡，苔黄厚腻，满布全舌面，脉沉。诊毕欲疏方，患者告曰：舌苔黄厚腻久矣，曾多次更医，皆因服药后出现副作用而中断治疗，迁延至今。

笔者因屡用半夏厚朴汤消退黄厚腻苔，乃疏方：法夏 12g，厚朴 15g，苏叶 10g，茯苓 15g，生姜 6g，焦三仙各 10g，炒莱菔子 12g，3 剂。

服完 2 剂，患者胸闷、短气加重，且觉心脏如悬吊在半空中，心下空豁，畏寒，冷汗时冒，急来复诊。察其黄厚腻苔如故。乃考虑其病机或为大气下陷，心阳不振，因误用开破泄降而加重。改投升陷汤合参附汤化裁：

①红参 20g，分两次炖服。②黄芪 30g，升麻 6g，柴胡 6g，桔梗 6g，熟附片 15g（先煎），党参 15g，桂枝 10g，茯苓 15g。服 2 剂，畏寒、冷汗止，余症亦减轻。窃思仲景原有“大气一转，其气（结）乃散”之遗训，真不我欺也。乃续用此方加鹿角霜 15g，肉桂粉 3g（吞服），干姜 6g，连服 24 剂，胸闷、短气、纳呆、口腻诸症消失，舌质转红润，黄腻苔退净。随访三月未复发。

得

半夏厚朴汤加味可以迅速消退痰气阻滞、胃络凝瘀所致的顽固性的黄厚苔。聊举两案，以证一得之愚。

案 1：彭某，男，36 岁，1989 年 9 月 12 日诊：患者以“舌苔黄厚四年余”为主诉就诊。细询之，知其常年嗜烟酒，4年前始觉口中不清爽，时干时腻，对镜视之，见舌苔黄厚腻，乃就医。医者曰：舌苔黄厚腻为中焦湿热，易退。但连服中药十余剂无显效。又数次更医，皆言易退。服药数剂，黄厚腻苔稍退，但不数日又反复如初。近一年来苔已不腻，仍黄厚，时兼黑苔。刻诊：舌质偏红，苔黄厚欠润，上罩一层黑干苔，口干，频饮水不能解渴，纳尚可，大便正常，小便黄，脉沉。

拟诊为痰气阻滞，胃络凝瘀，予半夏厚朴汤加味：法夏12g，厚朴15g，苏叶10g，茯苓15g，生姜6g，炒莱菔子12g，穿山甲珠5g（轧细吞服），王不留行子15g，3剂，并嘱其戒烟酒。

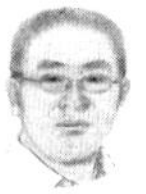

二诊：黑干苔消失，黄厚苔消退大半；仍口干欲饮，且觉唇周干燥。上方合泻黄散，即加防风10g，藿香10g，生石膏30g，焦栀5g，淡豆豉10g。服4剂，黄厚苔退净，口渴、唇干亦除。

两月后追访，知其病愈一月后恢复烟酒嗜好，不数日即出现黄薄苔。乃予初诊方，嘱其自带，必要时服用。一年后追访，言已戒烟，偶尔饮酒后出现黄或黑苔，服初诊方一剂即可消退。

案2：廖某，男，68岁，1990年5月10日诊：宿患高血压、冠心病、高黏血症等多种慢性病。此次因罹“间质性肺炎”，住院两月余，已显著好转。但纳差，大便干燥，舌苔黄厚，请求服中药。前医投黄连温胆汤3剂乏效，改投小陷胸汤合麻子仁丸6剂，大便通，纳稍开，黄厚苔略退。但停药数日，又反复如初。刻诊：舌质暗红，苔黄黑相兼，粗厚少津，食后腹胀，口干苦，脉沉弦涩。

亦诊为痰气阻滞，胃络凝瘀，予半夏厚朴汤加味：法夏12g，厚朴15g，苏叶10g，茯苓15g，生姜6g，炒莱菔子12g，穿山甲珠5g（轧细吞服），王不留行子15g。服3剂，食后腹胀、口干苦大减，黑苔退净，黄厚苔消退大半。上方续进6剂，诸症若失，黄厚苔亦退净。追访两月未复发。

悟

《金匮要略》云：“妇人咽中如有炙脔，半夏厚朴汤主之”。后世扩大其运用范围，以治痰气阻滞所致的多种病证。笔者体验，遣选本方之际，固应重视患者的自觉症状，尤必验之于舌——舌质与舌苔合参，方有准的。

如梅核气患者舌质偏红无苔，多属气郁阴亏；舌质偏红苔薄黄，多属气郁夹痰热。以本方之辛温香燥，用之必加重阴伤或痰热，而难免“机械的方证相对”之讥。至于胸膈或胃脘或腹部满闷胀患者，其舌质偏淡而舌苔黄厚腻，多属气虚及阳虚夹痰湿，或痰湿内盛伤气、伤阳。以本方之开破泄降，用之必加重气虚及阳虚，值得引起注意。

然而患者舌质正常或偏红，舌苔黄厚腻的阳明痰滞，厥阴气郁之证，半夏厚朴汤似可作为首选方使用。笔者治疗此证，曾分别试用过黄连温胆汤、黄芩滑石汤、王氏连朴饮、小陷胸加枳实汤、导痰汤等，疗效均欠满意。而偶用半夏厚朴汤，颇讶其黄厚腻苔消退颇速；若再加焦三仙、炒莱菔子等消导之品，则取效尤捷。

唯用于舌苔黄厚而粗糙，或兼见黑干苔者，收效甚微。因思其舌苔如斯，或为痰气阻滞，化热伤津所致，遂加入黄柏、焦栀、知母、花粉等清热生津，亦未见舌苔松动。思之良久，忽有会悟：用本方降逆祛痰、开郁导滞而无效者，莫非胃络凝瘀，痰瘀胶结而无出路乎？乃尝试加入穿山甲、王不留行子二味，果然效如桴鼓！查诸本草，穿山甲与王不留行均归肝、胃经。穿山甲味咸，性微寒，《本草从新》赞其“善窜，专能行散，通经络，达病所”。王不留行，味苦性平，《本草纲目》谓其“利小便”、“走血分”、“性行而不住”。该书还引谚语曰：“穿山甲，王不留，妇人食了乳长流”，乃浚通肝胃络脉之明验也。加此二味于半夏厚朴汤中，化瘀通络，导引痰气下行而从窍道出焉，是以效彰，且经得起重复验证。临证者曷必不屑一试之欤？

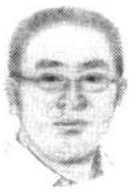

亲尝中药试“奇效”

——莱菔子功用新识

莱菔子，俗名萝卜子，首载于《日华子本草》，性味辛甘平，归脾肺胃经，为临床常用的消食化痰药。现代中药学概括其功效为：消食化积，降气化痰。多用于食积不化，痰涎壅盛等症。如治疗便秘、不寐、痈肿等病证，均奏良效。至贱而有殊功，岂堪埋没，聊以志之。

临床使用莱菔子，应严格区分炒用与生用，因两者之功效迥然有别。

炒莱菔子重用　降气通便　豁痰宁神

1. **降气通便。**《本草纲目》记载，“莱菔子之功，长于利气。生能升，熟能降。”据笔者长期验证，炒莱菔子降气除胀之力类似枳实、厚朴，而降气通便之力则优于枳实、厚朴，故可用于各种实秘。因本品辛甘平，质润多脂，降气开郁而不伤阴，若加入辨证方药中，又可用于各种虚秘。如临床常见的习惯性便秘，多因脾阴不足，肠燥津亏。此证初服麻仁丸有效，久服则效差甚至无效。乃因麻仁丸中有大黄、厚朴之苦燥，久用之，伤阴化燥在所难免。笔者治此等虚秘，喜用《伤寒论》之芍药甘草汤，常用量为白芍 30~50g，生、炙甘草各 5~10g，以大滋脾阴，再加草决明、肉苁蓉各 30g 润肠通便，疗效颇佳。但遇少数顽固性便秘用之乏效时，必暂加炒莱菔子 30~50g 降气开郁，奏效方速。

如治席某，男，60 岁，患习惯性便秘五年余，常服三黄片、麻仁丸，外用开塞露等，不用药则不能自行排便，十分苦恼。诊得舌质略红，苔薄白欠润，脉弦涩。审系脾阴不足，肠燥津乏。用上方 4 剂乏效，腹胀难忍。患者急欲服泻下药，笔者阻之，仍用上方，加炒莱菔子 50g，一日连服 2 剂，大便即通，腹胀大减；连服 5 剂，大便一日 1 次，甚通畅，腹胀已除。为巩固计，去炒莱菔子，加黄芪、当归各 30g 补气养血，续服 12 剂。随访年余未复发。

临床见有小儿便秘者，大便坚如羊矢，便时哭闹，又艰于服汤药。治此者，可将莱菔子炒熟，捣细。1~3 岁，每服 3g；4~7 岁，每服 5g。开水调成糊状，兑少许白糖，每餐前顿服，3~4 日即见效。

2. **豁痰宁神**。不寐一症，病因病机多端，而以痰热扰心为常见。治此症一般用黄连温胆汤加味，疗效可靠。但若连服数剂不见起色者，可能是痰甚且顽。元代医学家朱丹溪说："莱菔子治痰，有冲墙倒壁之功。"故可重加炒莱菔子豁痰以宁神。

如白某，女，37 岁，失眠一年余，常服朱砂安神丸、天王补心丹等中成药，仍难入眠，每隔几夜，必服西药安定片才能勉强浅睡三四小时。平时头晕胸闷，舌红苔黄腻，脉滑稍数。笔者用黄连温胆汤加胆南星、天竺黄、石菖蒲、远志等 4 剂，仍无显效。乃加炒莱菔子 30g，又服 4 剂，睡眠明显改善，效不更方，再加炒枣仁 10g（轧细吞服），续服 18 剂，睡眠质量进一步改善，丢掉安定片。

生莱菔子内服催吐痰食　外用解毒消肿

1. **催吐痰食**。《日华子本草》称莱菔子"水研服，吐风痰"。但用水研服，很不方便，水煎服可否？笔者无病时曾尝试用生莱菔子 30g，捣破，水煎 40 分钟，滤取药液约 200ml，顿服。服后约半小时，便觉头晕，胃脘不适，呕恶欲吐，而后笔者催吐风痰或宿食，便单用生莱菔子一味，水煎顿服。

如治陆某，男，66 岁，宿患慢性支气管炎，因外感诱发，气喘痰鸣。已服小青龙汤加味数剂，外感已除，仍咳嗽气急，喉如曳锯，胸膈满闷，苔白厚腻，脉滑数，予生莱菔子 50g，捣破，文火煮沸 1 小时，滤取药液约 200ml，顿服。服后约半小时，呃呃连声，频频咳吐黏涎，移时达半痰盂。咳喘痰鸣、胸膈满闷随之大减。转予香砂六君子汤合三子养亲汤，连服 6 剂，渐渐康复。

又曾治张某，男，16 岁，因吃汤圆及干鱼片过多，胃脘满闷，嗳腐呕恶，头晕目眩，西医授以“饥饿疗法”，已两餐未食；又服多酶片、山楂丸等亦不效。予生莱菔子 50g，煎服法如前，服后不及 1 小时，便频频呕吐，并泻下酸臭粪便，胃脘顿觉轻松，转以七味白术散善后。

金元四大家之一的张从正，极擅吐法，以为邪去正自安。后世罕用吐法，或惧催吐药伤正气。而用生莱菔子催吐痰食，效快而不伤正气，值得推广。

然而当今有的药房备用的莱菔子，竟有生与熟不分者。而其始作俑者，或为近代名医张锡纯先生。张氏认为，莱菔子“无论或生或炒，皆能顺气开郁，消胀除满”。笔者曾数次试验：于辨证方药中加生莱菔子 15g，脾胃虚弱者服后多有恶心欲吐之感。可见张氏不分生熟混用之说，不足为训。

2. 解毒消肿。《日华子本草》谓莱菔子“同醋研，消肿毒”。笔者亦曾验证之。

一学生，男，18 岁，左腋下忽生一痈，皮色不变，肿痛灼热，西医诊为“腋下淋巴结炎”，肌注青霉素，外敷鱼石脂，3 日乏效。患者左上肢活动受限，夜间灼痛难寐。予生莱菔子 300g，捣极细，用适量食醋调成糊状，摊在塑料薄膜上（厚约 0.5cm），敷于患处，外覆纱布，再用胶布固定，一日一换；同时内服柴胡清肝散合五味消毒饮。敷药当晚疼痛灼热大减，连敷 4 天，痈肿全消。又曾用食醋调生莱菔子细末，外敷产后乳痈（急性乳腺炎），效亦佳良。

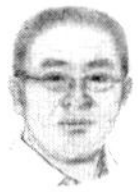

精通单味药　用药如有神

——旋覆花琐谈

旋覆花为菊科多年生草本植物旋覆花的头状花序，首载于《神农本草经》，为常用的化痰止咳药。根据前贤的经验结合本人临床实践，兹论述如下：

宣降肺气

如《南阳活人书》金沸散，以旋覆花为君，治肺经伤风，头目昏痛，咳嗽多痰。古今释本方者，约皆以为方中旋覆花只有消痰降气之功，是囿于“诸花皆升，旋覆独降”之谚也。其实，旋覆花味辛，辛者能散能横行，能宣发肺气达于皮毛，助辛温表药，祛风散寒。一宣一降，肺气复常，咳嗽宁矣。

故余治风寒咳嗽，恒师法江尔逊老先生，以金沸草散为首选方，并加白芍 10g 以缓解支气管平滑肌痉挛。兼喘者合三拗汤；咳痰不爽者加桔梗 9g；口微渴者加黄芩 9g；体虚者加党参 15g，屡用有效。

降胃镇冲

如《伤寒论》旋覆代赭汤以旋覆花为君，治“伤寒发汗，若吐若下解后，心下痞硬，噫气不除者。”此证之病机，古今有三种说法。①多数医家认为系胃虚痰阻。②少数医家认为系肺肝气上逆。③柯韵伯认为系“心气大虚，表寒乘虚而结于心下”。三说见仁见智何以从之？

余临证体验，知不论伤寒或杂病，凡胃气素虚之人，一旦误治，若出现心下痞硬，呃逆频频之时，其脉象必弦长，重按无力，即李士材所谓“直上直下，冲脉迢迢”者也。盖冲脉下连少阴，上隶阳明。阳明胃气虚馁，不能息息下行，则冲脉难安其本位，必转而上逆，并夹胃气亦上逆，此呃逆频频之所由来也。若仅为胃虚痰阻气逆而冲气不逆，不过偶尔噫气耳。旋覆花味咸而润，沉阴下达，降胃镇冲，辅以代赭石之质重沉降，功力尤显。而前贤活用本方，又扩大其适用范围。如周扬俊曰：“余每借以治反胃噎食，气逆不降者，神效”。

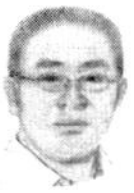

疏肝通络

如《金匮》旋覆花汤治“肝着”。历代注家皆认为，肝着者，乃肝经气血郁滞，着而不行，致令胸胁痞闷不舒，或胀痛或刺痛，故以旋覆花为君，通肝络而行气。余以为此释固佳，唯难以圆满解释：旋覆花不入肝经，如何能通肝络？

而余释肝着，恒从原文所述的两大特征性证候着眼，一是“先未苦时，但欲饮热”，一是“其人常欲蹈其胸上”。因肺位于胸中，肺气贲郁，胸膈满闷，故欲蹈之以畅其气也。为何先未苦时，但欲饮热？因本病初起，多缘于形寒或寒饮（经云：形寒寒饮伤肺）。肺本喜温润，受寒后尤喜之，故但欲饮热驱寒以自救也。若不图早治，肺气贲郁过久，必乘肝木，肝木受邪而疏泄失职，其经脉气血郁滞，可成肝着之病。

旋覆花入肺经，温降肺气之力颇宏。肺气肃降则不乘肝，肝气达而肝络通，此清金疏木，隔二之治也。

叶天士深得本方奥旨，其治胁痛，多于本方基础上加味，创辛温通络，温柔通补，辛泄通瘀，虫类通络诸法，开后世治络病无限法门。余治外伤性胸胁痛、结核性胸膜炎、冠心病心绞痛缓解期等，常用本方加味，疗效亦较满意。

涤痰蠲饮

如《温病条辨》香附旋覆花汤治“伏暑、湿温胁痛，或咳，或不咳，无寒，但潮热，或竟寒热如疟状”。吴鞠通自注本方，亦谓旋覆花善通肝络。究之，温降肺气而涤痰蠲饮，乃旋覆花之良能，有香附领之入肝，方能蠲胁下之水饮，非旋覆花自能入肝经而蠲胁下水饮也。

药物有所用亦有所忌。旋覆花之功用明矣，而其禁忌若何？《本草求真》：“凡阴虚劳嗽，风热燥嗽，不可误用。”余长期体验，阴虚劳嗽、风热燥嗽等证原不可单用或重用旋覆花，然若列为禁区，绝对禁用，则不免因噎废食。今试举三案以证之。

例1 温燥伤肺干咳案 周某，女，60岁。素有“慢支”宿疾，1979年9月，偶涉外感，咳喘频频，痰少难咳，鼻燥咽干，服沙参麦冬汤数剂，症稍减，却增胸痞纳呆，迁延月余，渐形困顿，舌质干红，苔薄黄少津，脉数无力，右寸微洪。

此乃温燥伤肺，投以桑杏汤加生石膏、知母两剂，诸症减，胃纳增，于原方加旋覆花6g两剂，咳喘止，诸恙悉平。

例2 肝火刑肺案 文某，女，73岁，1979年12月6日诊。夜间喘咳，不能平卧，凌晨加重，咳则两胁下痛，痰黏难咳，心烦易怒，口干苦，舌边、舌尖干红，苔薄黄少津，脉弦洪数。

此属肝火刑肺，投以黛蛤散合泻白散加桑叶、枇杷叶两剂，喘咳减，仍痰稠难咳，于原方加旋覆花6g，两剂，咳痰爽，喘咳大减，改投贝母瓜蒌散以善后。

例 3 胸痛咳血案 石某，男，48 岁，1978 年 6 月 15 日诊，证见咳痰稠带血，左胸刺痛，潮热盗汗，舌质红无苔，脉细数涩而无力。

此乃肺肾阴亏，虚火灼肺，投以资生汤合旋覆花汤加北沙参、生地、白及、藕节、荷叶，6 剂，胸痛、咯血均止。

综观以上三案，旋覆花均在禁用之列，何以反能奏效？盖因旋覆花虽有辛温之性，然在大队对证方药中，只不过发挥其豁痰降气特长而已，岂能改变全方总的作用趋向？古人制方用药，有“去性取用”之法，殆即此意。扬长补短，发挥配伍的作用，某些单味药之不利作用就不会成为绝对禁忌。

从“顾此失彼”中寻找入手处

——景岳巧治战汗验案赏析

余每览景岳巧治战汗验案，无不心驰神往，拍案叫绝。

案曰：

“余尝治一衰翁，年逾七旬，陡患伤寒。

初起即用温补，调理至十日之外，正气将复，忽而作战，自旦至辰不能得汗，寒栗危甚，告急于余。

余用六味回阳饮，入人参一两，姜、附各三钱，使之煎服。

下咽少顷，即大汗如浴，时将及午，而浸汗不收，身冷如脱，鼻息几无，复以告余。

余令以前药复煎与之。告者曰：‘先服此药，已大汗不堪，今又服此，尚堪再汗乎？’

余笑谓曰：‘此中有神，非尔所知也。’急令再进。

遂汗收神复，不旬日而起矣。呜呼！发汗用此，而收汗复用此，无怪乎人之疑之也。

而不知汗之出与汗之收，皆元气为之枢机耳。

故余记此，欲人知合辟之权，不在乎能放能收，而在乎所以主之者。”（《景岳全书·伤寒典》）

景岳于此案匠心独运，大出巧手，巧在发汗与收汗均用一方，而此方，并非调和营卫，发汗之中寓敛汗之旨的桂枝汤，而是温补肾命，既无发汗亦无敛汗作用之六味回阳饮。——斯何故耶？景岳释之为“汗之出与汗之收，皆元气为之枢机耳”，“合辟之权，不在乎能放能收，而在乎所以主之者”。其大法微言，新人耳目处，颇有值得赏析者。

其一，元气之枢机作用。人身之元气，乃一切生命活动之原动力，而掌阖辟之枢机。若外邪凑之，腠理闭塞而无汗者，元气之枢机自然启动，可借开表之药以发汗逐邪，辟也；若邪去正虚，腠理疏豁而汗出淋漓者，元气之枢机亦自然启动，可借固表之药以敛汗养正，阖也。唯元气极虚者，枢机无主，阖辟无权。或辟则门第洞开，汗大泄；或阖则隙缝难遮，汗不收。当此之际，毋论其外感与内伤，均须大补元气，重振枢机，而复其阖辟之权。

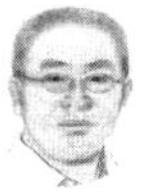

故景岳治陡患伤寒之七旬衰翁，开手即远发表，而着意温补元气。调理十日，元气将复而忽呈战汗之兆，又放胆投六味回阳饮重剂。服后少顷，果然枢机振，辟令行，腠开汗出邪去矣。然邪虽去而浸汗不收，身冷如脱，鼻息几无，已成脱汗，阴阳俱亡。值此险恶之顷，景岳不顾不惊，复从根本入手，再投原方，竟尔阖令大行，汗止神复！倘不晓其中三昧者，必用固表敛汗药，或仓促扑之以温粉，何殊于“对症疗法”，后果堪虞！若非学验俱丰，识精胆大，焉能出此巧手而力挽狂澜？而其所谓“有神”者，非方药之神也，乃操术之神耳！

其二，元气之正常消耗。因元气来源于先天，资培于后天，故其消耗，亦不外先后天之两途，斯乃世所公认者。然临证之际，医者或唯留意于元气之非正常消耗，而忽视其正常消耗。遇元气虚弱之证，多有归咎于“失治”或“误治”消耗元气，而开罪前医者。观古今医案，此等开罪同道者屡见不鲜。而景岳此案，衰翁之元气本虚，迭用温补达十余日，元气将复，忽而作战，景岳击鼓再进，结局若何？邪气固溃而被逐，然元气亦奄奄一息矣。元气何以奄奄一息？乃因其与邪气殊死搏斗，虽终归战而胜之，然自身亦消耗殆尽矣。此本属元气之正常消耗，其怨谁何？倘归咎于“失治”或“误治”而开罪于景岳，可乎？

其三，元气之及时补养。衰翁于辰时服六味回阳饮，下咽少顷，即大汗如浴，时将及午，而浸汗不收，身冷如脱，鼻息几无。夫大汗如浴，从辰至午达两个时辰，渐至垂危。所幸无巧不成书，病家及时相告，而景岳又成竹在胸，令复煎原方，病家未免生疑惧，景岳笑谈谓“有神”。退而思之，倘衰翁居家甚遥，病家难以及时相告，再挨一个时辰，结局又若何？窃以为纵见景岳之才高识妙，恐亦难免“渴而穿井，斗而铸兵”之讥矣。斯非妄议古贤也。何不预嘱病家，谓服头煎后若大汗淋漓，可急煎再服以收汗，且细心剖析此方既可发汗亦可收汗之奥义，使病家心悦诚服，临变时定然不惊不疑。斯非防患于未然之上策乎？诚如是，则吾辈于救治急重证之时，可否以景岳此案为龟镜，“择其善者而从之，其不善者而改之”？

遵“古训”遭挫折之时

——小儿厌食治肝一得

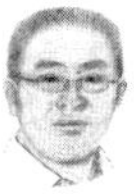

近年来随着物质生活的逐步改善，小儿厌食症的发病率似呈上升趋势，临证者若拘守“治疗的重心主要在脾胃”之训，独以健脾运或补脾气、益胃阴等为法，有时收效甚微，而于山穷水尽之际，改弦易辙，转以治肝（疏肝、敛肝等）为主，竟尔效验昭然。个中缘由，值得思索。兹不揣谫陋，聊陈一得之愚见如下。

小儿固然“脾常不足”，然亦“肝常有余”，即肝旺。据笔者观察，当今食物较丰富的年代，小儿肝常有余之证较多。究之，肝常有余与脾常不足，本为一个问题的两个方面，只不过在不同的自然环境、社会环境和家庭环境条件下，某一方面有所突出或侧重而已。据临床观察，小儿厌食症之偏于肝旺者，其临床主要表现为：厌食伴任性，容易发怒，睡眠不安，形瘦色苍，白睛泛绿，大便干燥等。众所周知，肝旺本是中医儿科的重要病机，唯传统中医理论将肝旺归结为：小儿患病后容易出现高热、惊风等症；换言之，肝旺似乎仅仅是对小儿易动肝风这一病理特点的概括，而绝不包括《内经》所谓“肝在志为怒”这一情志方面的病因病机，这显然不符合临床实际而有失偏颇。

因小儿乃“稚阴稚阳”之体，脏腑娇嫩，形气未充，大脑发育未臻完善，故其七情致病，便与成人有所差异。一方面，小儿对某些情志——如忧、思、悲等不大敏感。但是另一方面，小儿又对某些情志——如怒、惊、恐等相当敏感，犯之便易罹病。

据笔者临床体验，小儿厌食症之偏于肝旺者，初为肝气盛，迁延失治则肝火燔（气有余便是火）。肝气盛必乘脾，致脾气虚弱，脾运维艰；肝火燔必灼胃，致胃阴亏耗，胃失润降。概而言之，便是肝旺脾弱，胃失润降之证。治疗此证之大法，应为疏肝扶脾，滋胃降逆。

笔者自拟疏肝滋胃汤：柴胡 10g，酒黄芩 6g，天花粉 10g，白芍 12g，炒枳壳 10g，乌梅肉 10g，虎杖 12g，黄连 3g，连翘 10g，北沙参 12g，冰糖 15g。上药冷水浸泡 1 小时，文火煎沸半小时，连煎 2 次，滤取药液约 150ml，一日分 5 次温服。本方综合取舍《伤寒论》小柴胡之旋转少阳枢机，四逆散之疏肝行气，以及《温病条辨》连梅汤之敛阴泄热，乃辛苦合酸甘复法：辛散肝郁，苦泻心火（实则泻其子），酸敛肝阴，甘养胃津，故有疏肝扶脾，滋胃降逆之良效。此外，每日取炒草决明、冰糖各 30g，沸水浸泡，口渴即饮之，取其滋胃润肠通便。

若患病时间较短，肝火灼胃之证尚不明显，口不甚干，大便不甚干燥者，笔者习用《温病条辨》椒梅汤化裁：乌梅肉、太子参、白芍、生山药各 10g，黄连、干姜各 1.5g，法夏、炒枳壳、生鸡内金各 6g，黄芩、生甘草各 3g。此方泄厥阴、和少阳、护阳明，颇有开胃进食之妙。一般服二三剂，待厌食减轻之后，再用钱仲阳七味白术散加乌梅肉、白芍、生鸡内金等缓缓调理之。

“直线”与“曲线”两种治疗思路

——更年期综合征证治

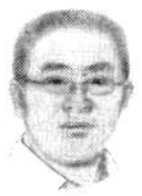

更年期综合征，中医谓之“经断前后诸证”，责之肾气、肾精亏虚，天癸匮乏而将枯竭。补肾填精乃为正治。但有两点值得注意：一是不可一味蛮补。天癸将竭，乃人身之自然规律使然，不察间甚而蛮补之，不仅欲速而不达，反有可能进一步扰乱自稳调节功能，而致变证丛生。二是肾与他脏关系密切，肾病往往累及他脏，反之亦然，故治更年期综合征，贵乎以患者之主要证候为依据，审证求因，审因论治，调节肾与有关脏腑之功能，俾其气血阴阳趋于相对平衡，自可安度更年期。

笔者治斯证，除常用补肾填精法外，尚用过下述诸法而取效者：

1. **调理阴阳**。患者时寒时热，颜面潮红，心神不宁，坐卧不安（诸症均一两分钟即止），一日数度至数十度发，夜寐多梦，晨起微感呕恶，舌淡苔薄白，脉弦细。

此乃阴阳失调，营卫不和，兼心肝血虚，三焦郁热。

用柴胡桂枝汤合酸枣仁汤化裁：

柴胡、黄芩、法夏、酸枣仁各10g，北沙参、茯苓各15g，大枣、白芍各12g，炙甘草、生姜各6g，桂枝3g。

2. **滋肾清肝**。腰酸膝软，胸胁隐痛、灼热，耳鸣耳聋，烦躁易怒，口干苦，舌红，苔薄黄少泽，脉弦细数。

此乃肾阴亏虚，肝郁化火。

用滋水清肝饮合一贯煎、二至丸化裁：

生地 15g，山药 15g，丹皮 10g，泽泻 10g，柴胡 10g，白芍 12g，焦山栀 5g，酸枣仁 10g，北沙参 15g，金铃炭 10g，炙女贞 30g，旱莲草 30g。

3. 交通心肾。五心烦热，急躁，失眠，盗汗，口干欲饮，舌尖红赤，苔薄黄欠润，脉细数或左寸独大。

此乃肾阴亏虚，心火偏亢，即“心肾不交”。

用黄连阿胶汤合交泰丸加味：

黄连 6g，黄芩 6g，白芍 10g，阿胶 10g（烊化），鸡子黄一枚（冲入药汁中），肉桂粉 1g（吞服），生地 12g，白薇 12g，生龙骨 15g，生牡蛎 15g。

4. 清火化痰息风。腰腿酸痛，手足有蚁行感，头晕目眩，耳鸣耳聋，胸膈满闷，时而呕逆，口苦咽干不欲饮，舌脉无定体。

此证以肾精亏虚，水不涵木为其本，以少阳相火上炎夹痰饮上逆为其标，本虚标实，本缓标急。宜先治其标。

笔者常借用江尔逊老中医所拟之“柴陈泽泻汤”，以和解少阳、清火化痰息风。

药用：柴胡 10g，黄芩 10g，法夏 10g，泡参 15g，生甘草 3g，生姜 6g，茯苓 15g，陈皮 10g，泽泻 15g，白术 10g，天麻 10g（烘熟轧细吞服），钩藤 10g，菊花 10g。服 3 至 5 剂，待眩晕息止，诸症缓解后，再酌予滋水涵木之剂（如杞菊地黄汤之类）以培其本，疗效可靠。

让名老中医经验锦上添花
——复发性口腔炎证治

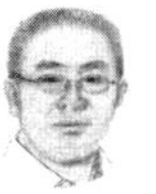

复发性口腔炎，我临床所见者，多系脾阴不足，虚火上炎，湿热稽留之证，三者同时并见，且互为因果。我治此证，恒借鉴蒲辅周老中医之经验，用封髓丹加味，效果好。

传统认为此方主治相火偏旺，肾精不固之证，蒲老认为能补土伏火，移治土虚而浮火上炎之复发性口疮，确系卓见。但此方补脾阴利湿热之力尚嫌不足，故须加味。

我常用生甘草、砂仁、焦黄柏各 10g，加石斛 10g 养脾阴，加白芍 12g，不但敛肝防其侮脾，且与甘草相配为“芍药甘草汤”，酸甘化阴而能养阴，甲己化土而能补脾，允为补养脾阴之佳品。再加芦根 10g，琥珀末 6g（冲服），导稽留之湿热下行。

我的体会是：方中之甘草须生用，不唯补土伏火，且可清热解毒；初服此方时，甘草须重用至 10g，奏效乃速。但不宜久服，以免肿满之虞。奏效后即将生甘草、砂仁、焦黄柏均减为 6g，缓缓图之。亦可将诸药烘熟，轧为细末吞服，日 3 次，每次 3g。

倘服药后口疮渐消失，亦不可立即停药，须再服半月左右，以巩固疗效。如患者舌质红，舌心干（或舌心苔剥落），周围苔黄腻或灰黄腻者，乃胃阴亏虚，湿热蕴积之证，不可径投封髓丹加味，可暂用甘露饮加减：南北沙参、天麦冬、生地、茵陈、滑石、泽泻各15g，黄芩6g，琥珀末6g（冲服），生甘草3g。服数剂，待舌象基本复常，口疮减轻之后，再用封髓丹加味，效果亦好。

从“失败”中寻找突破口

——慢性鼻炎证治

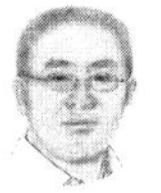

慢性鼻炎，中医谓之“鼻窒”，以长期鼻塞为主症。轻者时通时塞，或两侧交替出现，嗅觉迟钝；重者鼻塞无已时，嗅觉丧失。此当责之肺脾肾虚，清阳不升，浊邪凝瘀窒于鼻窍。运用内治法治此病，无论选何方，均须以开窍通塞之药为向导，方能直达病所而奏效。故而开窍通塞药之恰当运用，实为一大关键。

我曾试验：取辛夷花1000g，微火烘脆，轧为细末，先后分予10位慢性鼻炎患者，嘱其每次用温开水吞服6g，日3次，并停用其他药物（包括滴鼻药）。后随访，10人均在3日之内见效，最快者仅服一次，鼻窍即感通畅。但不久均反复，益知开窍通塞之药，难以治其本也。

遂用标本同治之散剂。其轻者，先予辛夷花粉末54g（三日量），服法如前，取其速效。继予：黄芪100g，当归30g，丹参50g，菟丝子100g，辛夷花50g，麝香3g。诸药除麝香外，均以微火烘脆，轧为细末，再入麝香，充分搅匀，贮瓶密闭。每次用温开水吞服10g，日3次，感冒停服。服药期间宜避风寒，如冬日出门，即戴上口罩。经治多人，远期效果尚满意。

面对一而再、再而三的“不效”

——《骨蹊取之少阳治验》的启示

读《上海中医药杂志》1982年第2期《骨蹊取之少阳治验》一文，给了我“牙痛取之少阳”的启示。

古今方书论治牙痛，内治法皆着意于阳明与少阴，即“实火牙痛”清泄胃与大肠；“虚火牙痛”滋补肾阴。然而临床上确有牙痛涉及少阳者。

我治一药剂员，女性，因恣食甘蔗，初觉右侧上牙隐痛，自以为齿咬甘蔗所致，翌日疼痛加剧，左侧上牙亦痛。乃服杨栗山升降散，便已溏，疼如故；又服清胃散加细辛、牛膝，亦不效。后用抗菌消炎西药3日，病证依然不愈。细察口腔，无龋齿，牙龈不红肿，舌、脉无明显异常。唯患者自觉牙痛以来，口苦，鼻塞流浊涕。

此乃鼻渊也，先宜清胆火，再治牙痛。

方用：辛夷花、天花粉、银花、连翘各15g，苍耳子、龙胆草、桔梗、白芷各10g，生甘草5g。水煎服。

次日口不苦，鼻亦通，涕大减，且牙痛也随之而愈。

余从兹始知牙痛可取少阳。以后凡遇牙痛而兼少阳经或腑之病证者，如口苦，半侧头痛、颊痛、颌痛、目锐眦痛、胸胁痛，常以少阳病主方——小柴胡汤加减：柴胡、黄芩、白芍、银花、连翘各15g，法半夏、龙胆草各10g，甘草、青黛（冲）各5g，取效甚捷。

缘起

此文第一作者是杜光华，文章发表在《中医杂志》，引起了中国中医研究院周超凡先生的重视，并完全赞同我们的设想：白术具有“双相调节”作用，少量则健脾止泻，大量则运脾阳而通大便（见《中医杂志》1983年第4期）。

另有河北慕生宽先生读了拙文和“周”文后，找出了陈修园《神农本草经读》中的有关记载：“白术之功在燥，而其所以妙处在于多脂”，并断言：“此即生白术多用润下之药理”（《中医杂志》1983年第10期），言之有据，持之有故，使我们深受启迪。

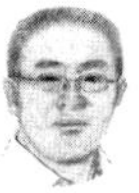

当实践与书本“冲突”之时
——“白术通大便”的启示

我们在临床遇便秘患者，常运用魏龙骧老中医“白术通大便”的经验，取效甚佳。如：患者赵某（病历号：46487），教师。素有陈旧性肺结核，服抗痨药物时，常伴见大便干结如羊粪，或有便意感而虚坐努责。曾用大黄、芒硝之类泻下；麻仁、当归之类润下，但始终排便困难。来诊时辨证改用：白术 60g，生地 20g，升麻 5g，二剂便通。

回忆《伤寒论》174 条桂枝附子汤证：“若其人大便硬，小便自利者，去桂加白术汤主之。”诸家对此解释不一：有说白术祛湿，湿去津还；亦有改原文为：“大便溏，小便不利”以图自圆其说者。看来，这可能是仅从书本上求答案的结果。魏老师以丰富的实践经验，道出了“白术通大便”的机理。他说：“重用白术，运化脾阳，实为治本之图。”但临床传统也常用白术于泄泻患者，其理又何在？是否可以推测：白术少量则健脾止泻，大量则运脾阳而通大便？是否可以从白术用量多少的“双相调节”作用来探讨这一问题。

《中医杂志》鼓励各地老中医把自己的“绝招”献出来。通过“白术通大便”的启示，使我们体会到：老中医经验，只要是临床有效真实记录的“绝招”，都应实事求是地整理。尽管某些经验用现代科学一时还不能解释，甚至运用中医理论还暂时解释不清楚；但只要在临床上确实治好了病，即应整理刊出，让广大读者来验证。不应以解释不通而视为糟粕，或者为了自圆其说而使其案例失真。

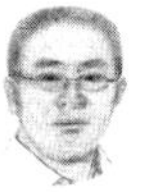

一首"自拟方"的利弊分析

——决明子降血脂的临床验证

决明子，传统用于清肝明目，润肠通便，近代已证实能降低血清胆固醇。笔者经临床验证发现，血脂过高而平素大便干燥或偏干者，重用决明子，其胆固醇可较快地降至正常，同时兼能降低甘油三酯，唯其作用不显著，不能降至正常而已。

决明子降血脂的这一功效，其机理似可用"降脂泄浊"四字来概括。笔者数年前曾自拟了一首降血脂的专方：生决明子30g，生山楂、葛根各20g。本方以决明子降脂泄浊为主，辅以生山楂化瘀消脂，葛根升清气（清气上升，脂浊易降）。曾验证过30例（男12例，女18例，年龄46~67岁）。这些患者平素均无明显自觉症状，唯在例行体检中查出血脂过高。验证结果：服药20~60剂后，22例胆固醇降至正常，甘油三酯降低1.05~2.08mmol / L。其余8例因服药数天或十余天后大便稀溏或泄泻而辍服，未予复查。

观察验证结果，22例胆固醇降至正常者，其共性是平素大便干燥或偏干；而8例服药后大便稀溏甚则泄泻而辍服者，其共性是平素大便正常或不成形。可见本方取效的关键在于大便之干与不干。盖因决明子性本微寒，其降脂泄浊之良效，或与其润肠通便之降泄作用有一定的内在联系，故而只适用于血脂高而肠燥津乏之人。

这就说明，中医在无显证可辨而采用“辨病治疗”降血脂之际，务必首先考虑体质因素，而不能盲目套用具有降脂作用的单味药物或专方。若患者平素大便偏干，而又有显证可辨者，则宜本方与辨证论治相结合。

笔者曾治过两种证型：①肾虚肝郁：头晕目眩，腰膝酸软，烦躁易怒，舌红少苔，脉弦细或稍数，本方合滋水清肝饮化裁；②痰热扰心：胸闷，心烦，呕恶，舌红苔黄腻，脉滑数，本方合黄连温胆汤化裁。若显证基本消失而胆固醇仍偏高者，可单用本方徐图之。

“偏方治大病”的筛选

——土茯苓治头痛有效

例1：偏头痛杨某，女，38岁。右侧头痛反复发作8年，约1~2个月发作1次，发时痛如锥刺，前额、眼眶胀痛，右侧面部发红，伴呕吐稀涎。服麦角胺、卡马西平可以缓解。笔者接诊时，察其舌质暗红，边尖有瘀点，苔薄黄，脉弦略数。

考虑为气郁痰滞络阻，用清·陈士铎《辨证奇闻》所载散偏汤加减，服3剂头痛渐止。1996年5月8日，头痛复发如前，用上方加土茯苓。处方：土茯苓120g，川芎30g，白芍30g，柴胡10g，白芥子10g，炙远志6g，白芷10g，葛根30g，生甘草6g。服1剂，头痛即止。未及3个月，头痛又发，乃尝试独用土茯苓120g水煎服，亦服1剂止痛。迄今三年余，头痛发作间隔时间延长，约4~6月发作1次，症状逐渐减轻。每次发作均用土茯苓120g水煎服，均1剂止痛。

例2：神经官能性头痛张某，女，17岁，1997年4月20日初诊。头痛三年多，每因受凉、生气而发作，剧时满头胀痛伴恶心，平时则绵绵隐痛。常服扑炎痛、去痛片等，止痛效果越来越差。患者12岁时曾做过心脏瓣膜手术，体质差，情怀悒郁。察其舌质偏淡、苔薄白，脉弦细。

予土茯苓120g，装入保温瓶中开水泡2小时，代茶频饮之。服药后，当晚头痛大减。遂每日泡服120g，3天后头痛消失。

土茯苓首载于《本草纲目》，未言其治头痛，尔后的中医学著作亦未言其治头痛。若此解毒清热、健脾除湿之药，重用120g何以能止头痛？笔者百思不解，便重温清·徐灵胎关于“药性专长”的一段妙论：“凡药性有专长，此在可解不可解之间，虽圣人亦必试验而后知之。如菟丝子之主面䵟，亦其一端也。以其辛散耶？则辛散之药甚多，以其滑洋耶？则滑洋之药亦甚多，何以他药皆不能去，而菟丝能之？”徐氏由此而推论药性之专长曰：“但显其形质气味者，可以推测而知，而深藏于性中者，不可以常理求之……药中如此者极多，可以类推。”故临证者除了熟悉药物的四气五味、升降浮沉、归经及常规用法之外，还应掌握药物的特殊专长与优势，便于出奇兵而奏厥功。

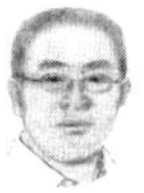

如何“锁定”高效药物

——车前子治中心性视网膜炎

车前子，首载于《神农本草经》，味甘性寒，归肾、肝、肺经。传统用于利水通淋，清肺化痰，清肝明目。笔者治疗中心性视网膜炎，推重车前子，主要取其独特的渗湿利水之功。若加入辨证方药中（30~60g，包煎），可以较快地消除眼底黄斑区的水肿。

众所周知，中心性视网膜炎作为一种难治性眼病，其病机虽涉及肝肾，但其病位主要在眼底黄斑区，其主症是黄斑区水肿。

现代中医眼科学认为，黄斑区属脾，其水肿自应责之脾为湿困。故治疗大法为渗湿利水以消除水肿。而渗湿利水之药物比比皆是，何以独重车前子呢？笔者体验，车前子渗湿利水的作用较为独特——既能消除蕴蓄于目系的水湿，又能引肝肾之阴精上注于目。若此利水与养阴两擅其长，相辅相成，殊途同归的渗湿利水药物，实不多见。

1987年6月曾治谭某，男，44岁，视物变形变小，眼前出现黑影三月余，眼底镜检查发现黄斑区水肿，诊断为中心性视网膜炎。迭用维生素、肌苷、赖氨酸、丹参片等，以及中药三仁汤合驻景丸，四苓散合防己黄芪汤等，效不显。其人面色少华，短气，疲乏，易感冒，舌偏淡，边有瘀点，苔薄白腻，脉弱。拟诊为气虚血瘀湿阻，用《医林改错》黄芪赤风汤加味：黄芪 60g，赤芍 6g，防风 6g，白术 30g，车前子 60g（包煎）。服 6 剂，视物变形变小、眼前黑影等症显著减轻，连服 15 剂，一切症状消失。经复查，黄斑区水肿完全消退。续服补中益气丸 2 个月以巩固疗效。随访 1 年未复发。

1993 年 9 月又曾治黄某，女，18 岁，视物变形且模糊不清 2 个月，心烦，月经提前，小便黄少，口干，舌红，苔黄薄腻，脉弦略数。辨证为阴虚肝郁，湿热内蕴，予育阴利水、疏肝清热之猪苓汤合丹栀逍遥散加车前子 30g，连服 26 剂而诸症若失。

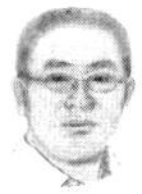

中医药的“美容秘法”
——白芷外用祛斑美容

白芷外用为美容要药。《日华子本草》谓白芷“去面皯疵瘢”。皯者，雀斑也。《本草纲目》谓白芷“长肌肤，润泽颜色，可作面脂”，古代美容方中多用之。据笔者临床验证，白芷一味单独外用便可美容；若配伍菟丝子、白附子外用，能祛除黄褐斑。菟丝子，《本经》谓其“汁去面䵟”；白附子，《本草纲目》谓其主治“面上百病……面皯瘢疵”，可以“入面脂用”。

如治王某，女，36岁，怀孕后期两侧面颊出现黄褐斑，呈蝴蝶状，咖啡色，产后一直未消退，皮损面积3cm×4cm大小，已3年，月经正常，无任何不适。曾坚持服逍遥丸、杞菊地黄丸半年无效。

嘱其自制白芷祛斑膏：白芷200g，白附子40g，二味碾为极细末；菟丝子400g，洗净，加冷水1500ml浸泡2小时，文火煮沸1小时，滤取药液400ml。将白芷、白附子细末趁热渗入菟丝子药液之中，充分搅拌和匀，装瓶备用。用法：每晚用温水洗脸后，取上述药膏适量均匀薄涂皮损处，保留2小时以上，临睡前用软纸擦去（勿用水洗）。约1个月后面颊蝴蝶斑颜色开始变浅；坚持涂抹二月余，蝴蝶斑整体消失，唯残留几处0.2cm×0.5cm大小的浅黄色斑。

临床所见面部黄褐斑患者不伴有脏腑内伤杂病者毕竟少见，故而单用白芷祛斑膏机会不多。另有23例，均伴有内伤杂病如肝、胆、脾胃、肾病或月经失调。笔者均在内服辨证方药基础上加用白芷祛斑膏，一般在1个月左右开始见效，有5例皮损竟在1个月内消失。

笔者临床还常遇面部无明显色素异常，但欲使皮肤柔嫩细滑且增白的患者，便告其自制白芷美容膏：挑选大而色纯白无霉迹的白芷饮片200g，用小刀剔除其黄棕色粗皮，碾为极细末。每次取30g，掺入一小瓶市售婴幼儿护肤品中，充分搅拌和匀。气温在20℃以上时宜放入冰箱冷藏。用法：每晚取此膏适量代替常用护肤品搽面，至少保留1小时，临睡前用软纸揩去（勿用水洗），次晨才洗脸。连用半月后可改为2~3天搽1次。经数十位中青年女性验证，坚持3~6个月，可使面部皮肤柔嫩细滑，且有一定增白作用。

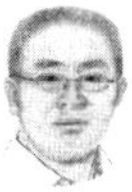

缘起

此文前三个问题的第一作者是杜光华。杜氏诊余勤奋学习中医经典著作，发现了一些前人语焉不详的问题，便拟成一张“问题清单”寄给《中医杂志》；该刊编辑部圈点了三个问题要求作答。唯第四个问题是我的独家体会。

辨别极易混淆的“多胞胎”

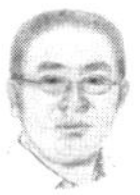

问题解答

《难经》“肾之积名曰贲豚”，与《金匮要略》中之“奔豚”有何异同?

答：贲通奔，贲豚即奔豚，系病人自觉有气从少腹上冲胸咽，形如小豚奔突冲窜状的一种病证。《难经·五十六难》曰：“肾之积名曰贲豚，发于少腹，上至心下，若豚状……”《金匮要略·奔豚气病脉证治》曰：“奔豚病，从少腹起，上冲咽喉……”可见两书之“奔豚”，在证候表现上确有相同之处。

其不同之处：①内涵不同。《难经》之贲豚，为肾之积病，其属瘤疾可知。病人少腹素有积块，发病时痛从少腹起，上至心下，或上下无已时，痛止后其积块仍留在少腹。因属有形之积块为病，故名曰：“肾之积”。《金匮要略》之奔豚，非肾之积病，可知其不属瘤疾。虽发病时气从少腹上冲胸咽，但“复还止”，缓解后则一如常人。因属无形之气为病，故名曰“奔豚气”。②病因病机不同。《难经》贲豚之形成，缘于五脏之间的相乘传变，原书所谓“脾病传肾……留结为积”，而成肾之积。《金匮要略》奔豚之形成，有缘于情志乖和之人，肝郁化火而夹冲气上逆者；有缘于下焦素有水饮之人，汗后阳虚而水饮内动者；有缘于素体阳虚之人，汗后复感寒，阳愈虚而阴寒上逆者。此三种病因病机，均与《难经》之论迥然有别。③继发病变不同。《难经》之贲豚，不仅发作后积块仍留在少腹，久延不愈，可出现继发病变，即原书所谓“久不已，令人喘逆，骨痿少气”。因其积块久留少腹，必然阻塞下焦气化之路，妨碍肾的正常生理功能，致令肾气日削而少气，肾不纳气而喘逆，肾精枯涸而骨痿。而《金匮要略》之奔豚，则不会出现明显的继发病变。

由此可见，《难经》之贲豚与《金匮要略》之奔豚，只是在证候表现上有相同之处，而在疾病的内涵、病因病机及有无继发病变等方面都不相同。因此临证时须辨病与辨证相结合，着重辨析其相异之处，切不可生搬硬套，用仲景书中奔豚的诸种治法以治《难经》之贲豚，而应仔细权衡其肾积病之轻重，投以行气消积，或祛瘀磨积之品，或攻补兼施，缓缓图治。

《内经》寒厥、热厥与《伤寒论》寒厥、热厥有何不同？

答：《内经》寒厥、热厥，详于《素问·厥论》。该篇所论的寒厥、热厥，以下焦肾之阴阳偏衰立论，“阳气衰于下则为寒厥，阴气衰于下则为热厥。”寒厥主症为手足寒冷，其特征是从足五趾寒至膝关节以上；热厥主症为手足发热，其特征是足底发热。寒厥者，由于劳倦太过，或入房太甚，损伤肾之阳气，“阳气日损，阴气独在，故手足为之寒也”。热厥者，由于酒色所伤，肾阴亏耗，“肾阴日衰，阳气独胜，故手足为之热也”。因肾为水火之脏，火衰则水盛，虚寒从下而起为寒厥；水亏则火旺，虚热从下而起为热厥。诚如高士宗所释：“失其所用之阳气，则为寒厥……失其所藏之阴精，则为热厥。”

《伤寒论》中虽无“寒厥”、“热厥”之病名，却有其相应的证候。第337条说：“凡厥者，阴阳气不相顺接，便为厥。厥者，手足逆冷者是也。”《伤寒论》之寒厥、热厥与《内经》所论不尽相同。从证候上看，寒厥与热厥同为“手足逆冷”，故而鉴别诊断显得特别重要。

其鉴别要点为：寒厥系由于寒邪直中阴经或误汗、误下损伤心肾之阳气。阴寒内盛，阳气衰微，不能内温脏腑，外煦四末而致厥逆。在手足逆冷的同时，可伴见汗大出，或身微热而恶寒，脉微欲绝等症。热厥系由于热邪深入，阳遏于内，不能外达四末而致厥逆。“厥深者热亦深，厥微者热亦微。”在手足逆冷的同时，可伴见胸腹灼热，或腹满硬痛，唇干舌燥，烦渴喜冷饮，脉滑数或沉伏有力等症。

综合上述，可知《内经》之寒厥与《伤寒论》之寒厥，虽“手足逆冷”证候相同，但病因病机却有区别，前者为肾阳虚衰，治宜益火消阴，可用右归丸之类；后者为阴盛阳微，治宜破阴回阳，用四逆汤之类。至于两书所论热厥，证候各异，前者手足发热，后者手足逆冷。病因病机亦不相同，前者为肾阴亏虚，治宜壮水制火，可用知柏地黄丸之类；后者为热邪遏伏，治宜清泄或泻下里热，用白虎汤或三承气汤之类。

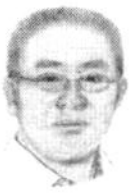

《金匮要略》的肺胀指的是什么病?

答：肺胀，即肺气胀满，是一个独立的病种。《金匮要略》所论的肺胀是肺胀中的实证，即以咳喘胸满为主症的肺气胀满，类似现代医学的“肺气肿合并感染”。

其病因病机为：由于长期咳喘所致肺肾功能失调之人，复感外邪，外邪引动体内伏饮或郁热犯肺，肺失宣降，邪气内闭，阻塞肺道，故证见咳逆喘促，胸中烦闷，膨膨胀满。

查《金匮要略》有关肺胀之条文凡三见：“上气，喘而躁者，属肺胀，欲作风水，发汗则愈。”“咳而上气，此为肺胀，其人喘，目如脱状，脉浮大者，越婢加半夏汤主之。”“肺胀咳而上气，烦躁而喘，脉浮者，心下有水，小青龙加石膏汤主之。”通观以上三条，均为肺胀实证，故皆通过祛逐内外之合邪以泻肺除胀。

然临床上肺胀虚证并不少见，故后世医家论治肺胀，多分为虚实两类。虚者以“胸满气短”为主症，可伴见语声低微，自汗，浮肿，心悸，舌质淡，脉弱等症。其病机为肺肾气虚。肺气虚则肃降乏力，肾气虚则摄纳无权，致令清气难入，浊气难出，逆于胸中而成肺胀，类似现代医学的“肺气肿缓解期”。治宜补肺益肾，可用参蛤散合右归丸加减，若上实下虚者，可用苏子降气汤加减。

笔者临床治肺胀，无论虚证、实证，均于当用方药中加葶苈子一味，重用至30g以上，有提高泻肺除胀之效。查古籍均言葶苈子猛峻，虚证不宜，纵实证用之，亦不过9g上下。但笔者重用此药，有时一剂竟达60g以上，每能取效，从未偾事。近年来经药理实验证实，葶苈子有较好的强心作用，值得引起重视。

为什么口苦出现于多种疾病之中？应如何治疗？

答：口苦为胆病主症之一，其病机为“胆虚气上溢”或“胆火上炎”。如《素问·奇病论》云：“有病口苦……此人者，数谋虑不决，故胆虚气上溢而口为之苦。”《伤寒论》云：“少阳之为病，口苦、咽干、目眩也。”

然而临床上口苦却可出现于多种疾病之中，这是由于胆为阳木，胆中相火敷布于周身，十一脏借此而生机勃勃，故经云：“凡十一脏取决于胆也。”反之，十一脏有病，亦可波及于胆，因此胆病主症之一的口苦，便可出现于多种疾病之中。

肝胆相连，肝病最易累胆，故肝病最多口苦。他如脾胃湿热壅遏、心火上炎、肾火上冲、肺热蕴积等，一旦波及于胆，亦可出现口苦。

大凡清降或敛戢胆火的药物，都可用来治疗口苦，如青蒿、黄芩、竹茹、青黛、胆草、茵陈、栀子、胆星、猪胆汁等。但临床中遇口苦时，应仔细推敲，是胆腑自病，抑他脏腑之病波及于胆？不可泛泛清热。

以胃痛伴口苦为例，如胆热犯胃，当用左金丸；如痰湿化热，当用温胆汤为主；如肝肾阴虚，当用高鼓峰滋水清肝饮为主；如脾胃虚寒兼肝胆郁热，当用温热药治虚寒证，或于方中少佐黄连，如连理汤。

临床实践证明，针对不同疾病出现的口苦，灵活、准确地遣方用药，才能收到事半功倍之效。

第四卷

医林之“华山论剑”

——我与同道的学术争鸣

缘起

“内因是变化的根据，外因是变化的条件”这句话，数十年来成了中国人的口头禅。而中医发病学说之阐释，也在说这句口头禅。但在认真查阅《内经》原文之后，方知原来不是这回事。

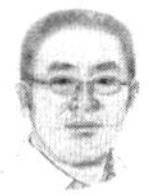

斗胆质疑“内因决定论”

——《内经》发病学说澄源

综合《内经》有关发病的系统论说，可以抽象、概括为正邪相争，即正胜则安，邪胜则病。这本来是古朴而客观，义理亦昭然的。但自从近代《内经》研究者引进“内因”与“外因”这对哲学范畴之后，反而被弄得似是而非，迷离混沌起来。如五版教材《内经讲义》写道：“这种‘正邪相搏’的发病理论，突出地反映了内因是发病的决定因素，外因是发病条件的发病学观点。”再概览近代研究或阐释《内经》的各类出版物，亦莫不陈陈相因地流行着与此相同的见解。这一凿分“决定”与“条件”，从而贬低或否定邪气在发病中之决定作用的见解，实与《内经》原意大相径庭。笔者不揣谫陋，而本完整、准确地继承和借鉴《内经》发病学说之旨，拟对上述见解展开争鸣，以期澄本清源。悖谬之处，恳请指正。

邪气与发病

正气（内因）是发病之决定因素，殆无疑义。经曰：“清静则肉腠闭拒，虽有大风苛毒，弗之能害”（《素问·生气通天论》）；“夫精者，身之本也。

故藏于精者，春不病温”（《素问·金匮真言论》）。正虚不但易于发病，且其虚弱之具体情形，尚可决定发病之部位、间甚、症征等。是以重视正气之决定作用，完全符合《内经》之旨。

然而邪气（外因）与发病之真实关系究竟若何？是否仅仅构成发病之条件，而完全不能起决定作用呢？否！疾病之发生：“夫百病之生也，皆生于风寒暑湿燥火，以之变之化也”（《素问·至真要大论》）；“夫百病之始也，皆生于风雨寒暑，阴阳喜怒，饮食居处，大惊卒恐……”（《灵枢·口问》）；“夫百病之所始生者，必起于燥湿寒暑风雨，阴阳喜怒，饮食居处，气合而有形，得藏而有名”（《灵枢·顺气一日分为四时》）。这些经文说明，《内经》已将一切邪气归结为六淫、七情、饮食劳倦（后世说法），并毫不含糊地断定一切疾病皆“生于”或“起于”——直接起源于邪气。这里，邪气是发病根据之一，而不是仅仅构成发病之条件。

发病之部位

六淫：“风伤筋”、“热伤气”、“湿伤肉”、“燥伤皮毛”、“寒伤血”（《素问·阴阳应象大论》；按：“燥伤皮毛”，乃据《太素》遗文）；七情：“怒伤肝”、“喜伤心”、“思伤脾”、“忧伤肺”、“恐伤肾”（同上篇）；饮食劳倦：“饮食自倍，肠胃乃伤”（《素问·痹论》），以及“五劳所伤：久视伤血，久卧伤气，久坐伤肉，久立伤骨，久行伤筋”（《素问·宣明五气》）。这些经文揭示：邪气是发病部位的决定因素之一。

发病之间甚

“黄帝曰：邪之中人也，其病形何如？岐伯曰：虚邪之中身也，洒淅动形。正邪之中人也，微。先见于色，不知于身，若有若无，若亡若存，有形无形，莫知其情”（《灵枢·邪气藏腑病形》）。此言虚邪重，则令人发热恶寒，全身反应重，正邪轻，则全身反应亦轻，不易觉察。可见邪气之轻重，是发病间甚的决定因素之一。又如：“虚邪偏客于身半，其入深，内居营卫，营卫稍衰，则真气去，邪气独留，发为偏枯，其邪气浅者，脉偏痛”（《灵枢·刺节真邪》）。此谓虚邪深入身体一侧，使营卫功能减弱，正去邪留，则令人半身不遂，其病较重；若虚邪留在浅表部位，则仅令人血脉不和而半身痛，其病较轻。这节经文揭示：邪气与正气同为发病间甚之决定因素。类似的论说，《内经》中俯拾可得。

发病之证候

六淫：“风胜则动，热胜则肿，燥胜则干，寒胜则浮，湿胜则濡泻”（《素问·阴阳应象大论》）；“风寒湿三气杂至，合而为痹也。其风气胜者为行痹，寒气胜者为痛痹，湿气胜者为著痹也”（《素问·痹论》）。七情：“怒则气上，喜则气缓，悲则气消，恐则气下……惊则气乱，思则气结”（《素问·举痛论》）。饮食劳倦：“膏粱之变，足生大丁，受如持虚”（《素问·生气通天论》）；“因而饱食，筋脉横解，肠澼为痔。因而大饮，则气逆。因而强力，肾气乃伤，高骨乃坏”（同上篇）。这些经文揭示：邪气是发病证候的决定因素之一。

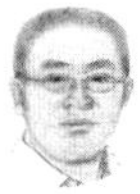

综上所述，邪气实为发病的决定因素之一，而不是仅仅构成发病之条件。是以《内经》在劝导人们“恬淡虚无，真气从之，精神内守，病安从来”的同时，又谆谆告诫曰：“虚邪贼风，避之有时”（《素问·上古天真论》）。而证诸现实，遑论常人，即使气功大师或“特异功能”者，亦不得不避虚邪贼风；即使可以不避普通的虚邪贼风，亦难以迎对雷轰电击，难以饮鸩吞砒，难以刀枪不入！可见贬低邪气，既乖经旨，又悖常识。客观论之，正气与邪气，均是发病之决定因素。苟非先存定见，焉得凿分“决定”与“条件”？至于落实到某一具体病证之发病过程，起决定作用者究竟是正气，还是邪气，或两者兼而起之，《内经》总是具体病证具体分析，从不“一刀切”。如发病之属实者，多因邪气成为矛盾之主要方面而起决定作用；发病之属虚者，则多因正气成为矛盾之主要方面而起决定作用。经曰：“邪气盛则实，精气夺则虚”（《素问·通评虚论实论》），殆即斯意。然而最具有临床意义的，则是两者兼而起之，即“两虚相得”。

两虚相得

《内经》作者精明地认识到，疾病之发生，总是正邪相争，正虚邪胜的结果。具体言之，邪气之“中人也，方乘虚时及新用力，若饮食汗出，腠理开而中于邪……”（《灵枢·邪气藏腑病形》），因此撇开邪气而侈谈正气之决定作用，或者撇开正气而侈谈邪气之决定作用，便如海市蜃楼，落不到实处。正是有鉴于斯，《内经》作者才在分别论述正气与邪气之决定作用的基础上，推出了“两虚相得”的著名论断。

《灵枢·百病始生》曰：“风雨寒热，不得虚，邪不能独伤人。卒然逢疾风暴雨而不病者，盖无虚，故邪不能独伤人。此必因虚邪之风，与其身形，两虚相得，乃客其形。”所谓“两虚相得”，殆指正虚邪凑，正不胜邪，故卒然发病。换言之，邪凑而正不虚，或正虚而邪不凑者，皆不易发病。足见发病与否，归根结底是由正气与邪气两方面所共同决定的。且在《内经》作者看来，这种“双决定”乃是普遍存在的。如《灵枢·贼风》曰：“黄帝曰：今夫子所言者，皆病人之所自知也。其毋怵惕之所志，卒然而病者，其何故也？唯有因鬼神之事乎？岐伯曰：此亦有故邪而未发，因而志有所恶，及有所慕，血气内乱，两气相搏，其所来者微，视而不见，听而不闻，故似鬼神。”此言有人卒然发病，看似无邪凑，实则有“故邪”（如痰饮、滞气、虫积、瘀血等）留伏体内，一旦“血气内乱”（正虚），则邪必乘虚凑之，正邪相搏，正不胜邪，故卒然发病，亦“两虚相得”者也。通览《内经》关于“双决定”之论说，十分形象具体，客观真切，完全符合临床发病之实际。

《内经》作者还进一步认识到，“两虚相得”不唯易于卒然发病，且发病之后，又极易传变。是以上篇经文在论述“两虚相得，乃客其形”之后，接着又不厌其详地层层剖析邪气由浅入深之传变途径：“是故虚邪之中人也，始于皮肤，皮肤缓则腠理开，开则邪从毛发入，入则抵深，深则毛发立，毛发立则淅然，故皮肤痛。留而不去，传舍于络脉……留而不去传舍于经……留而不去，传舍于输……留而不去，传舍于伏冲之脉……留而不去，传舍于肠胃……留而不去，传舍于肠胃之外，募原之间，留着于脉。稽留而不去，息而成积。”并于段末总括之曰：“邪气淫佚，不可胜论。”强调“两虚相得”乃发病与传变之普遍规律，其具体实例是不胜枚举的。

由此可得出结论：《内经》作者相当客观地对待正邪关系，既重视正气，又重视邪气，而特别重视正虚邪凑即两虚相得之危害性。故“两虚相得”四字，片言居要，精警之至，允为《内经》发病学说之核心，空谷足音，值得我们深长思之！

干扰与束缚

近世研究或阐释《内经》的各类出版物中，何以会陈陈相因地贬低甚至否定邪气在发病中的决定作用呢？拙意认为事出有因：一是可能来自“正气存内，邪不可干”一语之干扰；二是可能来自有的哲学论著中关于内外因关系的现成定理之束缚。试简析如次：

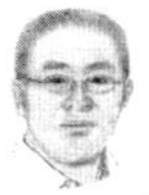

1.“正气存内，邪不可干”一语，见于《素问·刺法论》。“黄帝曰：余闻五疫之至，皆相染易，无问大小，病状相似，不施救疗，如何可得不相移易者？岐伯曰：不相染者，正气存内，邪不可干，避其毒气，天牝从来，复得其往，气出于脑，即不可干。气出于脑，即室先想心如日。欲将入于疫室，先想青气自肝而出，左行于东，化作林木……五气护身之毕，以想法上如北斗之煌煌，然后可以入于疫室。”这段文字，乃教人于疫疠流行之时，纯粹运用意念来避免传染的方法。据说照此办理，就能“正气存内，邪不可干”。然而遑论常人，即使气功大师或“特异功能”者能否臻此化境，亦不得而知，故只能存疑以待验证，斯其一。其二，《内经》一书，非一人一时之手笔，而是经历了较长时期，荟萃了不少医家之见解，其间难免出现龃龉之处；且据考证，“刺法论”系《素问》遗篇，乃伪托之作，可信度较低。其三，尤为紧要者，“正气存内，邪不可干”一语，无限拔高正气，根本无视邪气，竟与全书有关发病之系统论述完全不协调。“孤证不立”，故不宜作为立论之依据。

2. 有的哲学论著中关于“外因是变化的条件，内因是变化的根据，外因通过内因而起作用”的现成定理，长期深深地束缚着人们的头脑（笔者亦不例外）。近代《内经》研究者套用这一定理来阐释其发病学说，当然只能顺理成章地演绎出“内因是发病的决定因素，外因是发病条件”这一发病学模式。遗憾的是，这一模式，既是对《内经》发病学说的人为的扭曲，亦不符合临床发病之客观实际，已经并且还在继续给中医临床、教学

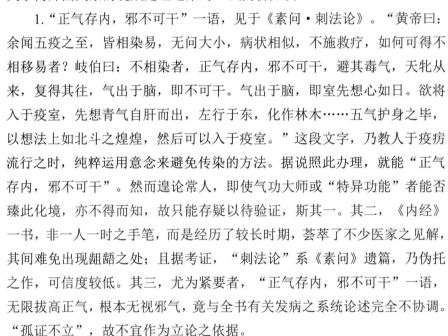

与科研工作带来消极的影响。

值得注意者，近年来中国哲学界已对那条内外因关系定理进行了深刻的反思和大胆的争鸣，并已逐渐形成了具有代表性的新见解：①就整个物质世界而言，内因是变化之唯一根据；但就每一具体事物而言，内因与外因均是变化之根据。②在每一个具体事物之发展变化过程中，起决定作用究竟是内因，还是外因，或内外因之合力；以及究竟是外因通过内因起作用，还是内因通过外因起作用等等，均须从实际出发，对具体事物进行具体分析，而不能简单地一言以蔽之。③拔高内因，贬低外因；或拔高外因，贬低内因，皆不符合唯物辩证法。明眼人不难看出，当代哲学的这些新见解，有的早在两千多年前的《内经》里已露其端倪，这是足以令岐黄的传人们感到欣慰与自豪的。倘若《内经》研究者们鼎力排除干扰，解束释缚，拂尘涤垢，而还《内经》发病学说以本来之面目，进而对养生防病的临床、教学与科研工作提供科学的理论指导，则无疑属于功德无量之举！

缘起

上世纪70年代末、80年代初，中医学术界关于中医外感病学的三种辨证方法（六经辨证、卫气营血辨证、三焦辨证）必须统一的呼声日甚一日，为此，《北京中医学院学报》编辑部公开征文，吁请“热衷学术争鸣”者踊跃发表意见。我与杜光华在这个问题上历来高唱反调，便匆匆写成此文投寄，很快发表，并被载入1983年《中医年鉴》。

冷静思考“合三为一”
——“统一”利弊面面观

近年来，谈论六经、卫气营血、三焦三种辨证方法统一的文章逐渐增多。既倡统一，自然多往“利”处说，而忌讳谈“弊”。然天底下的事情，有利必有其弊。图利而忘弊，前景未必美妙。在这篇短文中，笔者拟就统一的利弊问题略陈管见。

先说利

三种辨证方法的统一（以下简称“合三为一”），到底会带来多少利？据笔者粗略推测，“统一”之利，约有三端：

其一，便于编写一本《中医外感病学讲义》。现时中医院校的教材，有越编越多的趋势。可编来编去，就是编不出一本统一的外感病学讲义。为什么编不出？因为面前有只“拦路虎”——外感病的三种辨证方法不统一。倘不撵走这只拦路虎，而硬着头皮去编，则编出来的东西，很可能是《伤寒论讲义》和《温病学讲义》的机械相加，这显然是无效劳动。如来个“合三为一”，无疑是“整旧如新”，多少有点新意。听听“合三为一”的呼声，在中医教育界叫得最响亮，显得非常紧张、热烈、迫切，其源盖出于此。

其二，便于暂时消除寒温对峙之势。寒温之争，由来已久，愈争愈烈。

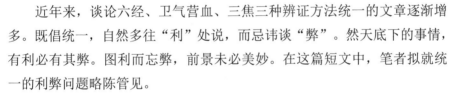

各以己之长，而轻彼之短，渐至寒温对峙，冰炭不容。虽近代不少有识之士，博采寒温之长，而斡旋其间，力图融会贯通，但终未统一为约定俗成的规范。若一旦“合三为一”，则在公开场合都得讲同一种语言。这样一来，寒温对峙之势就可以暂时消除。

其三，便于对外学术交流。现今海外风行科学“系统化”，而中医论治外感病，竟有三种不同的方法，显得很不系统，尤令外国人难以理解。一旦“合三为一”，自然赶上了世界潮流，有利于对外交流。

还可以举出一些“利”，主要是以上三种。

再说弊

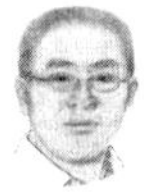

“合三为一”之弊，比较隐晦，不是一眼可以看清的。由于统一的模式不同，产生的弊也不尽相同。这里所陈之弊，是以六经为模式之弊，而非八纲、脏腑两种模式之弊。因为在笔者看来，八纲模式，实际上是从具体倒退到抽象；脏腑模式，实际上是求全而得偏。两者之弊，显明昭著，毋庸多赘。唯有六经模式，因其顺应现今“伤寒温病一体论”的潮流，使人产生“非此而何”的感觉，故其弊端，非陈不可。

其一，损毁了六经的整体。众所周知，六经是脏腑、经络、气化的有机结合，但在六经模式中，“气化”不翼而飞了。谓予不信，请看《六经辨证纲要》（《北京中医学院学报》1981，（3）：1）！其“病性”栏内，但以“虚”、“实”括之。然则六经之病性，非虚即实么？经曰：“太阳之上，寒气主之，阳明之上，燥气主之……”是风寒暑湿燥火六气者，不仅是六淫病因，而且是六经之固有病性。如陆九芝说：“六经提纲皆主气化。太阳之为病，寒水之气为病也。寒为病故宜温散，水为病故宜利水。篇中凡言太阳病者，皆就寒水之病言也。”由此看来，六经的气化内容是委实取消不得的。

其二，压抑了温病学说的长处。温病学说的长处，主要体现在对营血分证候（包括闭、脱、痉、厥等危急重证）的辨证论治和理法方药上，它大大地发展、充实和超越了《伤寒论》。六经模式不仅将这种长处一股脑儿囊括于自己的体系中，而且将其割裂分解，分别隶属于各经的固有藩篱之内，使其如鸟入笼，如鱼入网，要想自由地独立地发展提高，何其难哉！

数百年来，中医救治急危证的能力之所以不断提高，不仅得力于伤寒学说的熏陶，而且得力于温病学说长处的启迪。两者共存则俱美，合之则两伤。当今之世，欲求中医学向更高阶段发展，而又要压抑温病学说的长处，岂不是南辕北辙！

其三，酝酿着更激烈的争鸣。有人说分久必合，“伤寒温病一体论”是必然趋势。但另一方面，合久也必分。因为现在的合，不是两种学说自然而然、水到渠成的合，而是在很大程度上带着人为的因素。教育界呼声最高，科研界和之者寡，广大的临床医生们，则是漠不关心，或是采取等着瞧的态度。所以这种合，必然是暂时的合。随着合的弊病的逐渐暴露，临床医生们是不会永远缄口不言的。所以更激烈的争鸣必将很快地到来。

综观统一的利弊，孰大孰小，孰轻孰重，不是明明白白吗？笔者的拙意，还是要让三种辨证方法长期共存，独立发展，各自发挥优势，互相取长补短。而不要人为地求苟合，不要一个吃掉两个，不要把“新体系”弄得非驴非马，不伦不类。

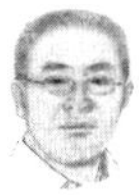

“不疑”之处有疑问

——《金匮要略》“肝着”辨析

肝着，亦名肝著。《金匮》曰：“肝着，其人常欲蹈其胸上，先未苦时，但欲饮热，旋覆花汤主之。”寥寥二十四字，竟开后人肝病治络法之先河，其学术价值岂可限量。但又常被后人牵强附会，悖逆原文旨意，凭空添出许多枝节，令人无所适从，实有小议一番之必要。

先议肝着之证候特征。《金匮》描述的肝着，有两个鲜明的证候特征，一是“其人常欲蹈其胸上”（胸部痞满憋闷莫可名状，唯以捶击为快），二是“先未苦时，但欲饮热”（发病之初，只想喝热汤），何其明白晓畅乃尔！奈何后人竟不加察，而与胁痛混为一谈！如叶天士曰：“肝着胁中痛。”吴鞠通曰：“肝郁胁痛，病名肝着。”《简明中医辞典》释肝着证候为“胸胁痞闷不舒，甚或胀痛……”此与叶、吴之说相较，无疑是一大进步。但是，胸与胁并提，亦非原文所有。查仲景书中有“胸胁苦满”、“胁下满”等提法，故不要以为仲景描述肝着时系“省文笔法”。至于“胀痛”，本属实证，何能喜按捺捶击？

次议肝着之病因病机。因《金匮》原文未直言肝着之病因病机，故后人全凭己见阐释。或曰气病，或曰血病，或曰气病及血，却总不离乎肝脏本身之病变。如《医宗金鉴》曰：“肝着者，为肝气着而不行……”

李彣曰："肝主疏泄，着则气郁不伸……"是责之肝气病也；吴鞠通谓肝着"乃肝络中有瘀血"，是责之肝血病也；叶天士言："初为气结在经，久则血伤入络。"是责之肝气病及血也。三种说法同源异派，"源"在何处？在于将胁痛与肝着画上等号，混为一谈。众所周知，胁痛应责之于肝，古有明训。如《内经》曰："邪在肝，则两胁中痛。"但胁痛并不等于肝着，胁痛的病因病机怎能等同于肝着的病因病机？《金匮要略选读》则曰："肝着，是肝脏受邪而疏泄失职，其经脉气血郁滞，着而不行所致。"由内脏而及经脉，较诸前贤单从内脏上探求，无疑也是进步。但仍不能圆满解释肝着之两大证候特征。余以为探求肝着病因病机，只能在原文上求根本，不能凭想象意会添枝加叶。若从原文提供的两大证候审证求因，那么①"其人常欲蹈其胸上"。胸部为肺脏所居之地，又为肝经贯注之地，故胸部为肺、肝两经脉交会之处可知。而凡经脉交会之处，为人身之薄弱环节，抗御外邪之力较弱，一旦感受风寒（肝着条文出于《五脏风寒积聚病》篇），则两经同病，肺、肝两经交会之处——胸部痞满憋闷，苦不堪言。②"先未苦时，但欲饮热"。发病之初，气机郁滞较轻，故但欲饮热汤以驱散胸中之寒。假令胸阳得展，大气一转，其结乃散。故余以为所谓肝着，乃肺、肝两经脉交会处感受风寒，内合于肺脏，其病位在胸部，尚未波及肝脏本身。

再议肝着之专方专药——旋覆花汤。自叶天士、吴鞠通以降，诠解此方者，皆认为旋覆花善通肝络而行气，新绛活血化瘀，青葱茎通阳散结。但是，方中主药旋覆花不入肝经，如何能通肝络？余考旋覆花，性微温，入肺、胃、脾、大肠经，功能消痰行水，降气止呕，此方用之，不过取其温降肺气而已。新绛入肝经，《神农本草经》谓其可治"寒湿风痹"。《本草纲目》谓其"通经脉……活血止血"。葱白入肺胃经，而方中不用葱白而用葱茎，葱茎居葱叶与葱白之间，为青与白交界处，以取象比类之理，原可入肺肝两经交会之处，通阳散结。又旋覆花配新绛，一降气一活血，"着"处可通；旋覆花配青葱茎，一降浊气一升清气，痞满自消。药仅三味，配伍严谨。后世用旋覆花汤，多从"久病入络"立论，其说虽有至理，惜其以偏概全。余则谓肝着本系初病，而初病亦可能入络，宜早用血药，与气药相须，令气行血活而经脉通，以切断病邪传入内脏。这是旋覆花汤给我们的又一重要启示。

结论：肝着病是一个独立的病种，而不是胁痛。它既不能包括在胁痛的范围内，也不能与胁痛的证因脉治混为一谈。在全面地整理和继承叶、吴等著名医家关于肝病治络法则的理论和实践的时候，不能只见流而不溯源，更不能“崇饰其末，忽弃其本”，忽视对《金匮》有关原文本意之深入发掘与研究。

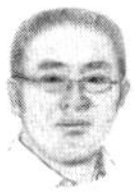

缘起

此文第一作者是“江尔逊高徒班”学员刘方柏，刘供职于乐山市中医院，是中医疑难病专家。

此文先在内部刊物《乐山医药》全文刊出，本地一位同道阅后对刘方柏说：“这篇文章，教授写不出来（当年我们都是初级职称）。”受此鼓舞，便投一家著名中医高校的学报，受到重视，但只同意发表一千字左右。改投另一刊物，虽蒙发表，却被删掉了几处重要的论证过程，逻辑的严密性打了折扣，“文气”亦减弱了。

现在有机会公开发表全文，幸哉！

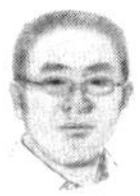

反驳“众口一词”的注释

——对《素问・经脉别论》一段重要经文的重新认识

《素问・经脉别论》篇中，有一段引人注目的重要经文：“食气入胃，散精于肝，淫气于筋。食气入胃，浊气归心，淫精于脉。脉气流经，经气归于肺。肺朝百脉，输精于皮毛。毛脉合精，行气于府。”

古今医家一致确认，本段经文阐发了饮食精微在人体内的输布过程。这样理解在大方向上固然不错，但较为笼统和抽象。我们通过反复的温课与思索之后认为，对本段经文之固有含义，尚有重新认识之必要。兹不惧贻笑大方，略陈管见如次：

关于“散精于肝”

经曰：“食气入胃，散精于肝，淫气于筋。食气入胃，浊气归心，淫精于脉。”其中“散精于肝”四字，为本段经文之大眼目。我们的理解是，食物入胃，经消化、吸收转为精微以后，首先并且全部输入肝脏。而这种“重新认识”与传统认识恰成鲜明的对照。

古今注家几乎众口一词地确认，食物入胃，化为精微之后，其输布路线一开始就是两条：一条由胃入肝，一条由胃入心。如王冰注：“心居胃上，故谷气归于心……”张志聪注：“胃络上通于心，故入胃之食气归于心……”遍观今人之注释与语译，皆以“两条路线”为宗。

我们认为，古今注家之所以如此注释，乃是囿于经文中两个“食气入胃”相并列。其实，本段经文开首二十四字系一对排比句（双排句）。排比句之修辞效果，在于借助平列的形式，使连贯的意思分别突进，以壮语势。在这对排比句中，前一个“食气入胃”是有实在含义的，而后一个“食气入胃”则为没有实在含义的附加成分。此等句式在《内经》中是不乏其例的。如：“背为阳，阳中之阳，心也；背为阳，阳中之阴，肺也。腹为阴，阴中之阴，肾也；腹为阴，阴中之阳，肝也；腹为阴，阴中之至阴，脾也。”（《素问·金匮真言论》）倘若拙意无谬，则食物入胃化生为精微之后，其输布路线只有一条——从胃至肝，即全部精微首先输入肝，经肝之继续化生，再淫于筋，归于心。此乃“散精于肝”之本义也。

或疑而诘曰：王冰从部位注，言“心居胃上，故谷气归于心”；张志聪从经脉注，言“胃络上通于心，故入胃之食气归于心”，于义皆通，胡为不取？答曰：王注于“归”字着眼，似有牵强之意。若但以从下至上者为“归”，则从上至下者，未必不可言“归”乎？张注从经脉着眼，于义诚通，然而胃络并不通于肝，何以首先“散精于肝”？可见从经脉之交会作注，亦难持之有故，左右逢源。究之，本篇名曰《经脉别论》，吴昆似晓此中奥义，曰：“言经脉别有所论，出于常谈之外地。”及观其所论之经脉，不全循十二经脉循行之常路。循名责实，别有洞天；而天机迅发，妙识玄通，必有待于来者！

我们还认为，重新认识“散精于肝”之含义，有助于深刻认识肝之重要生理功能。众所周知，中医学之“肝”，不完全是解剖学上之肝脏，而包括肝脏实体在内。中医称肝为“血海”，主藏血；而现代医学称肝为“血库”，可谓不谋而合。然则肝脏所藏的大量血液从何而来？现代医学认为，食管下端、胃、胰、脾及绝大部分肠系之血流，均由门静脉入肝，可谓盛矣。此与本段经文所谓食气入胃，化为精微以后，首先并且全部“散精于肝”

之说，岂非异曲同工！故散于肝之“精”者，血气是也。再观《素问·六节脏象论》云：“肝者……以生血气”。是肝脏不独藏血，且能生血矣。尝考历代注家，约皆以“肝主疏泄”诠释“肝生血气”，固亦见道之言而不可废，然实系一隅主见。本段经文揭示：血气输入肝之后，再由肝淫于筋，归于心。其淫于筋者为“气”（清稀者），归于心者为“浊气”（浊稠者）。换言之，从中焦输入肝之血气，清浊混淆；从肝输出之血气，清浊攸分，说明血气在肝中产生了微妙的变化。于斯可知，血气初步化生于中焦，而继续化生于肝脏，故曰“肝生血气”。是“散精于肝”四字，实为“肝生血气”之铁板注足也。诚然，限于历史条件和科技水平，经文未尝从微观水平上揭示血气在肝中继续化生的复杂情形，而这是不能苛求于古人的。

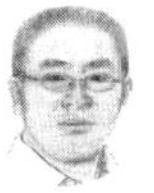

关于“毛脉合精，行气于府”

何谓“毛脉合精”？张志聪注：“夫皮肤主气，经脉主血，毛脉合精者，血气相合也。”经文明言“毛”，张注改为“皮”，以皮代毛，皮与毛不分，未知何所本？若皮即为毛，经文何不言“皮脉”？吴昆注：“毛属肺气，脉属心血；毛脉合其精……”《素问·五脏生成篇》曰：“心之合脉也……肺之合皮也，其荣毛也。”是毛固属肺，然肺不等于肺气；脉固属心，然心不等于心血；故吴氏之注，似欠通达。张兆璜则别有会心，注曰：“淡渗皮毛之血，与经脉之血相合”。此又一说也。

我们认为，“毛”字为形容词，即“细小如毛”；“毛脉”，即细小如毛的脉管；“毛脉合精”，即精微物质在细小如毛的脉管内汇合和变化。

何谓“行气于府”？关键是“府”字作何解。王冰、马莳、张介宾等释府为“膻中”；吴昆释之为“玄府”；近人石冠卿释之为“大经脉”。

我们认为，“府”可释为“脉管”。《素问·脉要精微论》曰：“夫脉者血之府也。”“毛脉合精，行气于府”，即精微物质在细小如毛的血管中汇合和变化之后，流入较大的脉管。若此释不谬，我们就不难看出，本段经文所描绘的，正是血在人体内的循环过程：食气入胃（中焦受气取汁，变化而赤）—脉管→肝（—脉管→筋）→心→脉管→肺—脉管→毛脉→脉管，再循行入心。

以今天的眼光看，本段经文只不过用粗线条勾勒出血循环过程之简单轮廓而已，显得相当粗糙而不精确，且有重大遗漏。比如，从门静脉流入肝的血中，既含有大量营养物质（精），也含有一些毒素这样重要的问题，经文就未尝提及。然而，稍具现代医学知识的人不难看出，就是在这样一个轮廓里，实际上包含着现代医学的门脉循环、大循环、小循环、微循环的整个血循环过程！

本段经文的学术意义

我们认为，本段经文对肝之重要生理功能所作的深刻阐发，直至今日仍然具有振聋发聩的作用。不仅如此，本段经文还雄辩地说明，中医学关于血之生理学理论是系统、完整和严密的。

众所周知，血作为人体不可须臾或缺的精微物质，而在中医学中占有举足轻重的地位。可惜的是，历代医家在血的生理学方面的研究与建树，多局限在血之生成与功用上。祖述《内经》，发皇古义，与古为新，而对血之循环则殊少研究与建树。历代医家一致承认，血在内脏的共同作用下循环于脉道之中，流布全身，环周不息。但是请问：血到底遵循着什么样的路线运行呢？纵观历代医籍，医家们要么避而不谈，要么用十二经脉之循行常路来充数，而这种充数实在是信不得的。因为中医学之“血”，与现代医学之“血”，在形质上既为同一物质——脉管中的红色液体，那么其客观存在的循行路线也只能是同一的，而不可能各有各的循行路线。十二经脉不是血管，其循行常路焉可冒充血的循行路线？遍览目前流行的各种中医出版物，也莫不对这一敏感问题缄口不言，讳莫如深，以致使不少初学中医者产生“中医所称之血到底有无循环路线”的问题。实际上，《内经》不唯对血之生成与功用作了精辟的论述，且对血之循环也作了经典性的描绘，从而形成了系统、完整和严密的理论体系。只是由于古今医家将这一经典性描绘笼统称为“饮食精微在体内的输布过程”，而未尝深究其固有含义，才使人们感到茫然。

尚有值得一提者，古代西方医学对血循环之研究，远不及于中医学。古希腊盖伦认为，血产生于肝，分布全身后不再返回；西方医学之父希波克拉底认为，人体的动脉，乃是一条将肺吸进的气体带到全身的通气管子。这些理论显然是完全错误的。直到 1628 年，哈维总结了维萨里等人用生命换来的研究成果以后，才算初步弄清了血循环的真相。而我国最古老的医学经典——《内经》对血循环之认识，虽然粗糙而不精确，但在本质上是完全正确的，比西医学领先了一千余年！重新认识这段熠熠生辉的重要经文，使我们的内心里充满了民族自豪感！

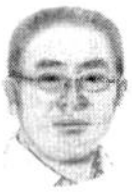

缘起

1981 年，我与杜光华写成此文投寄《中医杂志》，该刊十分重视，但初次送审、再次送审均未通过，便来信安慰和鼓励我们（唯该刊才如此礼仪有加），并建议另投地方性刊物试试。

数年后杜光华将此文投寄《国医论坛》杂志，很快刊用，并引起学术争鸣。该刊拟选摘谭克陶先生文章发表，同时来信垂询我们能否继续深谈下去。我们又寄上《再谈“阴火”非火》，与谭文同时发表。

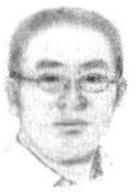

阴阳能够“包罗万象”？

——围绕“阴火”的一场论战

“阴火”到底是不是火？自李东垣始，历代医家众说纷纭，见仁见智，莫衷一是，笔者认为：阴火者，非火也。

古今医家释阴火

李东垣创脾胃内伤学说，德泽后世。其将脾虚气陷发热之证，称为阴火。而何谓阴火，却不但语焉不详，含糊其辞，且概念混乱，理无一贯。如说“心火者，阴火也”，接着却又说阴火是“相火，下焦包络之火”。君相不分，已属不稽。还说阴火是肝火、肾火、胃火、虚火……更是混淆不清，令人难以择善而从。难怪自东垣以下，医家歧见迭起，综之约有以下数种：

1. **阴火本是寒**。明代张景岳批评李东垣“火与元气不两立”之说，曰：“何不曰寒与元气不两立，而反云火与元气不两立乎？”李时珍亦认为阴火本是寒：“诸阴火不焚草木而流金石，得湿愈陷，遇水益炽，以水折之，则火焰诣天，物穷方止。以火逐之，以灰扑之，则灼性自消，光焰自灭”。

今人则有“阴火病性属寒而治法宜温忌清”者。这种“阴火本是寒”的见解虽有道理，但无法圆满解释东垣之阴火。东垣所谓的脾虚阴火病证，不仅具有寒的一面，而且具有“热”的一面；不仅宜用辛甘温之药补脾升陷，而且还要辅以甘寒或苦寒之药以泻“火”。

2. **阴火即是郁火**。有人认为，“相对过剩的阳气”闭郁于下焦和百脉之中而不能宣发，遏郁过久即可变化而成阴火。这种见解也不能解释东垣之阴火。东垣所谓的阴火病证，是患者之阳气，无论从绝对还是相对之角度看，都嫌不足，何来过剩以化火。再说，阳郁化火，多是实火。“火郁发之”，或辛凉透达，或苦寒清泄，断非甘温除热法所可奏效者。

3. **阴火即是虚热**。柯韵伯、喻嘉言、徐灵胎等医家，认为阴火即是“阴虚生内热”。今人也有称许此说者。但传统中医理论认为，“阴虚生内热”，指的是真阴亏损而生热，临床大多表现为低热，或午后潮热，手足心灼热，口干、盗汗、唇舌嫩红或绛，脉虚数等。这与东垣所谓的脾虚阴火病证是大相径庭的。况且，持“阴火即是虚热”见解的医家，各自的临床体验亦有巨大差异。如有人说虚热（阴火）表现为高热，并记载验案两例，一例高热达 40℃，一例达 39℃；有人却说病人虽自觉大热，但体温表测试多为低热或中热。可见，这种所谓“虚热”之客观指标是难以确定的，其指导临床实践之价值自然降低。

4. **阴火即是浮阳**。有人认为《伤寒论》少阴篇内寒外热，虚阳外越之阴盛格阳证亦属于阴火病证。这种见解虽觉新颖，但治疗只宜温肾破阴回阳，而不能补中升陷泻火，故也难以列入东垣阴火病证范畴。

5. **阴火即是浊气**。有人认为倘若人身之浊阴不出下窍，或下窍不利而壅遏，则郁而化火，名曰“阴火”。此说甚通达，但不具普遍性。一者，如下窍不利，浊阴不出下窍，往往随即转而上逆，不一定待壅遏化火后才上冲；二者，《素问》“浊气在上，则生胀”一语，包罗甚广，并非均指阴火病证。如寒实结胸、胃气不降、痰浊阻肺等。都是浊气在上而生胀，均非阴火病证。

6. **阴火即是实火**。有人说东垣所谓的阴火病证“临床所见大多是实火”，并说这是从东垣用芩、连、柏等泻火，羌、防、柴、葛等散火而悟出者。

但笔者认为，这只是东垣治阴火病证之部分用药，而非治阴火之总体用药。

综合上述，古今医家从各自的临床经验与不同的理论角度阐释阴火，提出了不少独特的有价值的学术见解，并在脾胃学说的园林中自辟蹊径。可是摆在我们面前的是众多的岔道，究竟该走哪一条路才能到达真理的彼岸？

火不能分阴阳

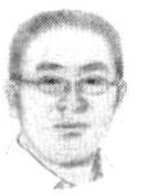

诸家释阴火而其义不彰，症结何在？笔者认为，在于陷入阴火圈子，被阴火二字印定眼目耳！其实，倘若真正忠实于传统中医理论的话，火何能分出阴阳！

火之种类繁多，大体可分为邪火（壮火）与正火（少火）。邪火又分内火、外火、虚火、实火。正火为人体正气之一，禀温煦、生化之性，经云“少火生气”是也。邪火则属病理之火，为阳盛所生，热之极者，禀炎上、燔灼之性，耗津伤液，生风动血，纯属阳邪，哪有半点阴性？故火之分类虽繁，就是无法分出阴阳，恰如寒之无法分出“阳寒”与“阴寒”一样。

火不能分阴阳，而东垣竟分出阴阳，首创阴火之名，此又何故耶？笔者认为，东垣所谓的脾虚阴火病证，不仅具有脾虚气陷之主症（如少气、懒言、自汗、渴喜热饮、舌嫩色淡、脉虚大等），还具有某些类似于“火”之兼证（如面热、身热、胃脘灼热等）。从东垣的著作中可以看出，他是十分明确这类“火”的症状并非真正的火邪为患的，但又找不到更恰当的病理名词，不得已只好冠上“阴火”头衔，以别于真正的火邪。为了避免误解他的本意，他才那样强调这种所谓的“阴火”之根源是脾虚气陷，其治疗大法，“唯当以辛温之剂，补其中而升其阳，甘寒以泻其火则愈矣……大忌苦寒之药损其脾胃”。并警告曰：“苟误认作外感有余之病而反泻之，则虚其虚矣。实实虚虚，如此死者，医杀之耳”！此乃东垣对中医学之重大贡献。可惜由于他所创的阴火病名不太切合传统中医理论，故而他在阐发阴火之病因病理时，虽苦心孤诣，引经据典，不惜笔墨，却总是语义含混，概念模糊，似是而非，难以自圆其说。致令后世围绕阴火学说展开的学术争鸣，愈鸣愈惑。

阴火可更名为“类火”

东垣的脾胃内伤学说有着深厚的实践基础，经受了数百年医疗实践的反复检验，证明是科学的客观真理。但如上所论，阴火名称不恰当，名不符实。名不正则言不顺，应该为之正名。笔者不揣冒昧地贡献一得之愚：为能使其符合传统中医理论，结束围绕阴火展开争鸣而继续出现“彼亦一是非，此亦一是非”和“始终顺旧”的混乱状态，同时也为了教学的需要，是否可将阴火更名或理解为“类火”。类火者，类似于火，其实非火也。若说是火，却非真正意义上之火，不可用治火常法（实火宜清，虚火宜滋）；若说不是火，却又具有某些火的证候，宜用治火变法（甘温合甘寒，或用甘温除热，或用补中升陷泻火）。这种说法乃是借鉴传统中医学中“类风”之名。类风者，类似于风，其实非风也。

或曰：不用阴火名称，叙证时颇不方便。其实不然，有的医家在阐释某些类火病证时，从来不用阴火名称，反能言之确凿，令人信服，如张锡纯在自注其所拟之“理饮汤”（即苓桂术甘汤加白芍、陈皮、干姜、厚朴）主治病证时写道：“治因心肺阳虚，致脾湿不升，胃郁不降，饮食不能运化精微，变为饮邪……甚或阴霾布满上焦，心肺之阳不能畅舒，转郁而作热。或阴气逼阳气外出为身热，迫阳气上浮为耳聋。然必细诊其脉，确乎弦迟细弱者，方能投以此汤。”何其明白晓畅乃尔！

也谈“阴火”

谭克陶　湖南省中医学会

《国医论坛》1986年第二期刊登余国俊、杜光华两同志的《“阴火”非火简论》文章（以下简称《简论》），读后颇受教益。但有不敢苟同之处，愿提出商榷，以就正于同道。

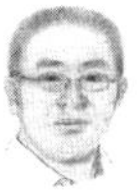

关于火分阴阳

《简论》指出，“诸家释阴火而其义不彰，症结何在，笔者认为，在于陷入阴火圈子，被阴火二字印定眼目耳！其实，倘若真正忠实于传统的中医理论的话，火何能分出阴阳！”“火”是否可分阴阳，这涉及阴阳学说问题。阴阳作为中国哲学的一对范畴，并非特指某种具体物质，而是运用阴阳这个概念来解释自然界一切事物存在对立统一的现象和规律。老子说：“万物负阴而抱阳。”《内经》更进一步指出：“阴阳者，天地之道也，万物之纲纪……”把阴阳看成宇宙万物的根本规律。这里既然讲的是“万物”，无疑包括“火”在其内了。因此，把火分出阴阳，即阴中之阳和阳中之阴，自是言之有据，顺理成章，而真正忠实于传统的中医理论了。

关于“阴火”

李东垣倡“阴火”之说，诚如《简论》所言，完全是从临证实践中概括出来的。李东垣处在战乱频繁的时代，人们生活动荡不安，备受饥荒之苦，当时脾虚气陷的病证很多，而应用治疗伤寒的方法往往无效。因此，他根据《内经》中有关对脾胃的论述，创“内伤脾胃，百病由生”之说。鉴于脾虚气陷证除有少气、懒言、倦怠等见症外，还有面赤、身热、舌红、胃脘灼热等火的征象，但这种火又有别于阳火、实火，故本阴阳学说而以“阴火”名之。在治疗上则强调调理脾胃，补中益气，升阳举陷，佐以甘寒，因自制补中益气汤等新方。我们临证常遇此类病人，运用上述法则往往收效甚捷，足见“阴火”之说，反映了客观实际，具有很高的临床指导意义。

关于“类火”

《简论》认为“阴火名称不恰当，名不符实”，主张将阴火更名为“类火”，以结束“始终顺旧的混乱状态”。这种愿望是好的。科学的发展，总是以新的取代旧的，先进的取代落后的，真理取代谬误。中医学的确不应该“始终顺旧”，亟待发展创新。但它一定要在前人的基础上，在理论和实践的结合上超越前人，才能推动中医学前进。如果只是为了更名而更名，在内容上没有更新，则于学术发展仍无裨益。鉴此，“阴火”也就不一定要更名为“类火”。否则，不仅难以结束“始终顺旧的混乱状态”，说不定还会招致新的混乱状态。何况“阴火”有明确的内涵，有清楚的定性概念，相对之下，“类火”却显得比较笼统。愚意以为与其更名，不如顺旧为好，不审高明贤哲以为何如？

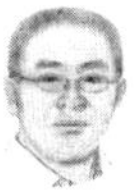

再谈“阴火”非火

——答谭克陶同志

谭克陶同志对拙文的商榷意见（以下简称《谭文》）是颇有启发意义的。《谭文》的结论是火可以分出阴阳，其立论基石是老子“万物负阴而抱阳”和《内经》有关阴阳的论述。乍一看，确乎“言之有据，顺理成章”。今愿再陈刍荛之言，以与谭同志共同磋琢之。

第一，《谭文》认为“‘阴阳’作为中国哲学的一对范畴，并非特指某种具体物质，而是运用阴阳这个概念来解释自然界一切事物存在对立统一的现象和规律”。按照这样的理解和评价，阴阳似乎是能够“解释一切”的，但实际上并非如此。众所周知，阴阳虽然具有对立统一的属性，但同时又具有一些特殊的质的规定性，即代表特定的运动倾向或运动状态，所以不可能像唯物辩证法的“矛盾”范畴那样对自然界一切事物和现象进行最抽象最一般的概括。正如哲学家刘长林同志在其所著的《内经的哲学与中医学的方法》一书中所说：“由于阴阳具有自己特殊的质的规定性，属于一类具体的矛盾，所以它的适用范围必然有一定的限度，而不能无限推广”。当然，阴阳作为古代朴素辩证法的范畴是建立在直观基础之上的，但是，“即使在直观的限度之内，许多现象也难于纳入到阴阳范畴中去”（刘长林：《内经的哲学与中医学的方法》）。由此可以得出结论：古人在主观上殷望运用阴阳范畴来“解释一切”，实际上是办不到的。

第二，火能否分出阴阳？《谭文》认为，古人“把阴阳看成宇宙万物的根本规律。这里既然讲的是‘万物’，无疑包括‘火’在其内了。因此，把火分出阴阳，即阳中之阳和阳中之阴，自是言之有据，顺理成章”。如前所议，阴阳的具体运用自有一定的限度，宇宙中的每一事物与现象到底能否分出阴阳，应当具体问题具体分析。关于火能否分出阴阳，拙文尝强调指出：“邪火则属病理之火，为阳盛所生，热之极者，禀炎上、燔灼之性，耗津伤液，生风动血，纯属阳邪，哪有半点阴性？故火之种类虽繁，就是无法分出阴阳，恰如寒之无法分出‘阳寒’与‘阴寒’一样”。其实，不能分出阴阳者，岂止火、寒而已，清·王孟英尝痛诋“阴暑”之非，早已先得吾心矣。此外，《谭文》又将“阴火”称作“阳中之阴”，似亦欠通达，何谓阳中之阴？《中医大辞典·基础理论分册》释曰：“阴阳学说内容之一，以属于阴性的事物居于阳位而名。”观《谭文》言阴火有“面赤、身热、舌红、胃脘灼热等火的征象”，显然不属于阴性。足见阴阳不可凿分。还要附带指出，《谭文》所引老子“万物负阴而抱阳”一语，系指人坐北朝南，则背为阴、腹为阳，此与《内经》关于阴阳的规定恰恰相反，今人奚可胶柱鼓瑟。

最后申明，关于将“阴火”更名为“类火”的建议，乃笔者一孔之见，很不成熟，如同仁不予认可，则不更名也罢。但“阴火”非火，笔者深信不疑焉。

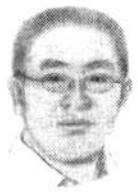

如何对张仲景进行“精细解读”？
——也谈“少阳病位”

少阳病位问题，古今聚讼纷纭。聚讼之焦点，约皆集中在《伤寒论》少阳病篇的编排位置上，即少阳应居于阳明之前，还是阳明之后。现代经方大师江尔逊老中医曾经指出：这样的争鸣，未尝没有理论意义，但临床价值毕竟不大。盖因六经病之传变途径，有“循经传”、“越经传”、“直中”等等，并无固定格局，岂可刻舟求剑？而《伤寒论》之精髓，在于辨证论治，是若斤斤计较于少阳病篇的编排位置——相对病位，何异于画地为牢，作茧自缚。

近阅王玉芝、吕昌宝同志《少阳病位初探》一文（《新中医》1987 年 9 期，以下简称《初探》），深受教益。《初探》着意于探讨少阳病所涉及的脏腑，而对历代医家之说则质疑问难。然其基本观点，不无值得商榷之处。谨冒昧陈以管见。

1.《初探》“认为少阳病的病变中心部位是胆、胃，波及肝和脾”，从而确定“少阳病的病位是胆、胃、肝、脾”。其主要论据是：“‘邪在胆，逆在胃’，胆胃相关，胃府亦是病变的主要场所”；“脏腑相连，肝、脾的功能均受到了影响”。乍一看言之成理，符合逻辑，但细细思量，又觉欠妥。

第一，如此说来，少阳病位岂不与阳明、太阳、厥阴病位相互交叉和部分重叠了吗？交叉和重叠，恐难避免“混淆”之嫌。实际上，六经是一个整体，倘不从整体上通盘考虑，而仅从少阳之局部来确定其病位，虽在局部范围内可以自圆其说，仍难免同整体发生龃龉，此通而彼塞。

第二，如此说来，少阳病主症，也是特征性证候的“寒热往来”便难以解释了。寒热往来的病位落实到何处呢？难道可以落实到胆、胃、肝、脾上吗？实际上，六经病乃脏腑、经络、气化病证之综合和概括，其间固然蕴含着脏腑病证，但毕竟比脏腑病证更为复杂。因此，六经病证与脏腑病证之间是不可能处处画上等号的。换言之，脏腑病证不可能完全解释清楚六经病证。若谓不然，医圣张仲景何必勤求古训，博采众长来创立六经辨证理论体系呢？

2.《初探》“试图从少阳病的发病机理、临床表现、主治方剂、传变规律、主方的运用六个方面（实为五个方面——笔者），来确定少阳病病位”。笔者认为，这样的理性思维无疑是全面而缜密的；然而综览《初探》，又感茫然。因其名曰探讨少阳病，实际探讨者，唯小柴胡汤证而已。不错，柴胡证属于少阳病，且为少阳病主要证型之一，但并非少阳病之整体，而只是其局部。换言之，少阳病与柴胡证是不能画等号的。由于《初探》画上了等号，故其论述之全面和缜密，自然仅仅局限在柴胡证范围之内，对于少阳病整体来说，又难免于“窥其一斑，未见全豹”矣。

近年来，关于少阳病位问题，江尔逊老中医再三强调：要将眼光移向临床，避免在相对病位上纠缠不清，而从少阳病之整体出发，探讨其绝对病位，庶几有裨于省疾识证，方证相对，追求高效。而欲达此目的，必须从两个基本方面进行综合研究：一是少阳病的两大证型，二是少阳的气化规律。

（1）少阳病的两大证型。江老认为少阳病有两大证型：柴胡证和十枣汤证（时方为香附旋覆花汤证），其中柴胡汤证乃医者所熟悉者，《伤寒论》97条：“血弱气尽，腠理开，邪气因入，与正气相搏，结于胁下。正邪纷争，往来寒热，休作有时，嘿嘿不欲饮食，藏府相连，其痛必下，邪高痛下，故使呕也。”此条通过对柴胡四大证（即96条“寒热往来，胸胁苦满，嘿嘿不欲饮食，心烦喜呕”）的注释，不仅揭示了病因病机，确定了病位，而且可以解释清楚小柴胡汤何以适应范围非常广大，运用机会特别多。即以《伤寒论》而言，柴胡证虽归属于少阳病，但并非首见于少阳病篇，而是首见于太阳病篇；除太阴病篇，其余五篇均有柴胡证，何以如斯？乃因少阳为枢，主内外出入，而小柴胡汤作为枢机之剂，最善于领邪外达。倘若“太阳之气，不能从胸出入，逆于胸膈之间，内干动于藏气，当借少阳之枢而外出也”（《伤寒论浅注》）。太阳之气如斯，他经之气亦然，故而小柴胡汤，绝非少阳病之专方专药。大凡无形邪气干犯少阳，邪正相争于腠理或胸胁者，“但见一证便是”，均可借此方旋转少阳枢机，领邪外达。

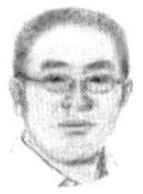

然则《伤寒论》之少阳病，尚有另一种重要证型，迄今未引起足够的重视。152条：“太阳中风，下利，呕逆，表解者，乃可攻之。其人漐漐汗出，发作有时，头痛，心下痞，硬满引胁下痛，短气，汗出不恶寒者，此表解里未和也，十枣汤主之。”有的注家认为此条为“太阳病类似证”，然从“漐漐汗出，发作有时”与“心下痞，硬满引胁下痛”来看，酷似柴胡证，但实为水饮抟聚胸胁所致，故而不得误认为柴胡证。江老指出，此等证候，临床最常见于现代医学所称之渗出性胸膜炎、胸腔积液等疾病。而前贤辨治少阳病的这一重要证型，源于《伤寒论》而引伸触长之，积累了丰富的经验，值得引起重视。如《温病条辨》下焦篇41条云：“伏暑、湿温胁痛，或咳、或不咳，无寒，但潮热，或竟寒热如疟状，不可误认柴胡证， 香附旋覆花汤主之。久不解者，间用控涎丹。”此乃时令之邪，与里水新抟，积于胁下，而成悬饮内痛之证。除常见于渗出性胸膜炎、胸腔积液之外，亦可见于急慢性肝炎、胆囊炎、哮喘等疾病，投以香附旋覆花汤，效疗颇佳，且完全可以重复，洵为治疗此证之高效方药。因此证之胁痛，可伴寒热往来或寒热如疟，故亦酷似柴胡证。朱彬评此条曰：“此证亦有兼眩冒、欲渴、欲呕或有时烦躁者，”这就更增加了扑朔迷离的成分。所以吴氏加意告诫曰：“不可误认柴胡证。”如何鉴别呢？据江老经验及我们的反复验证，深知寒热往来或寒热如疟，柴胡证与香附旋覆花汤证均可出现，殊无鉴别诊断意义，最有鉴别诊断意义者，为胸胁部之症状：柴胡证以胸胁苦满为主，香附旋覆花汤以胸胁苦痛为主。其苦痛也，又非如杂病胁痛之胀痛、刺痛或隐痛，而是牵掣作痛，即不动则不痛，一旦咳嗽，或翻身，或转侧，则掣痛难忍，以此为辨。究其所以，江老一言以蔽之曰：柴胡证乃无形邪气客于腠理或胸胁，香附旋覆花汤证乃有形水饮抟聚于胸胁，两证均属少阳。因此，确定少阳病位，归根到底就是确定腠理与胸胁归属于何腑的问题。《金匮要略》云：“腠者，是三焦通会元真之处，为血气所注；理者，是皮肤脏腑之文理也。”可见腠理归属于三焦。而胸胁者，即胸胁部之胸腹腔也，处于躯壳之里，脏腑之外，非三焦而何？是三焦者，少阳之病位也。陈修园曰：“少阳内主三焦，外主腠理。”此与“太阳内主膀胱，外主皮毛”，“阳明内主胃肠，外主肌肉”是完全一致的。

（2）少阳的气化规律。江老指出，研究六经病位，固然应从临床实践出发，着眼于脏腑经络，但是也离不开气化学说，因为六经的物质基础是脏腑经络，而脏腑经络的功能活动便是气化。所以脏腑经络与气化，原为一个有机的不可须臾分割的整体。研究六经病位，如果只满足于在脏腑经络上有板有眼，而自觉或不自觉地回避、游离或龃龉于气化学说，便可导致“只见树木，不见森林”。故而前论少阳病位在三焦的问题，还得结合少阳的气化规律来考虑。《素问》云：“少阳之上，火气治之”，“少阳从本”。众所周知，足少阳胆属木，手少阳三焦才属火。经云“少阳从本”者，系指少阳原以手经主令，足经化气，足从手化的规律。而前贤早有明训，如清·黄元御云：“手少阳以相火主令，足少阳以甲木化气于相火。”由此可见，根据少阳的气化规律来推论，少阳的主要病位也在三焦。此与从少阳病两大证型探索出来的病位是完全一致的。值得注意的是，古今不少注家，率尔确认少阳病位主要在胆，并几乎成了定论。近年来，这样的“定论”不断地被强化，束缚了临床医生的头脑，限制了临证的思路，现在到了进行反思的时候了！当然，六气之从化，未必皆有余。张介宾言之最为客观：“夫六经之气，时有盛衰，气有余则化生太过，气不及则化生不前。”如少阳火盛，则木从其化而成常证，病位主要在三焦；少阳火衰，则化之不足而成变证，病位亦可在胆腑。是常与变攸分，主与次判然，毋庸颠倒混淆，如斯而已。

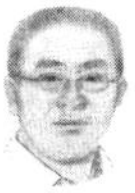

两位经方学者“过招”录

关于《论调胃承气汤原不是泻下剂》一文的几点推敲

笔者完全赞同刘渡舟教授对裴永清先生《论调胃承气汤原不是泻下剂》一文（《光明中医》1989年第6期，以下简称“裴文”）的高度评价：“文章极有见地，读书不深，不能如此”。然而反复拜读“裴文”之后，总觉得有几点值得仔细推敲之处。今不揣冒昧，和盘托出，以就教焉。

调胃承气汤的功效

“裴文”全篇的主旨是：“仲景原用调胃承气汤之义在于‘调和胃气’，而不在泻下通便。”然则“调和胃气”一语，比较笼统而宽泛，故而符合调和胃气法度或具有广义的调和胃气功效的方剂实在不少。

如小承气汤，仲景便有“以小承气汤和之”及“可与小承气汤微和胃气”之明训，岂小承气汤亦“原不是泻下剂”？

又如小柴胡汤可使“上焦得通，津液得下，胃气因和”，亦符合调和胃气之大法。

遵循“裴文”之思路，小柴胡汤与调胃承气汤便属于同一类方剂，可乎？再拜读“裴文”的进一步论述：“调胃承气汤以调和胃中燥热之气为主，仲景之原意不在用其泻下。”然则白虎加人参汤、竹叶石膏汤等清热生津补虚之方，亦以“调和胃中燥热之气为主”，岂不亦与调胃承气汤同属于一类方剂？凡此说明，将具有泻下作用的调胃承气汤的功效泛指为“调和胃气”或“调和胃中燥热之气”，颇有从思维中的具体倒退到抽象之嫌；其结果，则是将本已较为具体而清晰的基本概念弄得笼统宽泛而迷离恍惚起来，斯其一。

其二，调胃承气汤既由“芒硝半升，大黄四两（清酒洗），甘草二两（炙）”组成，其药理作用自然主要决定于用量较重的芒硝与大黄的协同作用。《神农本草经》谓芒硝“逐六腑积聚，结固留癖”，近代药理研究证实：“芒硝因含硫酸钠，在肠内不易被吸收，致使肠内渗透压升高，大量水分保留在肠腔，使肠容积增大，肠管扩张，机械性地刺激肠壁引起肠蠕动增加而致泻”（中医院校五版教材《中药药理学》）。《神农本草经》谓大黄“荡涤肠胃，推陈致新，通利水谷”，其泻下作用亦为近代药理研究所证实。不错，调胃承气汤中大黄经酒制，再配伍炙甘草，确能减弱或缓和其泻下作用，但仅仅是减弱或缓和而已，绝不可能完全彻底干净全部地消除全方的泻下作用。

其三，调胃承气汤证，不论其临床症征多么纷纭复杂，亦不论其病位偏于胃或偏于肠，终归属于阳明燥热结实之证，而临证时针对此等基本病机，不用泻下之方，方将安出？仲景出一调胃承气汤，因顾念胃虚，而加甘草佐硝黄，俾泻下而不损胃气。若此加护胃气之品于泻下方药之中，启迪后世之功大矣哉！如吴鞠通治阳明温病，不大便而阴素虚者，用增液汤（玄参、麦冬、生地）。夫增液汤尚能“寓泻于补，以补药之体，作泻药之用”，朱彬评曰：“润剂即能通大便”，而况调胃承气汤乎！吴氏治阳明温病，“应下失下，正虚不能运药”者，则用新加黄龙汤（即增液汤合调胃承气汤再加人参、当归、海参、姜汁）。此方尚属于泻下剂，而况调胃承气汤乎！

其四，“裴文”在归纳、概括调胃承气汤的“方后注”之后断言：“调胃承气汤无论在‘少少温服’时，还是在‘顿服’时，其义均不在于泄下通便……”果真如此吗？《伤寒论》第29条：“若胃气不和，谵语者，少与调胃承气汤。”第30条仲景自注其机理为，“以承气汤微溏，则止其谵语”。

笔者的上述推敲，并不是否认调胃承气汤具有广义的“调和胃气”的功效。但质而言之，这样的功效，乃是通过直接的针对性颇强的泻下作用来实现的。当然，调胃承气汤的泻下作用是有异于大、小承气汤的，但这毕竟属于另外一个问题，在此不赘。

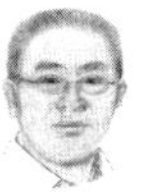

下利或便溏何以仍用调胃承气汤

“裴文”写道：调胃承气汤证的所有原文中，“均不见大便秘结之情，相反，倒有大便下利或大便溏之症”。且由斯推出结论：“证情中已见大便下利和大便溏，仲景仍以调胃承气汤主之，这就说明用其方之义并不在泻下大便。”但是一查原文，便感到“裴文”的这一论证过程与结论均值得仔细推敲。即以“裴文”所举的第105条和123条为例，其下利或便溏均有一“反”字（“反下利”，“大便反溏”）。仲景何以言“反”？乃因此等下利或便溏原是疾病之现象甚至是假象，而不是疾病之本质。如第105条：“伤寒十三日不解，过经谵语者，以有热也，当以汤下之。若小便利者，大便当硬，而反下利，脉调和者，知医以丸药下之，非其治也。若自下利者，脉当微厥，今反和者，此为内实也，调胃承气汤主之。”既然“当以汤下之”，其本质为阳明燥热结实之证可知，既为阳明燥热结实之证，大便当硬。奈何非但不硬，“而反下利”呢？仲景云：“知医以丸药下之，非其治也。”可见误投丸药而致下利，并未拔除阳明燥热结实之病根，故而下利言其“反”。临证时应当透过“反下利”的现象或假象，深入洞悉阳明燥热结实之本质（仲景重申：“此为内实也”），仍用调胃承气汤，“通因通用”者也。何以不用大、小承气汤呢？误治伤胃气，实中夹虚故也。第123条“大便反溏”仍用调胃承气汤者，乃因“先此时自极吐下”，亦误治伤胃气，实中夹虚，与第105条理无二致也。由斯而论，仲景原文中的“反”字，颇蕴精义，委实去掉不得！

柯韵伯关于调胃承气汤的见解

“裴文”引用柯韵伯关于调胃承气汤的一些见解作为自己的论据。“裴文”引用的是：“热已入胃，便和胃气，调胃之名以此”，“此自用甘草，是和胃之义，此见调胃承气汤是和剂而非下剂也”。若仅从字面意义观之，这些引文确可作为“裴文”的重要论据，但若深入一层观之，则不难发现，柯氏关于调胃承气汤的实质性见解，竟与“裴文”之主旨大相径庭。如“裴文”断言：“调胃承气汤中五合芒硝，绝不是重取其软坚润燥之用，因为调胃承气汤证无燥屎可言，而是取芒硝咸寒增液以和胃中燥热，故配伍炙甘草”。但柯韵伯解释阳明病谵语曰：“便硬是谵语之根”，其诠释调胃承气汤功用曰：“今气之不承，由胃家之热实。必用硝黄以濡胃家之糟粕，而气得以下，同甘草以生胃家之津液，而气得以上。推陈之中，便寓致新之义，一攻一补，调胃之法备矣。”且重申曰：“前辈见条中无燥屎字，便云未坚硬者可用，不知此方专为燥屎而设，故芒硝分量多于大承气。”这些论说清楚地表明，柯氏虽亦谓调胃承气汤“是和剂而非下剂”，然其内涵却与“裴文”相距甚远！值得注意的是，柯氏亦谓小承气汤为“和剂”而非下剂：“用小承气汤和之，润其燥也。此见小承气亦和剂，不是下剂。”看来柯氏别有会心之处，已在字面意义之外。吾人引用古人见解作为论据之际，能不审同察异、全面斟酌乎？

以上三点推敲，悖谬之处，恳请裴先生及医界同仁批评指正！

对《几点推敲》一文的商榷

裴永清 北京中医学院

余国俊君对我的“论调胃承气汤原不是泻下剂”，提出了《几点推敲》，读后很有受益，现仅就《几点推敲》，商榷如下：

我在“论调胃承气汤原不是泻下剂”中提出，仲景原用调胃承气汤之义在于“调和胃气”，而不在泻下通便。这是针对“调胃承气汤被认为是一首专于泄下通便之方”的认识提出的。诚然，服用调胃承气汤后可使便通，但不能因此而将其作为专于通便的泻下剂而论，因为这样，歪曲了仲景原用调胃承气汤调和胃中燥热之邪之旨。犹如服小柴胡汤后可濈然汗出而病解，五苓散服后多饮暖水汗出愈，但绝不能因其服药后有汗出而病解之机，便将小柴胡汤或五苓散作为发汗剂来认识一样。

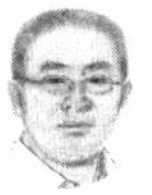

余君将我所说的调胃承气汤的功用在于“调和胃气”一语，认为是“比较笼统而宽泛……遵循‘裴文’之思路，小柴胡汤与调胃承气汤便属于同一类方剂”云云，我不敢从。请注意：我在“论调胃承气汤原不是泻下剂”中曾指出，“可见调胃承气汤是针对胃气不和而用，义在调和胃中燥热之邪”，既指出了其所主病位（在胃），又指出了其所主之病性（燥热），丝毫无笼统而宽泛之嫌。又，仲景在第71条中言：“太阳病，发汗后，大汗出，胃中干，烦躁不得眠，欲得饮水者，少少与饮之，令胃气和则愈。”可以清楚地体会出，“胃气不和”，是指“胃中干”而言，因此仲景用调胃承气汤调和胃中燥热之邪时，重用芒硝伍甘草、大黄，意在咸寒增液，甘寒生津，而不取其泻下之用，故不配枳实、厚朴。大、小承气汤为泻下剂，而调胃承气汤是调和胃中燥热之邪，原非泻下剂，其大小承气汤与调胃承气汤在方药组成上的最主要区别是枳实、厚朴之有无，以及甘草之取舍。余君引柯韵伯《伤寒来苏集》之言论调胃承气汤，我们统观柯氏之论，字里行间，所明晰的倒是在论小承气汤时方后注有：“故攻积之剂，必用气分之药，故以承气名汤，分大小有二义焉”，言外之意，调胃承气汤中无枳实、厚朴下气消满的气分之药，是非攻积之剂可知。而在柯氏眼里，具有枳实、厚朴气分之药的攻积之剂的承气汤，只是大、小承气汤而已。我非常赞许余君之言："吾人引用古人见解作为论据之际，能不审同察异，全面斟酌乎？"（见《几点推敲》文中）

又，余君云："仲景出一调胃承气汤，因顾念胃虚，而加甘草佐硝黄……如吴鞠通治阳明温病，不大便而阴素虚者，用增液汤"。如果我没有理解错的话，这种将调胃承气汤中的甘草，解释成是补气虚胃虚之用，实难令人接受，恐亦远悖于仲景所用之义。《伤寒论》第70条云："发汗后，恶寒者，虚故也，不恶寒，但热者，实也，当和胃气，与调胃承气汤"。仲景所言"实也"，是指邪热盛而言（非有形之实邪），取《内经》"邪气盛则实，精气夺则虚"之义。

又，余君云："调胃承气汤证，不论其临床症征多么纷纭复杂，亦不论其病位偏于胃或偏于肠，终归属于阳明燥热结实之证"。恕我直言，中医学无论在理论上，还是在临床实践上，虽然自始至终贯穿着整体观，但其病位是一定要讲的，"不论"不行。论调胃承气汤属于阳明燥热确可，而谓其属于阳明燥热结实则不可，因为热与结实是有本质区别的。

又，余君谓《伤寒论》第105条和第123条，"其下利或便溏均有一'反'字……乃因此等下利或便溏原是疾病之现象甚至是假象……应当透过'反下利'的现象或假象，深入洞悉阳明燥热结实之本质，仍用调胃承气汤……误治伤胃气，实中夹虚故也。"我们不妨仔细拜读仲景原文，第105条："伤寒十三日不解，过经谵语者，以有热也，当以汤下之。若小便利，大便当硬，而反下利，脉调和者，知医以丸药下之，非其治也。若自下利者，脉当微厥，今反和者，此为内实也，调胃承气汤主之"。要知，此段经文中的"当以汤下之"，是指本证在未经"医以丸药下之"时，当用大、小承气汤下之（非指调胃承气汤而言），误治后大便下利或便溏，再用大、小承气汤攻下之，尤恐药重病轻，有损正气，故改用调胃承气汤治之。其证情中（包括第123条）实无什么"假象"可言，亦非"实中夹虚"之证。我体会余君所论的调胃承气汤证，倒似后人的黄龙汤证情，可否。

又，余君云："然则白虎加人参汤、竹叶石膏汤等清热生津补虚之方，

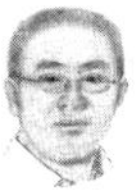

亦以‘调和胃中燥热之气为主’，岂不亦与调胃承气汤同属于一类方剂？”须知，竹叶石膏汤和白虎加人参汤证都有其邪热有余而津气耗伤之情，是“热”而尚未成“燥”，调胃承气汤证是“燥热”，而非“实中夹虚”也。如余君所言，将调胃承气汤证认定是“实中夹虚”，则又恐犹如余君自己所说，“则是将本已较为具体而清晰的基本概念弄得笼统宽泛而迷离恍惚起来”。以上所言，恐非全是，希正之。

惊叹“养生之道”的误区

——也谈“春夏养阳，秋冬养阴”

读《陕西中医》1981年第4期所载傅贞亮同志《中医成语选释》一文，深受启发。然其对“春夏养阳，秋冬养阴”一语之解释，笔者赞同其部分观点，而不敢完全首肯。今本“百家争鸣”之旨，直抒管见，以就正于傅同志与医界同道焉。

“春夏养阳，秋冬养阴”一语，出自《素问·四气调神大论》。字面意思：养，保养也。春夏宜保养阳气，秋冬宜保养阴精。如何保养？历代不少注家认为：“春食凉，夏食寒，以养于阳；秋食温，冬食热，以养于阴。”（如王冰、张志聪、徐大椿等）反其性以养之，殊令人费解。

其实，“春夏养阳，秋冬养阴”之含义，首先指的是：人类应顺乎四时阴阳生长变化的规律以养生。“冬至一阳生”，春来阳气初旭，人亦顺之以生少阳之气，“逆之则伤肝，夏为寒变，奉长者少。”夏季阳气隆盛，人亦顺之以长太阳之气，“逆之则伤心，秋为痎疟，奉收者少，冬至重病。”“夏至一阴生”，秋来阴气初肃，人亦顺之以收太阴之气，“逆之则伤肺，冬为飧泄，奉藏者少。”冬季阴气大盛，人亦顺之以藏少阴之气，“逆之则伤肾，春为痿厥，奉生者少。”

第二，这句经文又暗示人们：春夏阳气易虚，秋冬阴精易虚。①自然界的阳气，本是春生夏长，人亦应之。然而春温夏热，人类的活动量又较大，腠理开泄，易于耗散阳气。尤其在盛夏，烈日炎炎，暑气逼人，腠理大开，更易耗散阳气于外，致令内阳相对亏虚（更毋论纳凉于高堂大厦，恣食瓜果生冷之易于戕贼阳气，助生阴寒矣）。试观盛夏时人多困倦思睡，“夏日炎炎正好眠，”岂非内阳相对亏虚之明验乎？②自然界的阴气，本是秋来冬盛，人亦应之。然而秋凉冬寒，人类的活动量又较小，腠理闭固，阳气发泄较少，而多潜伏于体内，致令内阳相对过剩，阴精相对不足。尤其在隆冬，天寒地冻，水冰地坼，夜来闭户塞牖，围炉向火，更易消耗阴精（更毋论恣食膏粱厚味，致生内热而耗阴，以及冬不藏精之人矣）。由是观之，春夏宜养阳，秋冬宜养阴，不亦顺理成章乎！

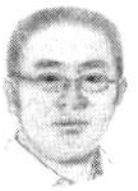

第三，这句经文还揭示了一个重要的治疗原则：春夏可用温补药以补养阳气，秋冬可用滋补药以补养阴精。不少临床实践证明，对于一些久治不愈的慢性衰减性疾病，如哮喘、久泻、久痢、慢性发热、慢性皮肤病等等，运用这一治疗原则有时会收到满意的效果。此外，农村历来有夏天吃狗肉、参、茸、附片等以补养阳气，冬天食乌龟、鳖等以补养阴精的习俗。可见，中医学理论是扎根在广大农村的。与此恰成鲜明对照的是，不少职工夏天喜用银花、黄连等泡开水代茶，名曰“清热解暑”；冬天喜食参、茸、附片等，名曰“补气壮阳”，这种违反时令养生之道的习惯，难道还不到纠正的时候吗？

明乎上述三点，则《素问·四气调神大论》关于摄生的一段总结性经文就不难理解了：“夫四时阴阳者，万物之根本也。所以圣人春夏养阳，秋冬养阴，以从其根；故与万物浮沉于生长之门。逆其根，则伐其本，坏其真矣。”

以上见解，不妥之处，盼傅同志与同道们批评指正。

对《误读分析》一文的“误读”分析

——也和黄培民同志商榷

黄培民同志1980年《〈金匮钩玄〉误读分析》一文（以下简称《误读分析》），读后深有感触。现有几处提出与作者商榷。

1. 原书第21页第9行：必用茱萸顺其性而折之，反佐：茱萸、黄连。

《误读分析》说：“反佐吴茱萸用黄连，取其苦寒，清热燥湿，泻火解毒……应更正为：必用茱萸顺其性而折之，反佐茱萸：黄连。”

按：黄连、吴萸合成左金丸。原方载《丹溪心法》：黄连六两，吴茱萸一两。重用黄连以苦寒泻火，降逆止呕；反佐吴萸之辛温，开郁散结，下气降逆。此乃用吴茱萸反佐黄连，并非用黄连反佐吴茱萸。《误读分析》说“反佐茱萸用黄连，”即用黄连反佐茱萸，不是恰恰颠倒了吗？拙意认为，古籍年代久远，难免传抄之误。原文似有两种校点法：①将“茱萸”与“反佐”对换位置，即成：必用茱萸顺其性而折之，茱萸反佐黄连。②“茱萸”两字，恐是衍文，似可去之。即成：必用茱萸顺其性而折之，反佐黄连。如此亦通。

2. 原书第46页第5行：经水、经候、过期而作痛者，乃虚中有热，所以作痛。

《误读分析》认为经水与经候名异实同，都是月经的别名，拟改为：

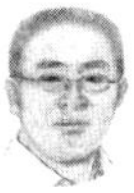

“经水（经候）过期而作痛者……”拙意认为，月经别名甚多，只写一个就明白了，古人何必要同时写两个？其实，经候指的是经期，原文似应为：经水：经候过期而作痛者，乃虚中有热，所以作痛。

3. 原书第16页第3行：或气行血和积少，但虚坐努力，此为亡血。倍用归身尾，却以生芍药、生地黄、桃仁佐之，复以陈皮和之。

《误读分析》拟改为：“……倍用归身（尾却）……”理由是：“全当归是可以分为归身和归尾，然而，即使要倍用全当归，可说成‘倍用当归’，何以说成‘倍用归身尾’，岂不画蛇添足？”“而亡血去掉行血的归尾倒是理在其中……”

按：古人用当归，有用全当归者，亦有头、身、尾分用者。如《本草备要》引李东垣论当归语：“头止血而上行，身养血而中守，尾破血而下流。全活血而不走。”又引李时珍语：“治上用头，治中用身，治下用尾，通治全用，一定之理也。”痢属中、下焦病，痢久伤及阴血，便脓未愈，当然可以归身归尾同用。若说亡血宜去掉行血的归尾，何以方中又用桃仁破瘀？再说，若照作者的思路去改，则应改为：倍用归身（头尾却）。可见，作者把“尾却”两字加上括弧，才真是“画蛇添足”呢！又：“却以……复以……”这样的句式，在古籍中很多。若一一依作者的模式去改，必定笑话百出。

4. 原书第63页倒数第3行：至秋阳（气）始收，火气下降，蒸发蓄积，而滞下之证作矣其积滞之滞行，故名曰滞下。

《误读分析》指出应在“矣”后断句，用句号，这是对的。接着要求校点者“开卷不放过一字一义”，既然如此，作者为何把首句〔“至秋阳（气）始收”〕放过了呢？拙意认为，首句中的“阳气始收”与紧接着的“火气下降”是排比句。如断句为“至秋，阳气始收，火气下降……”则更为明晰。

5. 原书第67页第12行：河间言湿胜则濡泄。

《误读分析》改为：河间言：湿胜则濡泄。理由是：河间的这句话不是引的原文，故不用双引号，只用冒号即可。但凡读过《内经》者莫不知道，“湿胜则濡泄”明明是《内经》中的原文！

6. 原书第 42 页第 3 行：热厥逆也，非寒证。因气虚血虚。

《误读分析》指出第一个句号应改用逗号，这是对的。可惜又未履行“不放过一字一义”的职责。拙意认为，“热厥逆也”，不甚通达，如改为“热厥，逆也，非寒证，因气虚血虚。”似更通达。